临床常见病麻醉应用

任玲玲　刘艳红　庞美美　马健辉　赵瑞雪　刘云霞◎主编

吉林科学技术出版社

图书在版编目（ＣＩＰ）数据

临床常见病麻醉应用/任玲玲等主编. --长春:
吉林科学技术出版社，2024.3
ISBN 978-7-5744-1164-7

Ⅰ.①临…Ⅱ.①任…Ⅲ.①常见病-麻醉学Ⅳ.
①R614

中国国家版本馆 CIP 数据核字(2024)第 064615 号

临床常见病麻醉应用

主　　编	任玲玲　等
出 版 人	宛　霞
责任编辑	梁丽玲
封面设计	树人教育
制　　版	树人教育
幅面尺寸	185mm×260mm
开　　本	16
字　　数	310 千字
印　　张	13.125
印　　数	1~1500 册
版　　次	2024 年 3 月第 1 版
印　　次	2024 年12月第 1 次印刷

出　　版　吉林科学技术出版社
发　　行　吉林科学技术出版社
地　　址　长春市福祉大路5788 号出版大厦A 座
邮　　编　130118
发行部电话/传真　0431-81629529 81629530 81629531
　　　　　　　　　　81629532 81629533 81629534
储运部电话　0431-86059116
编辑部电话　0431-81629510
印　　刷　廊坊市印艺阁数字科技有限公司

书　　号　ISBN 978-7-5744-1164-7
定　　价　75.00元

编 委 会

目　　录

第一章　麻醉学基础

第一节　麻醉前访视与检查

麻醉医师应在麻醉前 1～3 天访视患者,目的在于:①获得有关病史、体检和精神状态的资料;②指导患者熟悉有关的麻醉问题,解决其焦虑心理;③与外科医师和患者之间取得一致的处理意见。具体需做以下 6 方面常规工作。

一、病史复习

访视前首先要详细复习全部住院病历记录,然后有目的地询问有关麻醉的病史。着重要了解:

(一)个人史

包括劳动能力,能否胜任较重的体力劳动或剧烈活动,是否有心悸气短;有无饮酒、吸烟嗜好,每日量多少,有无吸服麻醉毒品史;有无长期服用安眠药史;有无怀孕等。

(二)既往史

了解以往疾病史,特别注意与麻醉有关的疾病,如抽搐、癫痫、风湿热、高血压、脑血管意外、心脏病、冠心病、心肌梗死、肺结核、哮喘、慢性支气管炎、肝炎、肾病、疟疾、脊柱疾病、过敏性疾病和出血性疾病等,同时追询曾否出现过心肺功能不全或休克等症状,近期是否仍存在有关征象。特别对心前区痛、心悸、头晕、昏厥、活动后呼吸困难、夜间"憋醒"、长期咳嗽多痰等应引起重视,还需判断目前的心肺等功能状况。

(三)既往手术麻醉史

做过哪种手术,用过何种麻醉药和麻醉方法,麻醉中及术后的变化情况,有无意外、并发症或后遗症,有无药物过敏史,家庭成员中是否发生过与麻醉手术有关的严重问题。

(四)治疗用药史

如降压药、β受体阻滞药、皮质激素、洋地黄、利尿药、抗生素、降糖药、抗癌药、镇静安定药、单胺氧化酶抑制药、三环抗忧郁药等,了解药名、用药时间和用量,有无特殊反应。

二、全身状况

通过视诊观察患者有无发育不全、营养障碍、贫血、脱水、浮肿、发绀、发热、消瘦或过度肥胖,并了解近期内的体重变化。成人标准体重(kg)可按身高(cm)减 100 粗略计算,超过标准体重 10％以上者为体重过重,麻醉剂量可能较一般人大;低于标准体重 10％以上者为体重过轻,麻醉剂量应较一般人适当减少。近期体重逐渐上升者,提示对麻醉的耐受性多半较好;近期内体重显著减轻者,对麻醉的耐受一般很差,应加注意。对过度消瘦或极度肥胖患者要警惕术中容易发生呼吸循环意外。小儿术前必须常规测量体重,如果实际体重大于年龄体重,用药量宜根据实际体重计算;如果小于年龄体重,用药量宜按年龄体重的偏小量计算。

三、精神状态

观察患者是否紧张和焦虑,估计其合作程度。征询患者对手术和麻醉有何顾虑和具体要求,酌情进行解释和安慰。有明显精神症状者,应请精神科医师确诊并治疗。

四、器官功能

麻醉前应全面了解心、肺、肝、肾、脑等生命器官的功能状况,仔细翻阅查体记录,注意体温、血压、脉搏、呼吸及血、尿、粪、出凝血时间等常规检查的结果。

体温上升常表示体内存在炎症或代谢紊乱,麻醉用药剂量需慎重,一般均耐药差、氧耗量大,术中供氧需充分。体温低于正常者,表示代谢低下,情况很差,对麻醉的耐受也常不佳。

血压升高者,应在双上肢做反复多次测量血压,要明确其原因、性质和波动范围,决定术前是否需要抗高血压治疗;同时要估计其是否累及心、脑、肾等重要器官及功能损害的程度,有无冠状动脉、主动脉、颈动脉、脑动脉、肾动脉及周围动脉病变,相应脏器是否出现供血不足。例如并存心肌缺血改变时,择期手术需推迟进行;并存肾脏改变时,对麻醉药等的选择需做个别考虑。

血压过低或周围循环衰竭的休克患者,麻醉处理需极慎重。对脉搏明显不规则(次数、强弱、节律异常)者,应查心电图,明确心律失常的性质、严重程度和原因。

血红蛋白、红细胞计数和血细胞比积,可反映贫血、脱水及血容量的大致情况。成人血红蛋白低于 80g/L 或高于 160g/L(多因脱水所致),麻醉时易发生休克、栓塞等危险,均需于术前尽可能纠正。对年龄超过 60 岁者,术前应重视正常血容量性贫血的纠正。年龄小于 3 个月的婴儿,术前血红蛋白应超过 100g/L;大于 3 个月者,应至少达到 90g/L 为满意。白细胞计数和中性粒细胞增高以及红细胞沉降率增快,提示体内存在急性炎症病变,愈严重者,麻醉耐受性愈差。尿常规检查需包括每小时尿量或每日总尿量。通过尿比重可估计患者的水和电解质代谢情况;尿糖阳性,应考虑有糖尿病,需进一步检查确诊;尿蛋白阳性,应考虑肾脏实质性病变;尿红、白细胞和管型阳性,应想到泌尿系统存在炎症。尿量明显减少,以至少尿、尿闭时,应考虑有严重肾功能衰竭。对尿常规检查阳性的患者,应进一步做血液生化检查,以判断肾功能状况。肾功能已减退的患者麻醉耐受性极差,术后易出现急性肾功能衰竭。

基础代谢率可明显影响麻醉药用量和麻醉耐受性。基础代谢率高者,麻醉药用量大,氧耗量大,麻醉不易平稳;低者,麻醉药用量小,麻醉耐受差。基础代谢率可用 Read 公式做粗略测定。患者清晨睡醒后,在不起床、不进食的情况下,连续测试两次血压和脉搏,取其平均值,代入公式:基础代谢率(％)＝0.75×每分钟脉率数＋0.74×脉压－72。

对拟施复杂大手术的患者或于常规检查中有明显异常者或并存各种内科疾病时,尚需进一步做有关的实验室检查和特殊功能测定,包括胸部 X 线检查、肺功能测定、心电图、心功能测定、凝血功能试验、动脉血气分析、肝功能试验、肾功能试验、基础代谢率测定及内分泌功能检查等,必要时请有关专科医师会诊,协助衡量有关器官功能状态,商讨进一步术前准备措施。

五、体检复查

麻醉前要针对与麻醉实施有密切关系的器官和部位进行重点复查。

(一)呼吸系统

观察呼吸次数、深度、形式(即胸式呼吸、腹式呼吸)及通气量大小,有无呼吸道不通畅或胸廓异常活动和畸形。这些观察对于全麻(尤其是乙醚)深浅的正确判断和维持麻醉平稳以及术后是否会发生呼吸系统并发症等都有重要的关系。此外,要重视肺部听诊和叩诊检查,参阅 X 线透视和摄片结果,尤其对 60 岁以上老年人或并存慢性肺部疾病的患者更需重视,有时可获得病史和体检不能查出的阳性发现。遇有下列 X 线检查征象者,应考虑改变麻醉方法以求适应:气管明显移位或狭窄;纵隔占位病变压迫邻近大血管、脊神经、食管或气管;主动脉瘤;肺气肿、肺炎、肺不张、肺水肿或肺实变;脊椎、肋骨或锁骨新鲜骨折;右位心、心包填塞、心包炎或心脏明显扩大等。对并存急性上呼吸道感染(鼻堵塞、咽充血疼痛、咳嗽、咳痰或发热等)者,除非急症,手术应暂停,至少需推迟到治愈一周以后再手术。对于慢性气管支气管炎或肺部疾病患者或长期吸烟者,注意痰量、性状、浓稠度、是否易于咳出,需采取预防术后肺并发症或病变播散的措施,禁用刺激呼吸道的麻醉药。对于影响呼吸道通畅度的病情要特别重视,如鼻中隔偏曲、鼻甲肥大、鼻息肉、扁桃体肥大、颈部肿物压迫气管、声带麻痹、大量咯血、呕血、频繁呕吐、昏迷、过度肥胖、头面颈部烧伤或创伤以及颈项过短等,麻醉中都易引起急性呼吸道阻塞,均需常规采用清醒气管内插管或事先做好抢救准备(如气管插管用具、吸引器、气管切开器械包及气管镜等)。对拟行气管内插管的患者,必须常规检查呼吸道有关解剖及其病理改变。

(二)心血管系统

除检查血压、脉搏、皮肤黏膜颜色和温度外,要注意心脏听诊和叩诊,周围浅动脉、眼底动脉和主动脉情况。有心脏扩大、桡动脉和眼底动脉硬化、主动脉迂曲伸直者,在麻醉用药量、麻醉深度、氧供应、输液速度和输液量以及消除手术刺激不良反应等处理上,都必须谨慎合理,这类患者对麻醉的耐受性都很差。心脏听诊有杂音,但无心脏功能障碍者,对麻醉的耐受未必太差。有心律失常者,需用心电图确诊其性质,并予治疗。对 40 岁以上的患者,术前需常规检查心电图,以排除冠心病。据统计,术前能查出心电图异常而给予适当处理者,病死率可降低50％。此外,对心肺功能的代偿程度做出恰当估计十分重要。

(三)脊柱

对拟行椎管内麻醉者,常规检查脊柱情况和脊髓功能尤为重要。应明确脊柱有无病变、畸形或变形;穿刺点邻近组织有无感染;是否存在出血性疾病、出血倾向史或使用抗凝药治疗;是否有经常头痛史;是否存在隐性脊髓病变。如果存在或怀疑有上述情况,为避免发生全脊麻、脊髓病变加重或椎管内血肿形成、感染化脓而继发截瘫等并发症,应禁用椎管内麻醉。拟行神经阻滞麻醉者应检查局部解剖标志是否清楚,穿刺点附近区有无感染病灶。

(四)体表血管

观察颈外静脉,平卧时静脉塌陷,表示血容量不足;静脉怒张,表示心功能不全或输液过量。检查四肢浅表静脉,选定输血输液穿刺点,估计有无穿刺困难情况。如需施行桡动脉插管直接测压者,需做 Alien 试验。

六、手术情况

麻醉前访视中需与手术医师交谈,了解手术意图、目的、部位、切口、切除脏器范围、手术难易程度、出血程度、手术需时长短和手术危险程度以及是否需要专门的麻醉技术(如低温、控制性低血压等)配合。此外,还需了解手术的急缓程度。对择期手术,如胃溃疡胃部分切除术、肾结核肾切除术等,手术时间无严格限定,理应做好充分的麻醉前准备,使手术能在最安全的条件下进行。对限期手术,如甲亢已用碘剂准备者、胃幽门梗阻已进行洗胃及纠正电解质紊乱者、各种癌症等,手术时间虽可选择,但不宜拖延过久,应抓紧术前有限的时间,尽可能做好各项准备,以保证手术安全施行。急症手术,虽病情紧急,生理紊乱重,全身情况差,手术时机不容延误,但亦需要尽最大可能调整全身情况和脏器功能,以提高患者对手术麻醉的耐受力,一般可在诊断及观察的同时,抓住 1～2 小时的术前时间开始必需的补液、输血等全身情况调整工作。

第二节　麻醉危险性估计

一、ASA 体格情况分级

根据麻醉前访视结果,对患者麻醉前全身状态及麻醉手术耐受力进行全面评估。通常使用 ASA 分级法确定(表 1-2-1),ASA 分级对非心脏死亡的预测是一个良好指标,但对于预测与麻醉相关病死率缺乏敏感性。

表 1-2-1　美国麻醉医师协会(ASA)病情估计分级

分级	定义	举例(包含但不限于以下内容)
ASA Ⅰ	正常健康患者	健康、不吸烟、不饮酒或少量饮酒
ASA Ⅱ	合并轻微系统疾病	轻微的系统性疾病,没有实质性器官功能限制
		例如:吸烟至今者、社交饮酒者、妊娠妇女、肥胖(30＜BMI＜40),糖尿病/高血压控制良好、轻度肺疾病患者
ASA Ⅲ	合并严重系统疾病	实质性器官功能受限制;合并 1 种或多种中度到重度疾病。

续表

分级	定义	举例(包含但不限于以下内容)
		例如:糖尿病/高血压控制较差、慢性阻塞性肺病(COPD)、病态肥胖(BMI≥40)、活动性肝炎、酒精依赖或酗酒、心脏起搏器植入后、心脏射血分数中度下降、终末期肾病进行定期规律透析、早产儿孕龄<60周、心肌梗死、脑血管意外、短暂性脑缺血发作病史或冠状动脉疾病/冠脉支架植入(发病至今超过3个月)
ASA Ⅳ	合并严重系统疾病,危及生命安全	例如:近3个月内发生过心肌梗死、脑血管意外、短暂性脑缺血发作病史或冠状动脉疾病/冠脉支架植入,合并心肌缺血或严重心脏瓣膜功能异常、心脏射血分数重度下降、脓毒症、弥散性血管内凝血(DIC)、急性呼吸系统疾病(ARD)或终末期肾病未接受定期规律透析
ASA Ⅴ	垂死的患者,如不进行手术则无生存可能	例如:胸/腹主动脉瘤破裂、严重创伤、颅内出血合并占位效应、缺血性肠病面临严重心脏病理改变或多器官/系统功能障碍
ASA Ⅵ	已宣布脑死亡的患者,准备作为供体对其器官进行取出移植	

注:* 分级中加上"E"代表急症手术。

一般而言,Ⅰ、Ⅱ级患者对麻醉的耐受力一般均良好,麻醉经过平稳;Ⅲ级患者对接受麻醉存在一定危险,麻醉前需尽可能做好充分准备,对麻醉中和麻醉后可能发生的并发症要采取有效措施,积极预防;Ⅳ、Ⅴ级患者的麻醉危险性极大,更需要充分细致的麻醉前准备,术前必须向手术医生及家属详细交代麻醉风险。

二、麻醉危险因素

与麻醉有关的病死率,目前发达国家仍有1∶10000。威胁生命的严重并发症(如心衰、心肌梗死、肺水肿、昏迷、瘫痪等)发生率为0.7%～22%。造成麻醉死亡的关键在于麻醉处理,即指外科医师和麻醉科医师在术前是否能将患者的全身情况进行充分评估,尽可能纠正或稳定器官功能状态,使患者术前达到最佳状态。但围术期常常存在某些不能被纠正的因素,特别需要在围术期麻醉处理中切实加以重视。

三、围术期很难纠正的危险因素

1.年龄因素:新生儿或婴幼儿以及高龄患者。

2.医疗设备及医护人员的诊疗水平。

3.疾病本身的严重程度及手术类型。

四、病理性危险因素

(一)心血管系统疾患

1.心脏功能分级及临床意义和对麻醉耐受力的评估(表 1-2-2)

表 1-2-2　心脏功能分级及其临床意义

心脏功能	屏气试验	临床表现	临床意义	麻醉耐受力
Ⅰ级	30 秒以上	普通体力劳动、负重、快速步行、上下坡、不感到心慌气短	心功能正常	良好
Ⅱ级	20~30 秒	能胜任正常活动,但不能跑步或作较用力的工作,否则会心慌气短	心功能较差	如麻醉处理恰当,耐受力仍好
Ⅲ级	10~20 秒	必须静坐或临床休息,轻度体力活动后即出现心慌气短	心功能不全	麻醉前应充分准备,麻醉中避免增加心脏负担
Ⅳ级	10 秒以内	不能平卧、端坐呼吸,肺底啰音,任何活动即出现心慌气短	心功能衰竭	麻醉耐受力极差,手术必须推迟

2.先天性心脏病

房缺、室缺如分流量较小的患者对麻醉的耐受力较好;如分流量大可致心衰或严重肺动脉高压,则麻醉和手术的危险性增加。法洛四联征存在红细胞增多和右心流出道狭窄,麻醉后易致心输出量骤减和严重低氧血症,麻醉危险性大。

3.瓣膜性心脏病

麻醉危险性取决于病变的性质及心功能受损程度,应了解有无心力衰竭以及肺血管受累情况,心功能Ⅰ~Ⅱ级瓣膜性心脏病患者麻醉耐受好,Ⅲ~Ⅳ级的患者手术麻醉危险性大。为预防细菌性心内膜炎,瓣膜患者术前应常规使用抗生素。

4.缺血性心脏病

应明确是否存在心绞痛,是否发生过心肌梗死以及目前心功能情况,有心肌梗死史的患者手术后发生心肌梗死的危险性是无心肌梗死史患者的 50 倍,心肌梗死 6 个月内患者不宜进行选择性手术。

5.心律失常

心律失常患者应请内科治疗,室性期前收缩应少于 5 次/分,对快速房颤的患者应控制心率慢于 100 次/分。完全性房室传导阻滞或双束支传导阻滞伴心动过缓(<50 次/分),对药物无反应以及病态窦房结综合征的患者,术前应安装起搏器。已安装起搏器的患者,应请心脏内科医师会诊和调整设置,对术中使用电刀等电子设备的危险性应充分重视,可能情况下以双极电刀替代单极电刀。

6.高血压病

麻醉危险性取决于是否存在继发性重要脏器(脑、心、肾)的损害及其损害程度,如合并肥胖及糖尿病,麻醉手术危险性增加。高血压患者术前应使用降压药,使血压控制在 160/100mmHg 以下,降压药应一直用至手术日晨(肾上腺素能神经阻断性抗高血压药,如利血平等需要术前停药 1 周）。这类患者的术前准备还应包括改善重要脏器功能、维持水电解质平衡。

对于高血压、冠心病（近期有无心肌梗死，有无接受治疗及接受何种治疗。心肌梗死 6 个月内不宜进行择期手术）、先天性心脏病、心脏瓣膜疾病、心力衰竭、心律失常的类型及控制情况、糖尿病微血管及大血管病变及慢性主动脉夹层等患者，术中应维持血压稳定于基础血压波动不超过 20% 左右范围内，通过调整前后负荷及控制心率，减少心肌氧耗。询问患者目前有无服用抗凝药，术前是否需要调整用药。

（二）呼吸系统

慢性支气管炎、慢性阻塞性肺病、支气管哮喘、肺大疱、创伤性湿肺、近期有无上呼吸道感染及多发肋骨骨折等患者，应充分了解其术前动脉血氧分压及肺功能，注意其近期有无呼吸道感染，谨防麻醉及术中因气道高反应性出现的喉及支气管痉挛术以及术后肺部感染加重、肺不张及肺大疱破裂导致气胸的可能。

1.呼吸困难程度分级（表 1-2-3）。

表 1-2-3　呼吸困难程度分级

0 级	正常行走，无呼吸困难症状
Ⅰ级	能按需行走，但易疲劳
Ⅱ级	行走距离有限制，走 1～2 条街后，需停步休息
Ⅲ级	短距离行走即出现呼吸困难
Ⅳ级	静息时出现呼吸困难

2.手术后易发生呼吸功能不全的高危指标（表 1-2-4）。

表 1-2-4　手术后并发肺功能不全的高危指标

肺功能检验项目	正常值	高度危险值
肺活量（VC）	2.44～3.47L	<1.0L
第 1 秒时间肺活量（FEV_1）	2.83L	<0.5L
最大呼气流率（MEFR）	336～288L/min	<100L/min
最大通气量（MVV）	82.5～104L/min	<50L/min
动脉血氧分压（PaO_2）	75～100mmHg(10～13.3kPa)	<55mmHg(7.3kPa)
动脉血 CO_2 分压（$PaCO_2$）	35～45mmHg(4.7～6.0kPa)	>45mmHg(6.0kPa)

3.急性呼吸系统感染患者手术后极易并发肺不张和肺炎，择期手术必须推迟至完全治愈 1～2 周后进行。

4.慢性呼吸系统疾病术前禁烟至少 2～4 周，4～8 周或以上更佳，术前应练习深呼吸和咳嗽排痰动作，术前 3～5 日用抗生素治疗。

5.高危患者术后易并发呼吸功能不全，术前应与家属说明，术后可能需要用呼吸机进行呼吸支持。

(三)肝脏疾病

1.肝功能损害程度评估分级见表1-2-5。

表1-2-5 肝功能损害评估分级

项目	肝功能损害		
	轻度	中度	重度
血清胆红素(μmol/L)	<25	25～40	>40
血清白蛋白(g/L)	35	28～35	<28
凝血酶原时间(sec)	1～4	4～6	>6
脑病分级	无	1～2	3～4
每项异常记分	1分	2分	3分
手术麻醉危险性评估	小	中	大

注:总分1～3分为轻度肝功能损害,4～8分为中度损害,9～12分为重度损害。

2.肝脏患者有黄疸腹水,低蛋白血症和凝血机制障碍,手术麻醉危险性增加。

3.术前给高蛋白质、高碳水化合物饮食,保肝治疗并给予大量维生素B、维生素C和必要时静脉滴注GIK溶液(10%葡萄糖液500mL加胰岛素10U,氯化钾1g)。

4.输注白蛋白或鲜血,血浆,提供凝血因子和血小板。

5.控制腹水,注意水电解质平衡。

(四)肾脏疾病

1.肾功能损害程度估计见表1-2-6。

表1-2-6 肾功能损害程度

	损害程度			
	轻度	中度	重度	正常值
肌酐(μmol/L)	176	353	707	53～140
尿素氮(mmol/L)	7.5～14.3	14.3～25	25～35.7	2.5～7.5

2.术前纠正贫血,补充血容量,纠正水和电解质平衡。

3.避免使用经肾排泄和损害肾功能的药物。

4.避免使用血管收缩药,以免减少肾血流量,加重肾功能损害。

5.使用抗生素控制感染。

(五)内分泌系统

糖尿病、垂体功能减退、甲状腺功能亢进或减退等患者应注意围术期由于手术及应激反应等导致的原有疾病急剧恶化,出现垂体危象或甲状腺危象。

1.甲亢患者应纠正:①甲亢症状基本控制;②心率慢于90次/分钟;③血压和基础代谢正常;④蛋白结合碘4h<25%,24h<60%后进行手术麻醉;⑤甲状腺激素水平在正常范围(TSH 0～10mU/L,T_3 1.8～2.9nmol/L,T_4 65～156nmol/L,FT_3 3～9μmol/L,FT_4 9～25nmol/L)。

2.糖尿病患者要求术前空腹血糖控制到8.0mmol/L以下,尿糖阴性或弱阳性。对合并肥胖冠心病的患者应注意预防并发症。术中静脉滴注胰岛素和葡萄糖的比例是 $1U:4\sim5g$。

3.嗜铬细胞瘤患者术前用 α 受体阻滞药(如酚苄明)和 β 受体阻滞药(普萘洛尔)控制血压和心率,并使血细胞比容低于 0.4。

4.皮质醇增多症患者(库欣病)和长期使用皮质激素患者术前及术中应加大激素剂量,一般在术前晚和手术日晨各肌内注射甲泼尼龙 40mg,术中静脉滴注氢化可的松或甲泼尼龙。

(六)血液疾病

1.贫血患者术前用铁剂、叶酸和维生素 B_{12},使血红蛋白达到 90g/L 以上。急症手术术前应输入红细胞浓缩液。

2.血小板减少症患者血小板数要求在 $6\times10^9/L$ 以上,实施椎管内麻醉者至少在 $7.5\times10^9/L$。血小板过低,术前应输注血小板浓缩液。每输 1 单元浓缩血小板可提高血小板 $(4\sim20)\times10^9/L$。血小板减少患者不宜选用连续硬膜外阻滞。

3.白血病、血友病患者手术应与血液科医师一起做特殊手术前准备。

(七)神经及精神系统

脑梗死,脑血管畸形患者麻醉中应注意维持血压的稳定,防止脑血管意外的发生。重症肌无力及吉兰-巴雷综合征患者应了解神经肌肉累及的部位及严重程度,全麻后拔管应待肌力完全恢复,各项反射灵敏后方可谨慎拔管。具有精神系统疾病患者应注意其平时专科治疗药物的用量及疗效。关于脑梗死的危险因素和术前应考虑的问题:

1.脑血管意外或短暂性脑缺血发作有关的病史。

2.只要无禁忌时尽量继续抗血小板和抗凝治疗。

3.术前超声心动图检查:帮助对房颤患者进行危险性分层(心衰伴房颤增加脑血管意外的风险)。

4.尽可能使用部位麻醉。

5.术中控制平均动脉压接近术前基础血压水平,特别在患者有发生脑血管意外的高危因素时。

6.术中尽可能控制血糖在 110mg/dL 左右,至少低于 180mg/dL。

7.术后:维持电解质和血容量平衡。

(八)感染性疾病

1.手术患者因创伤性操作和疾病、手术、麻醉导致免疫功能下降,易于发生感染。择期急性上呼吸道感染患者应延期 $1\sim2$ 周再手术。

2.患有感染性疾病(结核病、乙型肝炎、艾滋病)的手术患者,麻醉医师在进行麻醉操作时要预防这些感染性疾病在患者之间和患者与麻醉医师间的交叉感染。

3.麻醉医师经常接触血液和针头、刀片等锐利物品,肝炎病毒抗原除存在于血液中外,在唾液、尿液中也存在,故麻醉医师是乙型肝炎病毒感染的高危人群。据统计麻醉科住院医师乙肝表面抗体(抗 HBs)阳性率达 17%～23%。

4.对疑有乙型肝炎患者,应做血液乙型肝炎标志物检查,检查结果的临床意义见表 1-2-7。

表 1-2-7　乙型肝炎标志物检查的临床意义

HBsAg	抗 HBs	HBeAg	抗 HBe	抗 HBc	临床意义
−	−	−	−	−	正常
+	−	−	−	−	急性乙肝病毒感染潜伏期后期
+	−	+	−	−	急性乙肝早期，传染性强
+	−	+	−	+	急、慢性乙肝，病毒复制活跃，传染性强
+	−	−	−	+	急、慢性乙肝
+	−	−	+	+	急、慢性乙肝，传染性弱
−	−	−	−	+	乙肝病毒隐性携带者，窗口期，有既往感染史
−	−	−	+	+	急性乙肝病毒感染恢复期或有既往感染史
−	+	−	+	+	乙肝恢复期，已有免疫力
−	+	−	−	−	接种乙肝疫苗后或乙肝病毒感染后康复，已有免疫力

注：HBsAg 乙型肝炎表面抗原；抗 HBs 乙型肝炎表面抗体；抗 HbeAg 乙型肝炎 e 抗原；抗 Hbe 乙型肝炎 e 抗体；抗 HBc 乙型肝炎核心杭体。

当血液检测出 HbsAg、HBeAg、抗 HBc 同时呈阳性，临床上称"大三阳"，说明乙肝病毒在人体内复制活跃，这时患者的血液、唾液、精液、乳汁、尿液、宫颈分泌物都可能带有传染性，手术应待治疗后进行，但急诊及癌症患者除外。如手术必须进行应注意隔离。当 HBsAg、抗 HBe、抗 HBc 呈阳性，称"小三阳"，表明乙肝病毒复制减少，传染性减小，是病程相对稳定阶段。如果血液中只有抗 HBc 阳性，提示患者处于乙肝窗口期，即人体感染了乙肝病毒，但是免疫系统并没有发现乙肝病毒而未引起重视，针对病毒的抗体还没有产生或不稳定，导致有乙肝五项检查中乙肝抗体为阴性，而且表面抗原也是阴性，只有核心抗体是阳性。可反映乙肝病毒急性感染。乙肝感染窗口期为 1～6 个月。大部分的乙肝感染窗口期一般为 2 周～3 个月，少数人可到 4～5 个月，很少超过 6 个月。在临床上，具体了解乙肝传染性大小，要通过 HBV-DNA 检测来加以判断。如果 HBV-DNA 阳性，说明乙肝病毒复制活跃，传染性强，并且检测值越大，传染性就越大；如果 HBV-DNA 阴性，那么就说明了乙肝病毒复制不活跃，传染性不强。为了保护自己，麻醉医师操作时应戴手套，注射针头应加针套，以避免被穿刺针损伤，必要时可注射乙肝疫苗预防。

5.艾滋病（AIDS）由人类免疫缺陷病毒（HIV）感染导致的疾病。故手术患者也有可能携带艾滋病病毒，术前应对患者进行 HIV 感染初筛试验，试验呈阳性的患者再做蛋白印迹法确诊。HIV 可在血液、精液，阴道分泌物，尿液，泪液，脑脊液，胸腔内液，心包液和乳汁中检测到，流行病学资料表明血液是医护人员最重要的感染媒介，而麻醉医师最可能的 HIV 感染途径是针刺损伤直接接种或与血污染的黏膜和分泌物的接触。资料表明，被污染的针头刺伤后，HIV 感染率约为 20%。麻醉医师应注意预防被感染，在进行动静脉穿刺，气管插管和拔管，放置胃管、口腔及鼻咽部吸引时要戴手套，完成操作后，在接触其他未污染物件前要脱去手套，并立即洗手,应穿手术服,戴口罩及保护眼镜,如发现被血液或其他体液污染,应更换衣服及手套,麻醉过程尽量使用一次性物品,用过后集中消毒或销毁。

(九)水、电解质和酸碱平衡失调

1.较长时间不能进食以及应用脱水药和利尿药的患者,术前应补充液体(晶体液和(或)胶体液),必要时测定中心静脉压,根据中心静脉压补充液体。下午手术的患者,应在上午适当输液。

2.低钠血症(血钠低于 135mmol/L)时体液容量可以不足,也可增加或正常。术前应根据不同病因进行纠正。对低血容量性低钠血症,应补充含钠较多的液体,并应补充血容量。对正常血容量性低钠血症,宜给含钠等渗液,对高血容量性低钠血症,可应用 5%氯化钠溶液及呋塞米利尿。

3.低钾血症(血钾低于 3.5mmol/L)较常见,应在尿量正常后,静脉缓慢补钾,速度不应超过 20mmol/h,补钾应同时纠正病因及代谢性碱中毒,并应监测心电图。

4.轻度代谢性酸中毒常随脱水的纠正而好转,重度代谢性酸中毒除补充碳酸氢钠纠正外,保持呼吸循环功能正常尤为重要。代谢性碱中毒时应注意补充钾及氯离子。重度代谢性碱中毒应补充氯化铵。

5.呼吸性酸中毒术前应改善通气功能,必要时行间歇正压通气。呼吸性碱中毒应注意原发病治疗,适当增加 CO_2 重吸入,合并低氧血症时必须给氧治疗。

(十)急症患者病情估计

1.对急症患者应按病情轻重缓急,进行必要的术前准备,大出血或气道梗阻患者情况非常危急,极危重患者必须准备和抢救同步进行。而如急性阑尾炎、无肠梗阻腹股沟疝嵌顿患者病情较轻,只需适当纠正水电解质紊乱。

2.严重创伤患者常有低血容量及休克,应估计失血量并紧急输液输血,及时补充血容量,进行麻醉及手术。

3.对气道梗阻、血气胸、颅脑损伤患者应及时吸氧,保证气道通畅,良好的通气和氧合,必要时行气管插管或气管切开进行呼吸支持。

4.严重创伤由于疼痛、恐惧、休克等使胃肠排空时间显著延长。肠梗阻患者有胃肠液体残留,全身麻醉时易引起呕吐,反流和误吸。故急症患者应考虑到饱胃的可能性。应用全麻时要快速气管插管,预防反流误吸。

5.急症患者常有水电解质紊乱,术前要适当补充水、电解质。

6.伴快速房颤的心脏病患者或高血压患者施行急症手术时,术前应适当心血管治疗。

第三节 麻醉前准备

一、麻醉前一般准备

(一)精神准备

绝大多数患者手术前均存在紧张、恐惧或焦虑情绪,甚至彻夜难眠,因此,手术前必须解除患者思想顾虑和焦虑情绪,给患者酌情阐明手术目的、手术体位、麻醉方式及手术中可能存在的不适等情况,以取得患者的信任,争取患者充分合作,必要时术前数日可服用适量镇静催眠药。

(二)营养状况调整

患者若营养状况不良,如低蛋白血症,则明显降低麻醉和手术耐受力,甚至影响伤口愈合,手术前尽可能经胃肠补充营养,必要时须静脉输注白蛋白或氨基酸等。

(三)胃肠道准备

择期手术患者不论选择何种麻醉方法均需常规排空胃,防止术中、术后反流,避免误吸致肺部感染甚至 Mendelson 综合征。正常胃排空时间 4～6 小时,但恐惧、焦虑等情绪改变及严重创伤后可使胃排空显著减慢。一般认为成人术前 12 小时禁固体食物,新生儿、婴幼儿禁母乳 4 小时,固体食物 6 小时,学龄前儿童禁固体食物 8 小时,禁流食 6 小时,所有年龄患者术前 2 小时可饮清水。

(四)输血准备

中等以上手术或估计术中出血较多者,均应在术前检查患者血型,采取以下措施。

1.术前抽取患者一定量血贮存备用。

2.准备适量的异体血(浓缩红细胞、冰冻血浆、血小板等)。

3.术中选择自体血回输,以减少或避免异体血的使用。

(五)治疗药物调整

一些病情复杂的患者,术前已接受一系列药物治疗,围术期必须调整这些药物的治疗,应该考虑:

1.一些药物的治疗必须维持,如心脏支架置入后抗凝治疗(阿司匹林、氯吡格雷)。

2.某些治疗药物和麻醉药物之间存在相互作用,易出现严重不良反应。如 β 受体阻滞药(治疗缺血性心脏病)、洋地黄类、胰岛素、糖皮质激素、抗癫痫药、帕金森病治疗药物等均应继续使用至术前,对术中可能出现急性肾上腺皮质功能不全,患者围术期间应补充外源性糖皮质激素,如氢化可的松 200～300mg/d 或将抗凝药调整为低分子肝素或普通肝素,以便于控制。但一些抗高血压药物,如利血平及单胺氧化酶抑制药或三环抗抑郁药,围术期间易出现循环系统严重并发症,故均应于术前停止使用。

二、麻醉诱导前即刻期的准备

麻醉诱导前即刻期是指诱导前10～15分钟的期间,是麻醉全过程中极重要的环节。于此期间要做好全面的准备工作,包括复习麻醉方案、手术方案及麻醉器械等的准备情况,应考虑的项目见表1-3-1,对急症或门诊手术患者尤其重要。

表 1-3-1　麻醉诱导前即刻期应考虑的项目

项目	准备情况
患者方面	健康现状,精神状态,特殊病情,患者主诉要求,麻醉实施方案,静脉输液途径,中心静脉压监测径路
麻醉器械等	氧源,N_2O源,麻醉机,监护仪,气管插管用具,一般器械用具,麻醉药品,辅助药物
手术方面	手术方案,手术部位与切口,手术需时,手术对麻醉的特殊要求,手术体位,预防手术体位损伤的措施,术后止痛要求等
术中处理	预计可能发生的意外或并发症,应急措施,处理方案,手术安危程度估计

(一)患者方面

麻醉诱导前即刻期对患者应考虑两方面的中心问题:①此刻患者还存在哪些特殊问题;②还需要做好哪些安全措施。

麻醉医师于诱导前接触患者时,首先需问候致意,表现关心体贴,听取主诉和具体要求,务使患者感到安全、有依靠,对手术麻醉充满信心。诱导前患者的焦虑程度各异,对接受手术的心情也不同,应分别有针对性进行处理。对紧张不能自控的患者,可经静脉注少量镇静药。对患者的义齿、助听器、人造眼球、隐性镜片、首饰、手表、戒指等均应摘下保管,并记录在麻醉记录单。明确有无缺牙或松动牙,做好记录。复习最近一次病程记录(或麻醉科门诊记录),包括:①体温、脉率;②术前用药的种类、剂量、用药时间及效果;③最后一次进食、进饮的时间、内容和数量;④已静脉输入的液体种类、数量;⑤最近一次实验室检查结果;⑥手术及麻醉协议书的签署意见;⑦患者专门嘱咐的具体要求(如拒用库存血、要求术后刀口不痛等);⑧如为门诊手术,落实苏醒后离院的计划。

为保证术中静脉输注通畅及其有效性:①备妥口径合适的静脉穿刺针或外套管穿刺针;②按手术部位选定穿刺径路,如腹腔、盆腔手术应取上肢径路输注;③估计手术出血量,决定是否同时开放上肢及下肢静脉或选定中央静脉置管并测定中心静脉压。

(二)器械方面

麻醉诱导前应对已经备妥的器械、用具和药品等,再做一次全面检查与核对,重点项目包括如下。

1.氧源及 N_2O 源

检查氧、N_2O 筒与麻醉机氧、N_2O 进气口的连接,是否正确无误;气源压是否达到使用要求。

(1)如为中心供氧,氧压表必须始终恒定在 $3.5kg/cm^2$;开启氧源阀后,氧浓度分析仪应显示 100%。符合上述标准,方可采用。如压力不足或压力不稳定或气流不畅者,不宜使用,应改用压缩氧筒源。

(2)压缩氧筒压满筒时应为 $150kg/cm^2$,含氧量约为 625L。如按每分钟输出氧 2L 计,1 小时的输出氧量约为 120L,相当于氧压 $29kg/cm^2$。因此,满筒氧一般可使用 5.2 小时左右(氧流量为 2L/min 时)。

(3)如为中心供 N_2O,气压表必须始终恒定在 $52kg/cm^2$,不足此值时,表示供气即将中断,不能再用,应换用压缩 N_2O 筒源。

(4)压缩 N_2O 筒压满筒时应为 $52kg/cm^2$,含 N_2O 量约为 215L,在使用中其筒压应保持不变;如果开始下降,表示筒内 N_2O 实际含量已接近耗竭,因此必须及时更换新筒。

2.流量表及流量控制钮

开启控制钮,浮子应升降灵活,且稳定,提示流量表及控制钮工作基本正常。控制钮为易损部件,若出现浮子升降过度灵敏,且呈飘忽不能稳定,提示流量表的输出口已磨损或针栓阀损坏,出现关闭不全现象,应更换后再使用。

3.快速充气阀

在堵住呼吸管三叉接口下,按动快速充气阀,贮气囊应能迅速膨胀,说明能快速输出高流量氧,其功能良好,否则应更换。

4.麻醉机的密闭程度与漏气

(1)压缩气筒与流量表之间的漏气检验:先关闭流量控制钮,再开启氧气筒阀,随即关闭,观察气筒压力表指针,针保持原位不动,表示无漏气;如果指针于几分钟内即降到零位,提示气筒与流量表之间存在显著的漏气,应检修好后再用。同法检验 N_2O 筒与 N_2O 流量表之间的漏气情况。

(2)麻醉机本身的漏气检验:接上述步骤,再启流量表使浮子上升,待贮气囊胀大后,挤压时保持不瘪,同时流量表浮子呈轻度压低,提示机器本身无漏气;如挤压时贮气囊随即被压瘪,同时流量表浮子位保持无变化,说明机器本身存在明显漏气,需检修再用。检验麻醉机漏气的另一种方法是:先关闭逸气活瓣,并堵住呼吸管三叉接口,按快速充气阀直至气道压力表值升到 $2.9\sim3.9kPa(30\sim40cmH_2O)$ 后停止充气,观察压力表指针,如保持原位不动,提示机器无漏气;反之,如果指针逐渐下移,提示机器有漏气,此时再快启流量控制钮使指针保持在上述压力值不变,这时的流量表所示的氧流量读数,即为机器每分钟的漏气量数。

5.吸气及呼气导向活瓣

接上述做法,间断轻压贮气囊,同时观察两个活瓣的活动,正常时应为一闭一启相反的动作。

6.氧浓度分析仪

在麻醉机不通入氧的情况下,分析仪应显示 21%(大气氧浓度);通入氧后应示 100%(纯氧浓度)。如果不符上述数值,提示探头失效或干电池耗竭,需更换。

7.呼吸器的检查与参数预置

开启电源,预置潮气量在 $10\sim15mL/kg$、呼吸频率 $10\sim14$ 次/分、呼吸比 $1:1.5$,然后开启氧源,观察折叠囊的运行状况,同时选定报警限值,证实运行无误后方可使用。

8.麻醉机、呼吸器及监测仪的电源

检查线路、电压及接地装置。

9.其他器械用具

包括喉镜、气管导管、吸引装置、湿化装置、通气道、神经刺激器、快速输液装置、血液加温装置等的检查。

10.监测仪

包括血压计(或自动测血压装置)；心电图示波仪、脉搏血氧饱和度仪、呼气末 CO_2 分析仪、测温仪、通气量计等的检查。其他还有有创压力监测仪及其压力传感器、脑功能监测仪、麻醉气体分析监测仪等。上述各种监测仪应在平时做好全面检查和校验，于麻醉诱导前再快速检查一次，确定其功能完好后再使用。

(三)手术方面

麻醉医师与手术医师之间要始终保持相互默契、意见统一，做到患者安全、麻醉满意和工作高效率。在麻醉诱导前即刻期，必须重点明确手术部位、切口、体位；手术者对麻醉的临时特殊要求，对术中意外并发症的急救处理意见以及对术后止痛的要求。特别在手术体位的问题上，要与术者取得一致的意见。

第四节　麻醉选择

一、麻醉选择原则

(一)选择原则

临床麻醉的方法和药物选择十分重要，总的原则是既要达到无痛，便于手术操作，为手术创造必要的条件，满足手术的需要；又要保证患者安全、减少麻醉意外和并发症、主动维护和控制患者的生命体征。在保证麻醉期间呼吸循环生理功能稳定的前提下，达到镇痛良好、安全、舒适、简便，为满足手术需要创造必要的条件。

(二)评价标准

1.安全

掌握适应证和禁忌证恰当，麻醉药和方法不危及患者的生命和健康，麻醉意外少，无麻醉致死或其他不良后果。

2.无痛

能够保证麻醉效果，使手术能在完全无痛(基本无痛)和无紧张的情况下实施。

3.无害

麻醉药作用快，毒性小，无蓄积作用。对患者生理功能的影响限制在最小范围。能维持正常的生理功能或对生理干扰小，即对心率、呼吸、血压影响小，对重要脏器损伤轻。将所产生的毒性和并发症能降到最低限度，且影响是可逆的。万一发生意外，能及时抢救，能快速有效地排除干扰,使手术自始至终地安全进行。

4.满足手术要求

麻醉效果能达到预期目的,能为疑难手术创造良好的条件,包括时间、深度、手术部位、范围等。例如心脏、大血管手术的低温;胸腔手术的控制呼吸,便于手术操作;腹腔手术有足够的肌肉松弛;高血压患者手术及出血多的手术要及时控制降压等。使既往不能施行的手术成为可行,使不能耐受手术(或麻醉)的患者变得可以耐受。

5.睡眠无记忆

防止觉醒,因为术中觉醒给患者带来潜在的心理障碍性后遗症,听觉模糊记忆影响术后行为。

6.保持适当应激反应

能降低应激反应,阻断向心性手术刺激,血流动力学稳定,减少术中、术后出血,减少输血及其并发症,预防负氮平衡,降低病死率。

7.术后恢复快

麻醉中合理地利用了各药物之间的协同和拮抗作用,麻醉结束患者即醒,可以早期拔管,并在短时间内尽早完全恢复。

8.简便易行

麻醉技术难度不高,方法实用,使用简便,麻药花费不过大,容易掌握,平战能结合。

(三)选择参考依据

1.患者一般情况

依据患者年龄、性别、体格及心、肺、肝肾功能等情况、病理生理改变、患者意见,手术患者病理和病情是主要的参考因素。

2.手术的性质和意图

取决于手术部位、切口、手术卧位、范围、深浅、繁简、创伤和刺激大小、手术时间的长短、是否需要肌肉松弛及手术时可能发生的意外等,如施行胸椎手术、胸壁手术、肾及肾上腺手术等,易误伤胸膜而发生气胸,故采用气管内插管全麻。

3.麻醉设备条件

包括器械设备、药品条件和麻醉医师的技术水平条件(能力和熟练程度)。

4.麻醉药及麻醉方法

根据麻醉药的药理作用、性能和对患者病情的影响、麻醉方法本身的优缺点等,正确选择适当的麻醉药和麻醉方法,达到灵活机动,及时调整。

5.麻醉医师技术能力和经验

根据麻醉医师的技术能力、理论水平和经验:①充分参考术者的意见,选择安全性最大、对机体干扰最小的麻醉方法;②选择自己操作最熟练的方法;③若是危重患者或急症患者时,术前讨论或向上级请示,以保证患者的安全,减少麻醉意外和并发症;④用新的麻醉方法时,要了解新方法的优缺点,还要注意选年轻、健壮的受术者作为对象。

二、病情与麻醉选择

手术患者的病情是麻醉选择最重要的依据:①凡体格健康、重要器官无明显疾病、外科疾病对全身尚未引起明显影响者,几乎所有的麻醉方法都能适应,可选用既能符合手术要求,又能照顾患者意愿的任何麻醉方法;②凡体格基本健康,但合并程度较轻的器官疾病者,只要在术前将其全身情况和器官功能适当改善,麻醉的选择也会不存在大问题;③凡合并有较重的全身性或器官病变的手术患者,除应在麻醉前尽可能改善全身情况外,麻醉的选择首先要强调安全,选用对全身影响最轻、麻醉者最熟悉的麻醉方法,要防止因麻醉选择不当或处理不妥所造成的病情加重,也需防止片面满足手术要求而加重患者负担的倾向;④病情严重达垂危程度,但又必须施行手术治疗时,除尽可能改善全身情况外,必须强调选用对全身影响最小的麻醉方法,如局麻、神经阻滞;如果选用全麻,必须施行浅麻醉;如果采用硬膜外麻醉,应强调在充分扩容的基础上分次小量使用局麻药,切忌阻滞范围过广,为安全起见手术方式应尽可能简单,必要时可考虑分期手术,以缩短手术时间。

小儿合作差,在麻醉选择上有其特殊性。基础麻醉不仅解决不合作问题,还可使小儿安全地接受局部浸润、神经阻滞或椎管内麻醉;如果配合全麻,可做到诱导期平稳、全麻药用量显著减少。又因小儿呼吸道内径细小、分泌腺功能旺盛,为确保呼吸道通畅,对较大手术以选用气管内插管为妥。

对老年人的麻醉选择,主要取决于全身状况、老年生理改变程度和精神状态。全身情况良好、动作反应灵敏者,耐受各种麻醉的能力并不比青壮年差,但麻醉药用量都应有所减少,只能用其最小有效剂量。相反,年龄虽不很高,但体力衰弱、精神委顿者,麻醉的耐受力可显著降低,以首选局麻或神经阻滞麻醉为宜,其麻醉效果可比青壮年好,全麻宜做最后选择。

三、手术要求与麻醉选择

麻醉的首要任务是在保证患者安全的前提下,满足镇痛、肌肉松弛和消除内脏牵拉反应等手术要求。有时手术操作还要求麻醉提供降低体温、降低血压、控制呼吸或肌肉极度松弛或术中唤醒等特殊要求。因此,麻醉的选择存在一定的复杂性。总的来说,对手术简单或病情单纯的患者,麻醉的选择可无困难,选用单一的麻醉药物和麻醉方法,即能取得较好的麻醉效果。但对手术复杂或病情较重的患者,单一的麻醉方法往往难以满足手术的全部要求,否则将促使病情恶化。此时,有必要采用复合麻醉(也称平衡麻醉),即同时或先后利用一种以上的麻醉药和麻醉方法,取每种麻醉药的长处,相互弥补短处,每种药的用量虽小,所得的麻醉效果恰好能符合手术要求,而对病情的影响可达到最轻程度。复合麻醉在操作管理上比较复杂,要求麻醉者有较全面的理论知识和操作管理经验,否则也未必能获得预期效果,有时反而会造成不良后果。针对手术要求,在麻醉选择时应想到以下六方面问题。

(一)根据手术部位选择麻醉

例如颅脑手术选用局麻、强化局麻或针药复合麻醉;上肢手术选用臂丛神经阻滞麻醉;胸腔内手术选用气管内紧闭麻醉;腹部手术选用椎管内麻醉或吸入全麻复合肌松药的浅全麻;下肢手术选用椎管内麻醉;心脏内手术选用低温体外循环下全凭静脉复合麻醉。

(二)根据肌肉松弛需要程度选择麻醉

腹腔手术、长骨骨折或某些大关节矫形或脱臼复位,都需要良好的肌肉松弛,可选臂丛阻滞、腰麻或硬膜外麻醉或全麻并用肌松。

(三)根据手术创伤或刺激性大小、出血多少选择麻醉

胸、腹腔手术或手术区邻近神经干或大血管时,手术创伤对机体的刺激性较大,容易发生血压、脉搏或呼吸波动。此时,不论采用何种麻醉方法,均宜辅加相应部位的神经或神经丛阻滞,如肺门神经丛、腹腔神经丛、肠系膜根部阻滞或肾周围脂肪囊封闭、神经血管周围封闭等。对复杂而创伤性很大或极易出血的手术,不宜选用容易引起血压下降的麻醉(如脊麻),全麻常较局麻为合适,但需避免深麻醉,应结合肌松药施行浅麻醉。

(四)根据手术时间长短选择麻醉

1 小时以内的手术可用简单的麻醉,如局麻氯胺酮静脉麻醉、局部静脉麻醉或单次脊麻等。长于 1 小时的手术,可选用长效局麻药施行脊麻、神经阻滞麻醉或连续硬膜外麻醉或全麻。

对于探查性质手术,手术范围和手术时间事先很难估计,则应做长时间麻醉的打算。

(五)根据手术体位选择麻醉

体位可影响呼吸和循环生理功能,需用适当的麻醉方法予以弥补。例如取俯卧或侧卧位全麻时,应选用气管内紧闭麻醉、局麻或硬膜外麻醉,不宜用脊麻或硫喷妥钠麻醉。坐位手术时,应尽量选用局麻、针麻等对循环影响小的麻醉方法。如需用全麻,必须行气管插管,并采取相应的措施。

(六)考虑手术可能发生的意外选择麻醉

胸壁手术(如乳癌根治术)可能误伤胸膜而导致气胸,事先应有吸氧和气管内插管的准备。食管手术有可能撕破对侧纵隔胸膜而导致双侧气胸,需有呼吸管理的准备。甲状腺手术,为能及时发现是否误伤喉返神经,以采用神志清醒的局麻、颈丛阻滞或针刺麻醉为妥当。呼吸道部分梗阻或有外来压迫的患者,以选用清醒气管或支气管内插管为最合适。

四、麻醉药和麻醉方法

各种麻醉药和麻醉方法都有各自的特点、适应证和禁忌证,选用前必须结合病情或手术加以全面考虑。原则上尽量采用简单的麻醉,确有指征时才采用较为复杂的麻醉。

五、技术能力和经验

麻醉医师在日常工作中,原则上应首先采用安全性最大和操作比较熟悉的麻醉方法。遇危重患者或既往无经验的大手术,最好采用最熟悉而有把握的麻醉方法,有条件时在上级医师指导下进行。为开展一项新的麻醉方法,应首先选择年青健壮患者作对象,不宜用于老弱、危重或小儿患者。在上述考虑的前提下,尽量采纳手术医师及患者对麻醉选择的意见。

第五节 麻醉期间监测技术

一、呼吸功能监测

呼吸功能监测对麻醉安全和围术期重危患者处理至关重要,应充分理解各呼吸监测指标的临床意义,指导气道管理、呼吸治疗和机械通气。

(一)通气量监测

通气量监测包括潮气量、通气量、补吸气量、补呼气量、余气量、肺活量、功能余气量、肺总量等。临床上在用仪器测定同时应观察患者胸、腹式呼吸运动,包括呼吸频率、呼吸幅度及有否呼吸困难等,结合监测指标进行判断。

1.潮气量(V_T)与分钟通气量(V_E)

潮气量为平静呼吸时,一次吸入或呼出的气量。正常成年人为 $8\sim10mL/kg$。潮气量与呼吸频率的乘积为分钟通气量,正常成年人为 $6\sim9L/min$。

临床意义:酸中毒可通过兴奋呼吸中枢而使潮气量增加,呼吸肌无力、CO_2 气腹、支气管痉挛、胸腰段硬膜外阻滞(麻醉平面超过 T_8)等情况可使潮气量降低。机械通气时通过调整 V_T 与呼吸频率,维持正常 V_E。监测吸入和呼出气的 V_T,如两者相差 25% 以上,提示回路漏气。

2.无效腔与潮气量之比

(1)解剖无效腔:上呼吸道至呼吸性细支气管以上的呼吸道内不参与气体交换的气体量,也称为解剖无效腔。正常成人约 150mL,占潮气量的 1/3。随着年龄的增长,解剖无效腔也有所增加。支气管扩张也使解剖无效腔增加。

(2)肺泡无效腔:由于肺泡内血流分布不均,进入肺泡内的部分气体不能与血液进行气体交换,这一部分肺泡容量成为肺泡无效腔。肺泡内肺内通气/血流(V/Q)比率增大使肺泡无效腔增加。

(3)生理无效腔:解剖无效腔和肺泡无效腔合称为生理无效腔。健康人平卧时生理无效腔等于或接近于解剖无效腔。

(4)机械无效腔:面罩、气管导管、麻醉机、呼吸机的接头和回路等均可使机械无效腔增加。小儿通气量小,机械无效腔对其影响较大。机械通气时的 VT 过大,气道压力过高也影响肺内血流灌注。

临床意义:无效腔气量/潮气量比率(VD/VT)反映通气功能。其正常值为 0.3,比率增大说明无效腔通气增加,实际通气功能下降。计算公式如下:

$$生理无效腔率:(PaCO_2-PECO_2)/PaCO_2$$

$$解剖无效腔率:(P_{ET}CO_2-PECO_2)/P_{ET}CO_2$$

其中 $PaCO_2$ 为动脉血 CO_2 分压,$PECO_2$P 为呼出气体平均 CO_2 分压,$P_{ET}CO_2$ 为呼气末 CO_2 分压。

3.肺活量

约占肺总量的 3/4 和年龄成反比,男性＞女性,反映呼吸肌的收缩强度和储备力量。可用小型便携式的肺量计床边测定。临床上通常以实际值/预期值的比例表示肺活量的变化,≥80％则表示正常。肺活量与体重的关系是 30～70mL/kg,若减少至 30mL/kg 以下,清除呼吸道分泌物的功能将会受到损害,当减少至 10mL/kg 时,必然导致 $PaCO_2$ 持续升高。神经肌肉疾病可引起呼吸功能减退,当肺活量减少至 50％以下时,可出现 CO_2 潴留。

(二)呼吸力学监测

呼吸力学监测以物理力学的观点和方法对呼吸运动进行研究,是一种以压力、容积和流速的相互关系解释呼吸运动现象的方法。

1.气道阻力

呼吸道阻力由气体在呼吸道内流动时的摩擦和组织黏性形成,反映压力与通气流速的关系。其主要来源是大气道的阻力,小部分为组织黏滞性。正常值为每秒 1～3cmH₂O/L,麻醉状态可上升至每秒 9cmH₂O/L。气道内压力出现吸气平台时,可以根据气道压力和平台压力之差计算呼吸道阻力。

临床意义:机械通气中出现气道阻力突然降低或无阻力最常见的原因是呼吸回路漏气或接头脱落。气道阻力升高常见于:①机械原因引起的梗阻:包括气管导管或螺纹管扭曲打折,呼吸活瓣粘连等;②呼吸道梗阻:气管导管位置异常、气管导管梗阻;③气道顺应性下降:胸顺应性下降(如先天性漏斗胸、脊柱侧弯,后天性药物作用或恶性高热)或肺顺应性下降(包括肺水肿、支气管痉挛和气胸)。

2.肺顺应性

肺顺应性由胸廓和肺组织弹性形成,是表示胸廓和肺扩张程度的一个指标,反映潮气量和吸气压力的关系($\Delta V/\Delta P$)。常用单位为 mL/cmH₂O。实时监测吸气压力-时间曲线可估计胸部顺应性。

(1)动态顺应性(Cdyn):潮气量除以气道峰压与呼气末正压之差,即 $V_T/(PIP-PEEP)$,正常值是 0.147～0.343L/cmH₂O。

(2)肺静态顺应性(Cst):潮气量除以平台压与呼气末正压之差,即 $V_T/(Pplat-PEEP)$,正常值是 0.167～0.245L/cmH₂O。

在肺浸润性病变、肺水肿、肺不张、气胸、支气管内插管或任何引起肺静态顺应性减少的患者中,静态顺应性均会下降。

Cdyn/Cst 又称为频率依赖性肺顺应,是以不同呼吸频率的动态肺顺应性与静态肺顺应性的比值表示。正常情况下,即使呼吸频率增加,也不出现明显改变,正常值应大于 0.75。其明显降低见于小气道疾患,是检测小气道疾患的敏感指标之一。

3.呼吸波形监测

(1)压力-容量环(P-V 环):是指受试者作平静呼吸或接受机械通气时,监测仪描绘的一次呼吸周期内潮气量与相应气道压力相互关系的曲线环,反映压力和容量之间的动态关系。实时监测压力-容积曲线可评估胸部顺应性和气道阻力。不同通气方式的压力-容量环形态不同。P-V 环可估计胸肺顺应性,P-V 环向左上方移动,说明肺顺应性增加,向右下移动说明肺顺应性减少。

如果 P-V 环起点与终点间有一定距离则提示有漏气。如发现呼吸异常情况,气道压力显著高于正常,而潮气量并未增加,则提示气管导管已进入一侧支气管内。纠正后,气道压力即恢复正常。如果气管导管扭曲,气流受阻时,压力-容量环上可见压力急剧上升,而潮气量减少。双腔导管在气管内的位置移位时,压力-容量环上可发生气道压力显著升高,而潮气量无变化。

(2)流量-容量环(阻力环):流量-容量环(F-V 环)显示呼吸时流量和容量的动态关系。其正常图形也因麻醉机和呼吸机的不同而稍有差异。

呼气流量波形变化可反映气道阻力变化。支气管痉挛患者使用支气管扩张药物后,呼气流量明显增加,且波形下降,曲线较平坦,说明疗效好。

流量-容量环可检测呼吸道回路有否漏气。若呼吸道回路有漏气,则流量-容量环不能闭合,呈开放状或面积缩小。双腔导管在气管内位置移位,阻力环可立即发生变化,呼气时流速减慢和阻力增加。如单肺通气时,气流阻力过大,流速过慢,致使呼气不充分,可发生内源性呼气末正压,阻力环上表现为持续的呼气气流。

(三)血氧饱和度(SpO_2)监测

1.原理

血氧饱和度是血液中与氧结合的血红蛋白的容量占全部可结合的血红蛋白容量的百分比。脉搏血氧饱和度(SpO_2)是根据血红蛋白的光吸收特性而设计的,氧合血红蛋白和去氧合血红蛋白对这两种光的吸收性截然不同。氧合血红蛋白吸收更多 940nm 红外光,让 660nm 红光透过;去氧合血红蛋白吸收更多 660nm 红光,让 940nm 红外光透过。在探头一侧安装上述两波长光线的发射装置,探头另一侧安装感光装置,通过感知透过的光量,计算后得到连续的血氧饱和度分析测定。血氧饱和度与血氧分压密切相关,临床上有助于早期发现低氧血症。正常情况下 $SpO_2 > 95\%$,如 $91\% \sim 95\%$ 则提示有缺氧存在,如低于 91% 为明显缺氧。

2.临床意义

(1)监测氧合功能:可评估 PaO_2,避免创伤性监测。新生儿处于相对低氧状态,其 PaO_2 在氧离曲线的陡坡段,因此 SpO_2 可以作为新生儿氧合功能监测的有效指标,指导新生儿气道处理和评价呼吸复苏效果。给予氧疗时,可根据 SpO_2 调节 FiO_2,避免高氧血症的有害作用。

(2)防治低氧血症:连续监测 SpO_2,一旦其数值下降至 95% 以下,即有报警显示,可以及时发现各种原因引起的低氧血症。

(3)判断急性哮喘患者的严重程度:哮喘患者的 SpO_2 和 PaO_2 的相关性较正常值小($r = 0.51$),甚至可呈负相关($r = -0.88$)。另一方面,有研究发现 SpO_2 和呼气最高流速相关良好($r = 0.584$)。因而,对判断急性哮喘患者的危险性,SpO_2 仅提供一个简单的无创指标。同时根据观察重度哮喘患者发生呼衰时,$PaO_2 < 60mmHg$,$PaCO_2 > 45mmHg$ 的 SpO_2 变化,提出若急性重度哮喘患者的 $SpO_2 > 92\%$ 时,则发生呼衰的可能性小。

3.影响因素

(1)氧离曲线:氧离曲线为 S 形,在 SpO_2 处于高水平时(即相当氧离曲线的平坦段),SpO_2 不能反映 PaO_2 的同等变化。此时虽然 PaO_2 已经明显升高,而 SpO_2 的变化却非常小。即当

PaO_2 从 60mmHg 上升至 100mmHg 时，SpO_2 从 90%升至 100%，仅增加了 10%。当 SpO_2 处于低水平时，PaO_2 的微小变化即可引起 SpO_2 较大幅度的改变。此外，氧离曲线在体内存在很大的个体差异。研究表明 SpO_2 的 95%可信限为 4%左右，所以当 SpO_2＝95%时，其所反映的 PaO_2 值可以从 60mmHg(SpO_2＝91%)至 160mmHg(SpO_2＝99%)。其区间可变的幅度很大，因此 SpO_2 值有时并不能反映真实的 PaO_2。

(2)血红蛋白：脉搏-血氧饱和度监测仪是利用血液中血红蛋白对光的吸收来测定 SpO_2，如果血红蛋白发生变化，就可能会影响 SpO_2 的准确性。①贫血：临床报告贫血患者没有低氧血症时，SpO_2 仍能准确反映 PaO_2。若同时并存低氧血症，SpO_2 的准确性就受到影响。②其他类型的血红蛋白：碳氧血红蛋白(CoHb)光吸收系数和氧合血红蛋白相同。SpO_2 监测仪是依据其他类型血红蛋白含量甚小，可以忽略不计而进行设计的。当 CoHb 增多时，可导致 SpO_2 假性升高。高铁血红蛋白(MetHb)对 660nm 和 940nm 两个波段的光吸收能力基本相同，因此，当血液中存在大量的 MetHb 时，会导致两个波段光吸收比例相等，即相当于氧合血红蛋白和还原性血红蛋白的比例为 1:1，所测得 SpO_2 值将接近或等于 85%。高铁血红蛋白血症的患者随着 PaO_2 的变化，其 SpO_2 值将在 80%～85%波动。

(3)血流动力学变化：SpO_2 的测定基于充分的皮肤动脉灌注。在重危患者，若其心排出量减少，周围血管收缩以及低温时，监测仪将难以获得正确信号。

(4)其他：有些情况下 SpO_2 会出现误差：严重低氧，氧饱和度低于 70%；某些色素会影响测定，皮肤太黑、黄疸、涂蓝或绿色指甲油等，胆红素＞342μmol/L(20mg/dL)，SpO_2 读数降低；红外线及亚甲蓝等染料均使 SpO_2 降低；贫血(Hb＜5g/dL)及末梢灌注差时可出现误差，SpO_2 读数降低；日光灯、长弧氙灯的光线和日光等也可使 SpO_2 小于 SaO_2。

4.注意事项

(1)根据年龄、体重选择合适的探头，放在相应的部位。手指探头常放在示指，使射入光线从指甲透过，固定探头，以防影响结果。

(2)指容积脉搏波显示正常，SpO_2 的准确性才有保证。

(3)如手指血管剧烈收缩，SpO_2 即无法显示。用热水温暖手指或用 1%普鲁卡因 2mL 封闭指根，往往能再现 SpO_2。

(四)呼气末二氧化碳监测

1.二氧化碳的测定

动脉血二氧化碳分压($PaCO_2$)是分钟通气量(VE)是否有效的评价标准，其正常的 VE 为 8～10L/min，但这些进入气道的气体又分成两个部分：能通过肺泡毛细血管膜的气体即肺泡通气(VA)和不能为肺所交换的无效腔通气(VD)。$PaCO_2$ 和 VE 的关系显示：有 2 倍 VE 时 $PaCO_2$ 降低一半，而 1/2VE 时 $PaCO_2$ 可升 2 倍。CO_2 分钟生成量(VCO_2)在全麻期间可降到基础水平的 80%，但在以下情况时可以上升：发热、寒战、脓毒血症、甲亢危象、儿茶酚胺分泌增加、癫痫发作、营养过剩和恶性高热等。如果没有肺泡通气增加的相应补偿，$PaCO_2$ 就会增大。

(1)定义：指呼气终末期呼出的混合肺泡气含有的二氧化碳分压($P_{ET}CO_2$)或二氧化碳浓度($C_{ET}CO_2$)值。

(2)正常值：$P_{ET}CO_2$ 为 35～45mmHg(4.67～6.0kPa)，$C_{ET}CO_2$ 为 5%(4.6%～6.0%)。

(3)临床意义：$P_{ET}CO_2$ 监测可用来评价肺泡通气、整个气道及呼吸回路的通畅情况，通气功能、循环功能、肺血流及细微的重复吸入情况。

①监测通气功能：无明显心肺疾病的患者 V/Q 比值正常，一定程度上 $P_{ET}CO_2$ 可以反映 $PaCO_2$，若通气功能有改变时，$P_{a-ET}CO_2$ 即可发生变化。

②维持正常通气：全麻期间或呼吸功能不全使用呼吸机时，可根据 $P_{ET}CO_2$ 来调节通气量，避免发生通气不足或过度，造成高或低碳酸血症。

③确定气管的位置：目前公认要证明气管导管在气管内的正确的方法有三：a.肯定看到导管在声门内；b.看到 $P_{ET}CO_2$ 的图形；c.看到正常的顺应性环(PV 环)。可以避免发生气管导管误入食管内的错误判断，因为单靠听呼吸音、手控呼吸时呼吸囊涨缩以及胸廓的活动来证明气管导管在气管内往往不太完全可靠。

④及时发现呼吸机的机械故障：如接头脱落、回路漏气、导管扭曲、气道阻塞、活瓣失灵及其他机械故障等。$P_{ET}CO_2$ 图形在临床上可以发生变化，须综合分析。

⑤调节呼吸机参数和指导呼吸机的撤除：a.调节通气量；b.选择最佳 PEEP 值，一般来说最小 $P_{a-ET}CO_2$ 值时的 PEEP 为最佳 PEEP 值；c.因 $P_{ET}CO_2$ 为连续无创监测，可用以指导呼吸机的停用，当自主呼吸时 $P_{ET}CO_2$ 保持正常，可以将呼吸机撤除。但应注意异常的 $P_{ET}CO_2$ 存在，必要时应作血气对照。

⑥监测体内 CO_2 产量的变化：体温升高，静脉注入大量 $NaHCO_3$，突然放松止血带以及恶性高热，CO_2 产量增多，$P_{ET}CO_2$ 增加。

⑦了解肺泡无效腔量及肺血流量的变化：$PaCO_2$ 为有血液灌注的肺泡的 P_ACO_2，$P_{ET}CO_2$ 为有通气的 P_ACO_2，若 $P_{ET}CO_2$ 低于 $PaCO_2$，$P_{a-ET}CO_2$ 增加或 CO_2 波形上升呈斜形，说明肺泡无效腔量增加及肺血流量减少。

⑧监测循环功能：休克、心搏骤停及肺梗死，血流减少或停止时，CO_2 浓度迅速至零，CO_2 波形则消失。$P_{ET}CO_2$ 还有助于判断胸外心脏按压是否有效，复苏成功。当 $P_{ET}CO_2$>1.3～2.0kPa(10～15mmHg)，表示肺已有较好的血流，但还应排除过度通气引起的 $P_{ET}CO_2$ 降低。

2.监测仪原理

CO_2 的产量、肺泡通气量和肺血流灌注量三者共同影响肺泡 CO_2 浓度或分压，CO_2 的弥散能力很强，极易从肺毛细血管进入肺泡内，肺泡和动脉血 CO_2 很快完全平衡，最后呼出的气体应为肺泡气，正常人 $P_{ET}CO_2$≈P_ACO_2≈$PaCO_2$，但在病理状态下，肺泡通气与肺血流(V/Q)及分流(Q_S/Q_T)发生变化，$P_{ET}CO_2$ 就不能代表 $PaCO_2$。

(1)气体采样方法的类型

①旁流型：采样器包括气道连接管、采样管(内径 1～2mm)和贮水瓶，由具有流量调节的抽气泵，把气体样本送至红外线测量室，气体流速为 50～500mL/min，需气量小，则灵敏度高和反应较快(<85ms)，因此也可将采样管放在鼻孔内，监测清醒患者自主呼吸时 CO_2 浓度。

②主流型：红外线传感器直接放在气管导管接头上，并加热至 40℃左右，防止水汽沉积在窗室内，红外线测量室内设有参考零点。主流型的优点是反应速度快而且准确性高，波形失真少。缺点是有一定重量，容易损坏，所以应固定好以免气管导管扭曲。

（2）测定方法

①红外线法：最常用测定方法，CO_2 能吸收波长 $4.3\mu m$ 的红外线，如将气体送入测试室，一侧用红外线照射，另一侧用一传感器测出所接受红外线的衰减程度，其衰减程度与 CO_2 浓度成正比。气体的采样有两种方法：一种是以一细采样管在气管上或气道上将气体抽到分析仪测试室中，测定其红外线的光量，此方法为旁气流法，可以连续监测；另一种是将红外线传感器直接连接于气管导管接口上，使呼吸气体直接与传感器接触，为主气流法，不需抽气，但需预先加热，反应较快，可连续监测，如加一抽气泵将气体抽入测试室，可成为旁流式，但管道不宜过长。

②质谱仪法：将呼出及吸入气以 $60mL/min$ 输入质谱仪，气体分子在阴极电子束轰击下离解转换为离子，一些正离子经加速和静电聚焦成电子束，进入测试室，在离子束出口的垂直方向施加强磁场，使其分散成弧形轨道，沉积在一盘上。每种气体离子的轨道半径与各自的质量-电荷比值呈正比，质量大的半径大，质量小的半径小，于是在空间分散，形成"质谱"。其特点是可同时监测患者呼出气中各种成分和含量，包括 O_2、CO_2 及其他挥发性麻醉药浓度，而且反应快，能连续反映呼出气中各种气体的浓度变化，所需气体样本量也较少，但仪器价格昂贵。

③比色法：以探测器的色泽变化来确定 $C_{ET}CO_2$ 和判断导管是否在气管内。当有胃液或其他酸性物质接触后探测器上色泽不能复原，是一种简便有用的方法；但其精确性还需接受考验。

3.CO_2 波形

（1）正常的 CO_2 波形一般分 4 段。①Ⅰ相：吸气基线，应处于零位，是呼气的开始部分，即 AB 段。②Ⅱ相：呼气上升支，较陡直，为肺泡和无效腔的混合气，相当于 B-C 段。③Ⅲ相：呼气平台，呈水平形，是混合肺泡气，为 C-D 段。④Ⅳ相：呼气下降支，迅速而陡直下降至基线，新鲜气体进入气道，相当于 D-E 段。

（2）呼气末 CO_2 的波形应观察以下五个方面。①基线：代表 CO_2 浓度，一般应等于零；②高度：代表 $C_{ET}O_2$ 浓度；③形态：正常 CO_2 波形与不正常波形；④频率：反映呼吸频率；⑤节律：反映呼吸中枢或呼吸机的功能。

（3）CO_2 波形图监测的临床意义：评价肺泡通气、整个气道与呼吸回路的情况，通气功能、心肺功能及细微的重复吸入。由于对许多问题可做出预报，故判断不准确可能引起误诊或事故。若 CO_2 波形没有正常波形的 4 个部分，则意味着患者心肺系统、通气系统或供气系统有问题。

（4）异常的呼气末 CO_2 波形

①$P_{ET}CO_2$ 降低。a.突然降到零附近：$P_{ET}CO_2$ 降为零或接近零常常预示情况危急，如气管导管误入食管、导管连接脱落，完全的通气故障或导管阻塞，其中任何一种原因都可使 CO_2 在气道突然消失，而从波形上不能辨别出差异；另外若要考虑监测仪失灵，则需胸部听诊证实肺通气情况后才能确定。因为有时通气停止相当一段时间，患者黏膜颜色和 SpO_2 仍可维持正常。机器失调常见于抽样系统阻塞。b.突然降低至非零浓度：$P_{ET}CO_2$ 下降未到零，说明气道内呼出气不完整，可能从面罩下漏出；如果是气管插管在适当的位置，应考虑气囊注气是否足够，主流式监测仪传感器位置不当时可产生类似图形。气道压的测定有助于确诊。c.指数降

低：$P_{ET}CO_2$ 指数降低在短时间内发生，预示心搏骤停，其原因可能是生理性无效腔通气增加或从组织中扩散到肺内的 CO_2 减少，其致病因素包括失血、静脉塌陷性低血压、循环、肺栓塞（血栓、气栓）。d.持续低浓度：没有正常的平台，平台的缺失说明吸气前肺换气不彻底或呼出气被新鲜气流所稀释，后者可在低潮气量和高气体抽样率时发生。一些特别的呼吸音（如喘鸣音、啰音）可说明肺排气不彻底，支气管痉挛或分泌物增多造成小气管阻塞；气道吸引纠正部分阻塞，有利于恢复完全的通气及正常的 CO_2 波形。

②平台正常。a.平台偏低：在某些通气正常的情况下，波形可显示一个低 $P_{ET}CO_2$ 和正常肺泡气平台。$P_{ET}CO_2$ 与 $PaCO_2$ 之间存在较大差异，说明波形不正常或机器自检失灵，但最有可能是与生理无效腔增大有关。临床医师可通过吹入标准气体品来检测波形的精确性，并确保数据在 $34\sim46mmHg$ 之间。许多情况下，大动脉 PCO_2 与 $P_{ET}CO_2$ 呈梯度关系。实际上，麻醉可平均提高这种梯度为 $4mmHg(0.53kPa)$；肺部疾病、肺炎、小儿支气管肺组织发育异常可提高动脉与肺泡气 CO_2 的梯度，由血容量减少引起的肺动脉灌注不良和高气道压（如肺外科手术期间的脱水、血管扩张和过度通气）常造成 $P_{a-ET}CO_2$ 差值增加。b.平台逐渐降低：当波形获得正常，但 $P_{ET}CO_2$ 在几分钟或几小时内缓慢降低，其原因可能与低体温、过度通气、全麻和（或）肺血容量不足、肺灌注降低有关。体温下降时代谢和 CO_2 产生减少，如通气没有变化，肺泡气 CO_2 和动脉血 CO_2 将降低，$P_{ET}CO_2$ 逐渐下降。因低心输出量造成组织内返回的 CO_2 减少，生理无效腔量增加，其次是心脏衰竭或低血容量。如果通气是由于呼吸机或新鲜气流的调整而增加，$P_{ET}CO_2$ 将逐渐达到一个新的平衡值；当 VE 变化趋势与 $P_{ET}CO_2$ 变化趋势相关时，这种现象就很明显。

③$P_{ET}CO_2$ 升高。a.$P_{ET}CO_2$ 逐渐增加：在波形未变时，$P_{ET}CO_2$ 升高可能是与 VE 降低，VCO_2 增加或腹腔镜检查行 CO_2 气腹时 CO_2 吸收有关。VE 降低可能的原因有：气道阻塞、通气机小量漏气、通气或新鲜气流设置改变。VCO_2 可随任何导致体温升高的原因而增加，包括过度加温、脓毒血症、恶性高热。在通气状态稳定而 $P_{ET}CO_2$ 迅速升高，应立即考虑恶性高热。CO_2 因外源性吸收增多（胸腔或腹腔镜检时 CO_2 气胸或气腹）与类似的 VCO_2 增加一样可造成 CO_2 波形缓慢升高。b.$P_{ET}CO_2$ 突然升高：任何能使肺循环的 CO_2 总量急剧升高的原因均可使 $P_{ET}CO_2$ 突然短暂上升，其原因包括静脉注射碳酸氢钠、松解外科止血带，主动脉钳夹后的释放。CO_2 波形基线随 $P_{ET}CO_2$ 升高而突然升高，则说明在抽样瓶内有杂物（如水、黏液、污物），清洁抽样瓶常可恢复正常。若 CO_2 波形和值逐渐升高，则说明开始呼出的 CO_2 在环路中被重新吸入。

在这种情况下，CO_2 波形呼气部分不能回到基线零点处，在通气吸入相早期 CO_2 升高，这种升高与呼气相快速上升有关，$P_{ET}CO_2$ 通常在肺泡气 CO_2 张力达到新平衡后增加，这时 CO_2 排出与产生再次达到平衡。

一些麻醉机回路，如用小儿麻醉的 Mapleson-D 和 Jackson-Rees 回路，因设计时就存在部分重复吸入。使用这些回路时，应对这种特性有所认识，重复吸入的总量精确计算的机制较复杂，如呼出潮气量、新鲜气流、呼出余气量、APL 活瓣的设置、位置及呼气暂停的时间。使用部分呼吸回路时，基于这些复杂的机制，精确说明 $P_{ET}CO_2$、$PaCO_2$ 是困难的或者甚至不可能。但可通过增加新鲜气流量（用更大的 VT 和延长呼气时间）来减少重复吸入。在环路系统 CO_2

重复吸入说明环路有故障,最常见的原因是呼吸活瓣出现问题,CO_2 吸收旁路在起作用或 CO_2 吸收剂失效等。

4.影响因素

(1)影响 $P_{ET}CO_2$ 的因素:有 CO_2 产量、肺换气量、肺血流灌注及机械故障四个方面。

(2)影响 $P_{a-ET}CO_2$ 的因素:肺-通气灌流比(V/Q)匹配良好时,$P_{ET}CO_2$ 可等于 $PaCO_2$,通气模型中 $P_{ET}CO_2$ 等于零;一侧肺血管栓塞后,无效腔通气时对 $P_{a-ET}CO_2$ 的影响增大,如肺血管栓塞;一侧通气受阻后,分流对 $P_{a-ET}CO_2$ 的影响即刻产生,如阻塞性肺疾病。

心肺功能正常的患者 $P_{a-ET}CO_2$ 为 0.1kPa,V_D/V_T 改变、V/Q 比例失调和 QS/QT 增大均可影响 $P_{a-ET}CO_2$,因此 V_T 越大,则 $P_{a-ET}CO_2$ 越小,但右向左分流的患者 $P_{a-ET}CO_2$ 不受 V_T 影响,$P_{a-ET}CO_2$ 增加的常见原因如下:

①呼吸因素:$P_{a-ET}CO_2$ 大小主要由无效腔量(V_D/V_T)和肺内分流(Qs/Qt)来决定,其中 V_D/V_T 增加时对 $P_{a-ET}CO_2$ 的影响也增大,当 Qs/Qt=0.1 时,对 $P_{a-ET}CO_2$ 的影响为 17%~21%,Qs/Qt=0.3 时,可增加至 50%~58%,此时 $P_{ET}CO_2$ 不能反映 $PaCO_2$。具体包括:a.肺部疾病:肺不张、肺实变、ARDS、肺水肿和气胸等。b.患者体位影响呼吸:如侧卧位胸腔手术及俯卧位等。c.呼吸频率:如小儿呼吸频率太快,呼出气体不能在呼气期完全排出,同时 CO_2 监测仪来不及反应,均可产生误差。机械通气时气道压升高,通气频率过快或高频通气(>60bpm),PEEP 或吸气气流过高,V_T 太小,I/E<1:3.5,使 $P_{a-ET}CO_2$ 增大。呼吸机机械故障或回路新鲜气流不足造成 CO_2 重复吸入,CO_2 图形的基线抬高。

②循环因素:肺血流的变化必然影响 $P_{ET}CO_2$,肺血流减少、肺血流分布不均匀或肺血管阻塞时,会有 V/Q 比例失调,$P_{ET}CO_2$ 降低,$P_{a-ET}CO_2$ 增大:a.文献报道术中夹闭肺动脉主干或肺动脉时,$P_{ET}CO_2$ 分别从 2.3kPa 降至 0.9kPa 和 3.2kPa 降至 2.4kPa;b.心跳停止患者,没有肺血流,所以 $P_{ET}CO_2$ 也降至零,复苏后心排血量恢复,$P_{ET}CO_2$ 也明显增加;c.心脏手术体外循环后,肺微血栓形成,肺血管不通,肺血流减少,肺泡无效腔增多,$P_{a-ET}CO_2$ 增加;d.体循环改变的影响较小,但严重低血压心排血量降低,$P_{ET}CO_2$ 也降低;e.右向左分流的先天性心脏病患者与正常人相似。

③年龄因素:随着年龄增大,肺泡无效腔量增多,$P_{ET}CO_2$ 降低,$P_{a-ET}CO_2$ 增加;孕妇在妊娠后期,肺血流相对增加,肺泡无效腔量减少,$P_{ET}CO_2$ 增高,$P_{a-ET}CO_2$ 减少。

④药物因素:碳酸酐酶抑制剂如乙酰唑胺等抑制碳酸酐酶,肺泡上皮细胞和血液中的 HCO_3^- 转变成 CO_2 延迟,导致 $P_{ET}CO_2$ 降低,$PaCO_2$ 升高,$P_{a-ET}CO_2$ 增大。

5.临床应用

二氧化碳的监测是目前有重要价值的监测方法,对判断病情的发展有现实意义,并且属于无创性质,能长时间连续应用。临床具体应用如下:①各种原因引起的呼吸功能不全;②ICU中施行机械通气的患者;③严重休克、心力衰竭和肺梗死患者;④心肺复苏期间;⑤证明气管导管的位置正确与否;⑥指导麻醉机与呼吸通气量的调节。

6.局限性

$P_{ET}CO_2$ 或 $C_{ET}CO_2$ 的测定可受监测仪及患者呼吸道是否通畅等多种因素的影响,尤其是 CO_2 波形的变化,当没有正常 CO_2 波形的 4 个部分,则意味着患者的肺气流,通气系统或供气系统有问题,而问题究竟出在哪里? 仅依据 $P_{ET}CO_2$ 波形还难以确诊,这是临床应用方面的局限性。

(五)机体氧供和氧耗监测

1.氧在机体中的运输

氧是机体能量代谢的必须气体,是维持生命必须的物质,但人体内氧的储备极少,健康成人体内氧的储存量仅为 1.0~1.5L,仅够机体 3~4 分钟的消耗。机体代谢所需要的氧全靠呼吸器官不断地从空气中摄取,并通过血液循环,输送到全身各脏器和组织。

氧在血液中以两种方式完成运送,一种是物理溶解,另一种是与血红蛋白结合,其中主要是以与血红蛋白结合的方式进行运输。氧溶解在血浆中以物理溶解方式进行氧的运输,主要受氧分压和氧在血液中溶解系数的影响。正常情况下,动脉血氧分压为 95mmHg,氧在血液中的溶解系数 0.0031,即每 100mL 血液、每 mmHg 氧分压下可溶解 0.0031mL 氧。尽管物理溶解的氧量在氧的运输中不起主要作用,但氧分压和物理溶解氧量却可直接影响动脉血氧饱和度,决定着血浆和组织间的氧分压差,因此物理方式的氧运输同样具有重要的生理意义。血红蛋白与氧结合,结合后的氧合血红蛋白是氧的主要输送方式。每 mol 血红蛋白可结合 4mol 氧,即 89.6L(22.4×4)氧,血红蛋白的分子量是 64500D,故每克血红蛋白能够结合氧应为 1.39mL(89.6/64500×1000),但由于血液中存在着少量高铁血红蛋白和碳氧血红蛋白,因此,血液中每克血红蛋白实际仅能结合 1.34mL 氧。动脉血氧含量(CaO_2)为物理溶解氧量和血红蛋白结合氧量的总和,即 $CaO_2 = Hb \times SaO_2 \times 1.34 + PaO_2 \times 0.0031$,其中 Hb 是血红蛋白,$SaO_2$ 为动脉血氧饱和度,正常状态下动脉血氧含量为 18%~21%。

2.氧在机体中的利用

氧进入体内达到细胞进入线粒体后,主要是将糖、脂肪和蛋白质进行氧化。糖、脂肪和蛋白质等代谢物经过分解脱氢,再经过呼吸链中多种酶和辅酶转递最终与氧结合,生成水并逐步释放能量。其中约 40% 释放的能量以化学能的形式储存于一些特殊的有机磷酸化合物中,形成磷酸酯,最多的是 ATP,这些磷酸酯键水解时释放能量较多,以便供给机体各脏器活动之需,其余能量主要以热能形式释放,用于维持体温。在有氧存在的条件下,1mol 葡萄糖完全氧化生成二氧化碳和水可释放 2838KJ 的能量。其中 40% 转化为 ATP,为 38mol ATP,以供机体生理活动所需的能量。在缺氧时,1mol 葡萄糖分解成为丙酮酸,再转变成为乳酸,释放 22kJ 的能量,生成 2ATP。乳酸经血液进入肝细胞,在肝内异生为葡萄糖,肝脏能够清除循环血液中的大部分乳酸,每天可清除 3400mmol 的乳酸,其清除量比周围组织生成乳酸的量高数倍。正常情况下,骨骼肌、脑、肠道和皮肤也产生少量乳酸,当机体缺氧或剧烈运动肌肉局部血流不足时,葡萄糖经酵解途径生成乳酸,迅速得到一定量的 ATP,以供肌肉等代谢活跃的器官利用。成熟红细胞没有线粒体,完全依赖葡萄糖酵解生成乳酸供应能量,神经、白细胞和骨髓等组织代谢极为活跃,即使不缺氧也常由葡萄糖酵解生成乳酸提供部分能量。脂酸氧化同样是体内能量的重要来源,1mol 软脂酸在体内氧化生成 129mol ATP,余以热量丧失。

3.机体氧供和氧耗监测

机体氧供和氧耗的监测包括全身氧转运和氧消耗的监测和局部氧供氧耗状态的监测。混合静脉血氧分压、混合静脉血氧饱和度、混合静脉血氧含量、氧转运量、氧耗量、氧摄取率和动脉血乳酸含量反映全身氧合状态,胃黏膜 pH 反映局部组织的氧合状态。

(1)混合静脉血氧分压(PvO_2)、氧饱和度(SvO_2)和氧含量(CvO_2):由于各组织器官血流供应、代谢水平和氧的摄取率并不相同,每个器官回流的静脉血中氧的状态仅能反映该器官利用氧的情况,只有来自全身各组织器官的静脉血液在右心室充分混合后,进入肺动脉的血液,即混合静脉血中氧的状态才有助于反映整个机体氧利用的情况。

PvO_2 与组织中的平均氧分压相接近,PvO_2 是反映组织氧合情况的重要指标,其正常值是 40mmHg,低于 35mmHg 时有可能存在组织缺氧。SvO_2 和 CvO_2 反映着全身的氧供和氧需的平衡,可用于判断全身组织的灌注、机体摄氧的能力和氧利用的情况,其数值与心输出量、血红蛋白含量、动脉血氧分压和动脉血氧饱和度直接相关,与机体的代谢率成反比。正常状态下 CvO_2 为 13mL%,SvO_2 为 75%,动脉血氧饱和度正常时近 100%,表明转运氧的血液中约 25% 的氧被组织所利用,尚有 75% 的氧被血红蛋白结合离开组织,未被组织利用成为重要的氧储备。SvO_2 大于 65% 为氧储备适当,50%～60% 为氧储备有限,35%～50% 为氧储备不足。SvO_2 和 CvO_2 下降表明机体氧的需要量超过了氧转运量,氧摄取率增加,SvO_2 和氧含量增加,SvO_2 大于 80% 时表明机体氧装运量增加,组织氧需要量下降(体温降低、麻醉状态或使用过量镇静药等基础代谢率降低)或组织氧利用率降低(感染性休克)。

(2)机体氧转运量(DO_2):是指单位时间里机体依靠循环血液将吸入气中的氧转运到组织氧的量(DO_2),是一定时间里动脉血所携带氧的总量,由动脉血氧含量和心输出量(通常是用心指数 CI)的乘积获得,即 $DO_2 = CaO_2 \times CI \times 10 = (Hb \times SaO_2 \times 1.34 + PaO_2 \times 0.0031) \times CI \times 10$。正常为 520～720mL/(min·m²)。

(3)机体氧耗量(VO_2):是指单位时间里全身组织消耗氧的总量,由动脉血氧含量和混合静脉血氧含量(CvO_2)的差值与心指数的乘积获得,即 $VO_2 = (CaO_2 - CvQ) \times CI \times 10 = [(Hb \times SaO_2 \times 1.34 + PaO_2 \times 0.0031) - (Hb \times SvO_2 \times 1.34 + PvO_2 \times 0.0031)] \times CI \times 10$,其中 PvO_2 是混合静脉血的氧分压,正常为 100～180mL/(min·m²)。

(4)机体氧摄取率(O_2ER):是机体总的利用氧的状态和氧耗量一样氧摄取率是反映组织氧利用情况的指标,是由动脉血氧含量和混合静脉血氧含量的差值与动脉血氧含量的比值获得即 $O_2ER = (CaO_2 - CvO_2)/CaO_2$,正常为 22%～30%。

为了获得上述的各项指标,需要置入 Swan-Ganz 导管,从肺动脉中获得混合静脉血,测定混合静脉血氧含量,并测定 CI,机体氧转运量、氧耗量和氧摄取率。

氧在机体中的转运受制约于中心机制和外周机制,中心机制取决于心输出量和血液携带氧的状态,血液携带氧的状态即动脉血氧含量,由血红蛋白浓度、血红蛋白与氧的亲和力、动脉血氧饱和度和动脉血氧分压决定。外周机制取决于局部组织毛细血管灌注状态、毛细血管与细胞间距离以及毛细血管和细胞的功能状态。

(5)血乳酸含量:正常人血液中乳酸水平为 1mmol/L,血中乳酸大于 2mmol/L,多提示机体氧供需失衡,血液中乳酸水平和危重症患者疾病的严重程度及预后密切相关。但是,如果患者肝脏功能严重障碍,即使机体氧供给没有显著改变,仍然会出现血乳酸水平增高。术中大量快速输注乳酸林格液,同样会引起血乳酸水平增加,在监测和判定机体氧合状态时亦应注意。

(6)胃黏膜 pH 测定:是以气体可沿着其浓度梯度自由弥散为依据,用测定组织中气体分压的方法,测定胃黏膜的 pH 值,以了解胃肠道的氧供给和氧消耗情况。具体测定是将胃张力计导管置入胃腔内,置入前排空导管前端水囊内的气体,通过注气听诊或抽出少许胃液证实导管水囊在胃腔后,用 2.5mL 生理盐水经过三通注入水囊,90 分钟后用注射器经三通抽出 1.0mL 囊内液体排弃,然后再抽取囊内所余 1.5mL 液体测定 PCO_2,同时抽取动脉血测定动脉血 HCO_3^-,所有操作均在密闭条件下进行,将测定值代人下面的方程式,计算出胃黏膜内 pH(pHi)。

$$pH=6.1+\log \frac{HCO_3^-}{PCO_2\times 0.03}$$

式中 6.1 为碳酸在 38℃时的解离常数,0.03 为二氧化碳在血浆中的溶解度。pHi 的正常值一般为 7.32,小于 7.32 属异常,表明内脏的氧供给不能满足氧消耗的需求。当有效循环血量不足时,体内血液再分布,使胃肠道更早出现灌注不足,氧转运量下降,胃肠道缺氧,因此,pHi 的变化通常早于其他的机体氧供氧耗指标。

4.机体氧转运和氧消耗的临床意义

氧不能在机体里储存,它以一种相对恒定的转运速度通过肺泡、毛细血管进入血液循环,到达各组织细胞的线粒体。这种氧的转运速度和机体的氧消耗量是相对恒定的,正常情况下,氧的转运量是完全能够组织对氧的需要量,正像机体大多数生理系统有较大的安全储备能力一样,机体的氧转运和氧消耗间也有相当的安全储备能力,机体通过循环血液转运到组织的氧量远远超过组织的氧消耗量,机体的氧耗量约为氧转运量的 1/3。当组织细胞对氧的需求量轻度增加时,机体通过增加对氧的摄取比例,而不必要增加氧的转运量来满足组织对氧的需求量,此时机体的氧耗量是相应增加的,此种氧转运与氧消耗的关系称为氧耗非氧供依赖关系。但当组织大量增加对氧的需求时,组织摄取氧的能力达到极限后,必须完全依赖于增加氧转运量来满足组织的氧需要量,呈现出氧耗的氧供依赖关系。如果此时氧转运量不增加或仍不能满足组织的需要,而氧摄取量已达到极限时,组织的代谢必然从有氧代谢转变到无氧代谢的途径,以尽可能生成足够的能量来满足机体代谢的需要,如果这种氧转运与氧消耗失衡情况不能很快矫正,无氧代谢持续,氧债从而形成,出现乳酸血症,影响细胞的正常功能,最终会导致细胞死亡。研究显示氧耗由非氧供依赖性转变为氧供依赖性的氧转运量临界值为 330mL/(min·m²)。

现在研究证实,从氧合的观点,机体氧转运量、氧消耗量和氧摄取率,是目前最能反映机体循环功能、细胞功能和代谢状态的指标,并能用以判断休克或重危患者治疗措施的效果和患者的预后。

严重创伤、复杂手术和重度感染所产生的基本病生理改变。一方面应激使机体处在高代谢状态,氧耗量明显增加;另一方面是血流量、器官灌注量和氧转运量不适当以及毛细血管内皮损害和细胞利用氧的能力降低,从而导致组织缺氧和氧债累积。这种组织缺氧和累积性氧债与手术创伤大小和疾病的严重程度有关,与休克的持续时间和术前机体生理状态有关。机体遭受创伤、出血、败血症和其他形式的应激后,机体的生理性代偿反应是增加循环功能和代谢水平,表现为心输出量、氧转运量和氧消耗量增加,从而保证机体高代谢状态下的器官组织氧合满意。因此,机体对于应激时代偿性增加心输出量、氧转运量和氧消耗量的能力,决定着组织是否缺氧和机体最终的恢复。如果呼吸功能、循环功能和代谢状态不能增加或增加的水平并不足以满足机体的需要时,致命性并发症就出现了,多器官衰竭(MOF)将相继出现,威胁着患者的存活。如果对休克或重危患者,特别是感染性休克患者,所采取的治疗措施能使氧转运量增加,并且随着氧转运量的增加,氧消耗量也相应增加,说明治疗后机体氧债虽已开始得到纠正,但氧债仍存在,需继续积极地治疗。如果治疗后氧转运量增加,氧消耗量增加达到一定水平后不再增加,所谓达到平台效应,而氧摄取率相应增加,达到 30%~70%,那么说明治疗措施正确,患者预后较好。如果治疗后氧转运量增加,氧消耗量增加但不能出现平台效应,氧摄取率未见增加,表明患者预后较差或难以存活。因此,对休克或重危患者的有效治疗措施应该是使氧转运量增加,氧消耗量增加后达到一定水平不再增加,氧摄取率增加。而危重或休克患者的存活指标为 $CI > 4.5L/(min \cdot m^2)$,$DO_2 > 550mL/(min \cdot m^2)$,$VO_2 > 170mL/(min \cdot m^2)$,$O_2ER > 31\%$。

危重医学形成后,系统研究证实了上述观点。观察到术前心肺功能正常的高危患者,术中心输出量、氧转运量和氧耗量都降低,但术后,特别是术后 8~24 小时,能够存活的患者,心输出量、氧转运量和氧耗量显著高于术前水平,非存活的患者心输出量、氧转运量和氧耗量虽也增加,但增加的水平明显低于存活的患者。心衰和失血性休克的老年患者,术后 24 小时,存活者心输出量、氧转运量和氧耗量显著升高,而非存活者尽管肺动脉楔压较高,心输出量、氧转运量和氧耗量增加较少。重度感染,严重创伤和晚期肝硬化患者,术前呈现高代谢状态,心输出量、氧转运量和氧耗量增高,术后 72 小时内心输出量、氧转运量和氧耗量高于术前,而非存活患者肺动脉楔压较高,其他血管内压都在正常范围内,但心输出量、氧转运量和氧耗量的增加远低于存活的患者。

因此主张对于重度感染、严重创伤、休克等重危外科患者,术后施行的液体疗法、循环支持、氧疗和通气支持,目标不应该是将心输出量、氧转运量和氧耗量等指标控制到“正常”范围,而必须是使心输出量、氧转运量和氧耗量高于正常范围,$CI >$ 正常 50%,即 $> 4.5L/(min \cdot m^2)$,$DO_2 >$ 正常,即 $> 600mL/(min \cdot m^2)$,$VO_2 >$ 正常 30%,即 $> 250mL/(min \cdot m^2)$,循环血容量高于正常,以维持和增加应激后存活所必需的代偿反应。这种治疗措施达到心输出量、氧转运量和氧耗量高于正常才能够使重度感染、严重创伤和休克等重危外科患者存活的理论提出后,也并非为所有的外科重症医学专家所接受和遵循,还需要深入地研究机体氧转运和氧消耗之间的变化,特别是需要根据不同患者的病生理特点以及同一个患者病程不同阶段的变化,认真地监测机体氧转运和氧消耗的实际状态,及时调整治疗措施,避免各组织出现严重缺氧,确保机体氧合正常,各器官功能正常,机体能够顺利康复。

二、心电图监测

心电图已成为围术期麻醉手术患者一项常规监测方法,能保证循环功能稳定,及时发现心肌缺血和心律失常等,避免严重事件的发生。

(一)正常心脏电活动

心电图(ECG)是把心脏的电学活动用心电图机连续描记下来所形成的曲线。

1.心肌细胞的动作电位

静息状态下心肌细胞内外离子分布是不均衡的,细胞内 K+ 是细胞外 30 倍,细胞外 Na+ 是细胞内 6 倍;由于细胞膜对 K+ 通透性最强,而膜内阴离子不能通过,所以依离子梯度向细胞内扩散,使得细胞内电位降低,从而形成膜电位。

(1)心肌细胞膜电位。①静息膜电位:心肌细胞在静息状态下,细胞外的电位为 0,细胞内电位约为−90mV,形成电位差。②动作电位:心肌细胞受到刺激时,细胞膜通透性发生改变,膜电位发生逆转,除极化发生,膜电位由−90mV 变为+30mV,膜外由正电位变为负电位。动作电位按发生时间分为 5 个位相:快速除极期、快速复极初期、缓慢复极期、快速复极末期、静息期。

(2)双相动作电位。①除极过程:心肌纤维两端兴奋,膜电位发生变化,膜内电位由负电位转为正电位,膜外电位由正电位变为负电位。②复极过程:复极过程与除极过程相反。

2.心脏的冲动和传导

正常心肌细胞缺乏电活动自律性和快速的电传导能力。它们依靠处于整个心脏关键位置的起搏和传导系统。心脏传导系统组织是由一小部分特殊的纤维组成,起着产生冲动和传导冲动的特殊作用,开始于窦房结,通过结间束至房室结,到希氏束向下分左右束支,最后分成细小的分支形成普肯耶纤维。

3.心电向量

心房、心室除极或复极过程中产生无数的电动力,使一定方向、不同大小的量向机体各部传播,称心电向量。心电图是空间心电向量环在相关平面上的投影而成。

(二)心电导联及选择

1.肢体导联

包括双极肢体导联Ⅰ、Ⅱ、Ⅲ及加压肢体导联 avR、avL、avF。其电极主要安放于三个部位:右臂(R)、左臂(L)、左腿(F)。

(1)双极肢体导联(标准导联)

Ⅰ:阳极连接左上肢,阴极连接右上肢。

Ⅱ:阳极连接左下肢,阴极连接右上肢。

Ⅲ:阳极连接左下肢,阴极连接左上肢。

(2)加压单极肢体导联

加压右上肢单极导联(avR):阳极接在右上肢。

加压左上肢单极导联(avL):阳极接在左上肢。

加压左下肢单极导联(avF):阳极接在左下肢。

2.心前区导联

属单极导联。探查之正电极安放于胸前固定部位。各导联分别按其正极部位称为 V1、V2～V6 导联。

(1)常规导联

V1:阳极接在胸骨右缘第四肋间,反映右心室壁改变。

V2:阳极接在胸骨左缘第四肋间,反映右心室壁改变。

V3:阳极接在 V2 与 V4 连接线的中点,反映左、右心室移行变化。

V4:阳极接在左锁骨中线与第五肋间相交处,反映左、右心室移行变化。

V5:阳极接在左腋前线 V4 水平处,反映左心室壁改变。

V6:阳极接在左腋中线 V4 水平处,反映左心室壁改变。

(2)选用导联

V7:阳极接在左腋后线 V4 水平处,反映左心室壁改变。

V8:阳极接在左肩胛骨线 V4 水平处,诊断后壁心肌梗死。

V9:阳极接在左脊旁线 V4 水平处,诊断后壁心肌梗死。

V3R~V8R:阳极接在右胸部与 V3~V8 对称处,诊断右心病变。

VE:阳极接在胸骨剑突处,诊断下壁心肌梗死。

3.特殊导联

(1)胸前监护电极导联:广泛用于心电监测、运动试验、动态心电图及心脏反搏治疗,能较清楚地显示 P 波及振幅较大的 QRS 波。正极应放在负极的左侧或下方,否则心电图形将是完全倒置的。接地电极(G)不受限制,但一般均放在右胸大肌下方。

胸前Ⅰ导:正极在左锁骨下、负极在右锁骨下。

胸前Ⅱ导:正极在左胸大肌下方、负极在右锁骨下。

胸前Ⅲ导:正极在左胸大肌下方、负极在左锁骨下。

(2)CM 导联:应用于麻醉期间及术后监测。负极(M)置于胸骨柄处,正极置于 V1~V6 相应位置。在监测心律失常时,鉴于 P 波的形态分析较为重要,因此一般以 CM1 常用。

(3)食管单极导联:探查电极放在食管内,随着电极位置的变化心电图形也发生变化。电极距鼻孔<30cm 时,主要反映心房上部电位的变化;当距离为 32~38cm 时,主要反映心房水平电位的变化;当距离超过 40cm 时,则反映心室水平的变化。食管单极导联对麻醉医师非常方便。

4.注意事项

(1)肢体导联电极无论是贴在四肢还是躯干,对心电图信号影响甚微。

(2)在胸骨切开手术时,可以选择 V1 导联(胸骨右缘第 4 肋间隙)。当怀疑右心室或下壁缺血或梗死,可以选择 V4 导联(胸骨右侧 V4 导联位置)。

(3)心率监测与脉率监测相互补充,心率监测有时需要参考脉率监测数据。

(4)患者移动和肌肉抽动、电干扰、起搏心律、监护导联选择不当等可以造成心电图曲线扭曲而影响心率监测的准确性,其中以电干扰最为常见。使用电手术刀、电源性噪声,以及使用某些医疗器械如碎石机和体外循环时使用液体加热器等均可以产生电干扰。

(5)分析心律失常需要与其他血流动力学监测包括直接动脉血压、肺动脉压或中心静脉压等的曲线结合起来进行,当根据心电图曲线不易识别心律失常时,动脉压和静脉压力曲线可以帮助判断心动周期。

(6)应用 ST 段移位诊断心肌缺血时应该保证电极放置准确、导联选择正确、滤波器选择恰当和增益调节适当。

(7)高频滤波可能使记录到的 ST 段扭曲、导致 ST 段明显抬高或下移,容易造成过度诊断心肌缺血。

(8)计算机辅助 ST 段监测、自动计算并显示的 ST 段异常,必须与模拟的心电图波形吻合。

(9)诊断心肌缺血除依赖 ST 段移位外,需要结合患者的病史、症状和其他辅助检查资料进行综合分析。左心室肥厚、左束支传导阻滞、陈旧性心肌梗死、左心室起搏、预激综合征,二尖瓣脱垂、电解质紊乱和应用洋地黄类药物等可以混淆心肌缺血的心电图。此时需要与基线心电图进行对比,确认其是否为新出现的 ST 段移位或与其他血流动力学曲线结合分析。

(10)当电极安放在胸部时,必须让出心前区,以备在紧急时可以安放电极板进行胸外电击除颤。

(11)心电监测所获得的心电图主要显示心律失常,若作图形分析则欠满意,特别是 ST 段的偏移、QRS 波的形态等与常规导联有较大的区别。

(12)当患者活动、咳嗽、挣扎时会出现基线不稳,图形凌乱。当上述情况持续出现,则需要检查是否电极脱落,与皮肤接触不好等。

(13)电极的正极必须放置在负极的左侧或下方。如果位置颠倒,图形也会倒置。

(三)常用心电图监测方法

1.常规心电图谱

常规心电图记录仪记录患者静卧状态下,肢体及心前区导联的 12 导联的心电变化图谱。适用于各种患者,便于对心脏各部位电活动的全貌进行分析。

2.动态心电图

动态心电图有效地补充了常规心电图仅能做短时静态记录的不足,不仅可以获得连续 24 小时甚至 48 小时的心电图资料,结合患者的活动日志,还可以明确患者的症状、活动状态及服用药物等与心电变化之间的关系。Holter 装置常用导联有 CM1、CM5 等。

动态心电图应用范围:①心悸、胸痛、头昏、晕厥等症状性质的判断。②心律失常的定性、定量诊断。③心肌缺血的定性、定量及相对的定位诊断。④抗心律失常及抗心肌缺血药物的疗效评定。⑤心肌梗死患者出院后随访做预后评估。⑥选择安装起搏器的适应证,评定起搏器的功能。

3.心电图运动负荷试验

心电图运动负荷试验是用以发现早期冠心病的一种诊断方法。与冠脉造影相比虽有一定比例的假阴性和假阳性,但方便、无创、安全且使其有较大的临床应用价值。常用的方法有踏车运动试验和平板运动试验。

(1)运动负荷量的确定:分为极量与亚极量两档。极量是指心率达到自己的生理极限的负荷量,最大心率的粗略计算法为 220－年龄数。亚极量是使心率达到 85%～90% 最大心率的负荷量。在临床上多采用亚极量试验,例如 55 岁的患者亚极量运动试验要求其心率达到 $165\times85\%=140bpm$,因锻炼有素者达到这一心率需较大负荷量,而体弱者只需较小负荷量即可达到,由此体现因人而异。

(2)适应证:①对不典型胸痛或可疑冠心病患者进行鉴别诊断。②进行冠心病流行病学调查的筛选试验。③对冠心病患者进行劳动力鉴定。④评价冠心病的药物或手术治疗效果。

（3）禁忌证：①近期有休息时发作的不稳定型心绞痛。②有心肌梗死史并已有室壁瘤形成者。③有心力衰竭者。④中、重度心瓣膜病或先天性心脏病。⑤急性或严重慢性非心脏病。⑥高血压患者血压≥23/14kPa者。

（4）终止试验：如无禁忌证,应鼓励患者坚持运动达到适宜的试验终点,即患者心率达到亚极量（或极量）水平。但在运动过程中,即使未达到适宜终点,出现下列情况之一者,也应终止试验：①运动负荷进行增加,而心率或血压反而减慢或下降者;②出现室性心动过速或进行性传导阻滞者;③出现眩晕、视力模糊、面色苍白或发绀者;④出现典型心绞痛或心电图 ST 段缺血性下降≥2mm 者。

（5）结果判断。阳性标准为：①运动中出现典型心绞痛;②运动试验中心电图 ST 段呈下垂型或水平型下降达到或大于 0.1mV 持续 2 分钟者。

（四）常见异常心电图

在麻醉和手术期间麻醉医师应密切监测心电图的变化,及时发现心律失常,同时分析引起心律失常的原因。对严重影响血流动力学的心律失常,应采取积极有效的治疗措施,以降低围术期并发症和死亡率。

1.原因和诱因

①术前存在的疾病或并发症。②麻醉药物诱发。③电解质与心律失常。④缺氧和二氧化碳蓄积。⑤体温降低。⑥麻醉操作和手术刺激。⑦再灌注心律失常。

2.心律失常对血流动力学的影响

不同类型的心律失常对血流动力学的影响程度不同。

心律失常对血流动力学的影响取决于其性质和持续时间,同时与心脏的基本情况有关。心律失常影响血流动力学的决定因素是心率和心排出量。

3.对血流动力学影响较重的几种心律失常

（1）阵发性室上性心动过速

①心电图特征：a.QRS 波通常无增宽变形。b.心室率为 150～240 次/分,绝对匀齐。

②影响因素：心率快,心室的快速充盈时间缩短,房室顺序丧失,心排出量显著减少,可引起心、脑器官供血不足,血压下降、晕厥、抽搐发作（阿-斯综合征）以及心绞痛、心力衰竭,甚至猝死。

③治疗：a.纠正诱因,保证氧合,维持二氧化碳在正常范围内,完善镇痛。b.迷走神经刺激：颈动脉窦按摩。c.腺苷可以降低传导速度,尤其适用于抑制 WPW 综合征中的折返性室上性心动过速。先以 6mg 静脉注射,2 分钟内无效则再予 12mg 静脉注射;时效只有 10～15 秒;哮喘患者慎用腺苷。d.减低心率并转为窦性：维拉帕米 5～10mg 在 2 分钟内缓慢静脉注射,必要时 10 分钟后再使用 5mg,可能会引起血压显著下降。心脏正常,血流动力学稳定者或伴高血压或心绞痛和交感神经张力亢进者,宜首选 β 受体阻滞剂：普萘洛尔 1 分钟内给予 1mg,必要时 2 分钟后可重复（最大可用至 5mg）;索他洛尔 10 分钟内给予 100mg,必要时 6 小时后可重复;艾司洛尔负荷量 0.3mg/kg,然后按 50～200μg/（kg·min）维持量滴注。e.伴明显低血压和严重心功能不全者：原则上首选直流电复律（吸氧和镇静,能量选择 100J、200J 或食管心房调搏）。f.避免使用地高辛,因为它可通过房室间额外传导通路加速传导,可能加重 WPW

综合征中的心动过速。如果已存在房颤则很可能因此恶化而出现室颤。

(2)房颤

①诱因：a.缺血；b.心肌疾病、心包疾病、纵隔炎；c.二尖瓣疾病；d.败血症；e.电解质紊乱（尤其低钾血症和低镁血症）；f.甲状腺毒症；g.胸腔手术。

②心电图特征：a.各导联无正常P波，代之以大小不等形状各异的f波（纤颤波），尤以V1导联为最明显，心房f波的频率为350～600次/分。b.心室律绝对不规则，心室律快慢不一。c.QRS波一般不增宽；QRS形态多正常。

③影响因素：节律不整，心房收缩功能丧失，心室率的快慢。心室率在60～80次/分时，心功能可代偿，心室率过快时，心排出量显著减少，甚至诱发肺水肿。

④治疗目标：a.如果可能应尽量恢复窦律；如可能性不大，应控制心室率在100次/分以下并预防发生栓塞。b.急性房颤常可能恢复为窦性心律。c.长期房颤的患者治疗的重点应放在控制心室率。d.理想情况——术前通过适当的治疗控制室率，然而有时也需术中紧急治疗。

⑤治疗：a.氟卡尼50～100mg缓慢静脉注射是恢复窦性心律的最佳方法。左室功能失代偿或室性心律失常患者慎用。b.胺碘酮也用于降低心室率，虽不能恢复心脏窦性节律，但可维持已经恢复窦性的心律。尤其适用于不能使用地高辛或者β受体阻滞剂的突发性重症房颤患者。胺碘酮150mg静脉注射，必要时30分钟后重复静脉注射75～150mg，之后1～1.5mg/min静脉维持。c.维拉帕米5～10mg，2分钟以上静脉注射可控制心室率，而不损害左室功能或冠心病。但如果左室功能很差或者存在心肌缺血以及应用β受体阻滞剂的患者应避免使用。d.β受体阻滞剂也可控制心室率，但对已存在心肌疾患、甲状腺毒症以及使用钙通道阻滞剂的患者有时可致心衰。e.血浆钾离子浓度正常时可以使用地高辛降低心室率。将500μg地高辛溶于100mL生理盐水中在20分钟内静脉输注，必要时4～8小时后可以重复给予，总量可达到1～1.5mg。如果患者先前服用了地高辛则禁用此方法。f.同步直流电复律能量选择100J、200J，复律后应用胺碘酮维持窦律。g.尽可能纠正诱因，如电解质紊乱。

(3)室速

①诱因：低氧、低血压、液体超负荷、电解质失衡（低钾、低镁等）、心肌缺血、注射肾上腺素或其他儿茶酚胺类药物等。

②心电图特征：a.3个以上室性期前收缩连续出现。b.QRS波呈室性波形，增宽而变形，QRS时限>0.12秒。c.常有继发性ST-T波改变。d.心室频率为140～200次/分，基本匀齐。e.有时可见保持固有节律的窦性P波融合于QRS波的不同部位。

③影响因素：心室率增快，房室顺序异常，心室收缩顺序异常，心底部先收缩时更严重，心排出量仅为正常的30%～40%，出现晕厥、休克、抽搐，甚至昏迷。

④治疗

a.利多卡因：首剂量50mg(1mg/kg)5分钟内静脉注射，若无效5～10分钟可重复用药，总量一般不要超过3mg/kg。注意大剂量可产生头晕、意识障碍、惊厥等神经系统不良反应。若终止室速有效，需持续静脉滴注（或静脉泵入）利多卡因1～3mg/min。静脉维持时间一般不要超过3天，特别是心力衰竭患者，肝功能异常者和老年人。利多卡因终止室速的疗效仅有50%左右。

b.利多卡因无效时还可以考虑以下药物:静脉给予胺碘酮,负荷量 150mg(3mg/kg),10 分钟内静脉注射,若无效以后 10～15 分钟可重复静脉注射 75～150mg(1.5～3mg/kg)。之后维持量,从 1.0～1.5mg/min 开始,以后根据病情每 6～12 小时以 0.5mg/min 的步距逐渐减量。普鲁卡因胺 100mg,5 分钟内缓慢静脉注射,重复一到两次后以 3mg/min 的速度静脉维持。β 受体阻滞剂(如索他洛尔 100mg,5 分钟内缓慢静脉注射),有证据表明其效果要好于利多卡因。

c.血流动力学不稳定首选同步直流电复律治疗能量选择 200J、360J,除颤后又出现室速,可以利多卡因或者胺碘酮维持再次恢复的窦性心律。

(4)室扑及室颤

①室扑心电图特征:a.无正常的 QRS-T 波群,代之以连续快速而相对规则的大振幅波动。b.扑动波频率达 200～250 次/分。

②室颤心电图特征:a.QRS-T 波群完全消失,出现大小不等、极不匀齐的低小波。b.频率达 200～500 次/分。

③影响因素:主要是心室收缩功能丧失,心室收缩顺序异常,心室率快,室扑心室率为 150～250 次/分,室颤时可达 500 次/分,室扑时节律规则,室颤时节律不规则,发作时心脏射血突然终止,心脑肾等重要脏器的血液灌注停止。

④治疗:a.非同步直流电复律能量选择 360J。b.立即进行胸外按压、气管插管。c.可经静脉推注肾上腺素 1mg,30～60 秒后再给予 360J 电除颤。d.胺碘酮:CPR、2～3 次除颤或给予肾上腺素、血管加压素,VF 仍持续,可考虑给予胺碘酮。用药方法:初始剂量为 300mg 溶于 20～30mL 生理盐水或葡萄糖内静脉推注;对反复或顽固性 VF 患者在初始用药剂量后,再增加 150mg 剂量静脉推注,随后按 1mg/min 的速度静脉滴注 6 小时,再减量至 0.5mg/min,每日最大剂量不超过 2g。e.利多卡因:对电除颤或肾上腺素无效的 VF 可给予大剂量的利多卡因(1.5mg/kg)冲击治疗,并依病情需要可重复使用;一般用药总剂量不超过 3mg/kg 或大于 200～300mg/h。f.如果除颤成功,为防止复发可给予利多卡因 1～2mg/min 或胺碘酮(剂量同上)持续静滴。g.若除颤不成功应注意查找原因,注意是否存在低氧血症、高碳酸血症以及电解质紊乱等,并应给予紧急纠正。h.在难以复律时可考虑使用镁盐 1～2g 静脉推注或普鲁卡因胺 30mg/min 静脉推注。

(5)房室传导阻滞(AVB)

①Ⅱ度Ⅱ型房室传导阻滞心电图特征:a.P-R 间期恒定(正常或延长)。b.部分 P 波后无 QRS 波群。

②Ⅲ度房室传导阻滞心电图特征:a.P 波与 QRS 波毫无相关性,各保持自身的节律。b.房率常高于室率。

③影响因素:主要是心室率较慢及房室顺序失调而影响血流动力学。

④治疗:Ⅱ度Ⅱ型 AVB 及Ⅲ度 AVB,多数都有器质性病变,伴有血流动力学障碍者术前建议安装心脏起搏器。

(6)心肌缺血。①心电图特征:水平、下垂型 ST 段压低 0.1mV,在非 Q 波导联 ST 段抬高 0.1mV;缓慢上斜型 ST 段压低 0.2mV。②处理原则:增加氧供,减少心肌氧耗,血流动力学稳定,纠正低血压;保持正常的内环境,维持接近正常的前后负荷,保证适度通气,避免缺氧和二氧化碳蓄积;合理用药,选用合适的麻醉方式,麻醉深度适当,术后充分镇静和镇痛。③治疗:可使用硝酸酯制剂扩张冠状动脉,降低阻力,增加血流量外,还可以扩张周围血管,减少静脉回心血量,降低心室容量、心腔内压、心排出量和血压,减低心脏前后负荷和心肌的需氧,从而缓解心绞痛。

(7)心肌梗死。①心电图特征:a.在 R 波向量本来就偏小的导联(V1、V2、V3),呈 QS 波。b.在原来呈负向波 Q 的导联,Q 波增宽(>0.04 秒)。c.R 波减小(Q/R≥1/4)。②治疗:a.加强血流动力学监测。b.避免缺氧和二氧化碳蓄积。c.充分镇静和镇痛,减低围术期的应激反应。d.维持正常的冠脉灌注,可用心肌正性药物增强心肌收缩力,提高血压,增加冠脉灌注。e.使用硝酸甘油和 β 受体阻滞药等药物,扩张冠脉和周围血管,减低心脏前后负荷,减少心脏做功,减低心肌氧耗。f.用机械辅助装置如 IABP 和 ECMO 来维持循环,为进一步治疗赢得时间。g.必要时可行紧急溶栓治疗或冠脉支架植入术和冠脉搭桥术。

三、循环功能监测

(一)心率和脉搏监测

心率监测是简单和创伤性最小的心脏功能监测方法。心电图是最常用的方法。心电图对心率的测定依赖于对 R 波的正确检测和 R-R 间期的测定。手术中应用电刀或其他可产生电噪声的设备可干扰 ECG 波形,影响心率的测定。起搏心律可影响 ECG 测定,当起搏尖波信号高时,监护仪可能错误地将其识别为 R 波用于心率计算。高的 T 波也可产生同样的干扰。

脉率的监测与心率相比,主要的区别在于电去极化和心脏收缩能否产生可触摸的动脉搏动。房颤患者由于 R-R 间期缩短影响心室充盈,搏出量降低,导致感觉不到动脉搏动,发生心率与脉率不等。电机械分离或无脉搏的心脏活动时,见于心脏压塞、极度低血容量等,虽然有心脏搏动但无法摸到外周动脉搏动。麻醉过程中脉率监测最常使用脉搏血氧饱和度监测仪。

(二)动脉血压

动脉血压可反映心脏收缩力、周围血管阻力和血容量的变化,是麻醉期间重要的基础监测项目。测量方法分无创性和有创性动脉血压测量。

1.无创性动脉血压测量(间接测压)

目前麻醉期间广泛使用自动化间断无创血压测量。麻醉期间测量间隔时间一般至少每5分钟一次,并根据病情调整。测量时须选择合适的袖套宽度(一般为上臂周径的1/2,小儿袖套宽度须覆盖上臂长度的2/3)。袖套过大可引起测量血压偏低,反之测量血压偏高。一般来讲,低血压(通常收缩压<80mmHg)反映麻醉过深、有效血容量不足或心功能受损等;高血压(通常收缩压>180mmHg)反映麻醉过浅、容量超负荷或高血压病等。低温、外周血管强烈收缩、血容量不足以及低血压时会影响测量结果。

2.有创动脉压测量(直接测压)

(1)适应证:适用于各类危重患者、心脏大血管手术及颅内手术患者、需反复测动脉血气的患者、严重低血压休克患者以及应用血管活性药物需连续测量血压的患者。

（2）穿刺置管途径：最常用的动脉穿刺部位为左侧桡动脉。以往桡动脉穿刺置管前须进行 Allen 试验，以了解尺动脉侧支循环情况。现临床很少用 Allen 试验，因为 Allen 试验在预测桡动脉置管后缺血并发症方面的价值受到质疑，通过荧光素染料注射法或体积描记图测定发现 Allen 试验结果与远端血流没有直接关系。如怀疑手部血流较差可用超声多普勒测定尺动脉血流速度。此外，腋、肱、尺、股、足背和颞浅动脉均可直接穿刺置管测压。

（3）置管技术：一般选择经皮动脉穿刺置管，特殊情况下也可直视穿刺置管。经皮穿刺置管常选用左侧桡动脉，成人用 20G 外套管针，患者左上肢外展，腕部垫高使腕背伸，消毒铺巾。穿刺者左手摸清动脉波动位置，右手持针，针体与皮肤成 30°～45°角，针尖抵达动脉可见针芯内有鲜红血液，将套管针放平减小其与皮肤夹角后，继续进针约 2mm，使外套管也进入动脉，此时一手固定针芯，另一手捻转推进外套管，在无阻力的情况下可将外套管置入动脉腔内。然后拔出针芯，外套管连接压力监测装置，多为压力换能器，进行动脉压力及波形监测分析。小儿、肥胖或穿刺困难者用超声引导穿刺置管。

（4）注意事项：①有创直接血压测压较无创测压高 5～20mmHg。②必须预先定标零点：将换能器接通大气，使压力基线定位于零点。③压力换能器应平齐于第 4 肋间腋中线心脏水平，低或高均可造成压力误差。④压力换能器和放大器的频率应为 0～100Hz，测压系统的谐频率和阻尼系数为 0.5～0.7。阻尼过高增加收缩压读数，同时使舒张压读数降低，而平均动脉压变化较小。仪器需定时检修和校对，确保测压准确性和可靠性。⑤测压径路需保持通畅，不能有任何气泡或凝血块。经常用肝素盐水冲洗，冲洗时压力曲线应垂直上下，提示径路畅通无阻。⑥测压装置的延长管不宜长于 100cm，直径应大于 0.3cm，质地需较硬，以防压力衰减，同时应固定好换能器和管道。⑦注意观察：一旦发现血栓形成和远端肢体缺血时，必须立即拔除测压导管。

（5）临床意义：动脉血压反映心脏后负荷、心肌氧耗、做功及脏器和周围组织血流灌注，是判断循环功能的重要指标。组织灌注除了取决于血压外，还与周围血管阻力有关。若周围血管收缩，阻力增高，虽血压不低，但组织血流灌注仍然不足。不宜单纯追求较高血压。

①正常值：随年龄、性别、精神状态、活动情况和体位姿势而变化。

②动脉血压组成成分：a.收缩压（SBP）：代表心肌收缩力和心输出量，主要特性是克服脏器临界关闭血压，以维持脏器血流供应。SBP＜90mmHg 为低血压；＜70mmHg 脏器血流减少；＜50mmHg 窦房结灌注减少，易发生心搏骤停。b.舒张压（DBP）：与冠状动脉血流有关，冠状动脉灌注压（CPP）＝DBP－PCWP。c.脉压：脉压＝SBP－DBP，正常值为 30～40mmHg，代表每搏量和血容量。d.平均动脉压（MAP）：是心动周期的平均血压，MAP＝DBP＋1/3（SBP－DBP）。

③有创血压监测的价值：a.提供正确、可靠和连续的动脉血压数据。b.可进行动脉压波形分析，粗略估计循环状态。c.便于抽取动脉血进行血气分析。

（6）创伤性测压的并发症

①血栓形成与动脉栓塞：血栓形成率为 20%～50%，手部缺血坏死率＜1%。其原因有：a.置管时间过长。b.导管过粗或质量差。c.穿刺技术不熟练或血肿形成。d.重症休克和低心输出量综合征。e.动脉栓塞发生率桡动脉为 17%，颞动脉和足背动脉发生率较低。防治方法：

a.用超声测定尺动脉血流。b.注意无菌操作。c.减少动脉损伤。d.经常用肝素稀释液冲洗。e.多发动脉病变患者,术前应关注病变血管的位置,选择无血管病变的肢体进行动脉压监测,包括无创和有创。避免选择病变侧血管进行动脉压测量,影响血压监测的准确性。f.发现末梢循环欠佳时,应停止测压,并拔除动脉导管,必要时可急诊手术取出血块等。现采用一次性压力换能器,带有动脉管路持续冲洗功能,安全性已大大提高。

②动脉空气栓塞:严防动脉空气栓塞,换能器和管道必须充满肝素盐水,排尽空气,应选用袋装盐水,外围用气袋加压冲洗装置。

③渗血、出血和血肿。

④局部或全身感染:严格无菌技术,置管时间最长1周,如需继续应更换测压部位。

近年来,动脉压的变异在动态反映容量反应性方面的意义逐渐得到越来越多的认识。收缩压变异性(SPV)和脉压变异性(PPV)以及其他相关测定可预测机械通气患者的心脏前负荷及患者对容量治疗的反应性。SPV及PPV作为动态反映指标更有临床参考价值。目前此类方法仅在机械通气患者中得到证实,在临床的应用还缺少确切的阈值和统一的技术标准。

(三)中心静脉压

将导管插入胸腔内大静脉所测得的压力,就是中心静脉压(CVP)。反映右心系统的静脉压或右心房平均压,正常5～10cmH_2O。表示心脏功能与血容量和血管张力之间的关系。

$$CVP = \frac{有效血容量}{心脏功能 + 血管容积}$$

1.临床意义

测定CVP对了解有效血容量和右心功能有十分重要意义。

(1)血容量不足:若动脉压、尿量及CVP都低(0～5cmH_2O),血容量不足。

(2)心功能不全:动脉压低、尿少而CVP高(>15cmH_2O)表示心功能不全,应考虑用强心药、心脏压塞、输血补液过荷或外周血管收缩等原因所致。如CVP上升,尿量减少,肺底出现湿啰音,说明循环过荷。必须终止或缓慢液体输入,并行利尿处理。分析CVP测定值必须结合临床所见,必须排除影响CVP的各种因素。

(3)右心房平均压:以CVP来代表。

临床用于休克、脱水、失血和血容量不足、心力衰竭、大量输血、CPR后维护循环功能等作为脱水和液体治疗的观察指标。

2.测定方法

CVP的测定较简单,不需要复杂仪器,仅需一个水压表。

(1)插管途径:有上腔静脉经颈内静脉(IJV)、颈外静脉(EJV)、锁骨下静脉3种。也可以选择下腔静脉经股静脉或大隐静脉插管。

(2)IJV插管:颈内静脉始于颅底,沿颈垂直下行,先向后然后向外侧,最后在颈总动脉的前外侧。患者仰卧,头低15°～30°,使静脉膨胀,并防止气栓。

(3)EJV插管:颈外静脉(EJV)浅表,容易看到,且较正直,易于穿刺。但EJV有锐角的弯曲,导管很难通过,需要用特制的能屈曲的J形导管。EJV有静脉瓣,一在锁骨上4cm处,一在进入锁骨下静脉部位,深插导管多较困难。但是,此法成功率达90%,较安全。患者仰卧,肩下垫薄枕,头侧向一边,使穿刺侧充分显露,头低 5°～10°,麻醉科医师站于患者头前。先用穿刺针或套管针(先用棱针挑开皮肤)穿入 EJV,拔去针芯,插入 J 形导丝,然后沿钢丝导入导管,成人深 15～17cm,小儿 5～10cm。

(4)锁骨下静脉插管:锁骨下静脉成人长 3～4cm。前面为锁骨的内侧缘,后面为前斜角肌,下面是第 1 肋骨宽阔的上表面,越过第 1 肋骨上表面向上呈弓形,然后向内、向下和轻度向前跨越前斜角肌与 IJV 汇合。进针途径有锁骨下法和锁骨上法。

(5)股静脉插管:在腹股沟韧带下方 2 横指处触到股动脉搏动点,在其内侧 0.5～1cm 处穿刺或静脉切开,置入导管。在技术上无困难,安全性好,但导管能否达到中心静脉部位难以判断;导管在血管内行程长,增加损伤和感染的机会。从股静脉插管,以右侧较易进入。

3.影响 CVP 测定的因素

(1)导管位置:导管位于右心房或近右心房的上、下腔静脉内测置准确,管端达不到上述位置的,测压不准;颈内或锁骨下静脉插管,深度易控制,基本保证管端在中心静脉,要比下肢静脉插管测得值可靠。

(2)标准零点的偏差:要控制在 ±1cm,否则将严重影响测值。以右心房水平线为理想标准零点。

(3)胸内压:患者屏气及麻醉等影响胸内压而改变 CVP 的测量数值。

(4)机械因素:如测压系统的通畅度,测压系统通畅,提供正确的 CVP 测压数值。CVP 导管要粗,防血凝块堵管,必要时每 500mL 液体内加肝素 3～5mg。

4.常见并发症防治

(1)气胸:锁骨下或颈内静脉穿刺过深或伤及胸膜,发生率锁骨下＞颈内＞锁骨上法。

(2)气栓:空气经穿刺针或导管进入血管,多发生在插入导管时或因患者采取头低位。故穿刺时患者头低位时可避免。

(3)纵隔血肿:误伤颈总动脉或撕破静脉。

(4)血(气、水)胸:误伤大血管的同时又刺破胸膜,血液进入胸腔则形成血胸或血气胸。导管误入胸腔、纵隔,并将液体注入,引起水胸或水纵隔。故要判断管端位置位于血管内。

(5)心脏压塞:用较硬的导管,尖端顶住心房或心室壁,每次心跳与导管摩擦损伤心壁,引起穿孔。一旦导管进入心包腔,即引起心包腔积液积血,当液量达 300～500mL 时,引起致命的心包填塞。发生后按心脏压塞抢救。

(6)导管断入:穿刺针内的导管不许回拨,勉强回拨,导管断入,断管随血流漂流,发生栓塞、败血症。抗感染无效时,需手术切开取出。

(7)感染:穿刺和置管本身增加了一个感染的途径,置管时间越久,可引起血栓性静脉炎。故导管留置期间要无菌护理,预防感染的发生和发展。

5.CVP 禁忌证

按穿刺部位的不同,CVP 的禁忌证如下。

(1)颈内或锁骨下或锁骨上静脉插管:严重胸部创伤,呼吸功能不全或衰竭;肺尖有肺大疱、肺气肿;严重高血压(收缩压＞180mmHg);凝血障碍;局部有感染、烧伤;外伤及气胸;患者不合作。

(2)股静脉插管:局部感染、烧灼伤;腹膜炎;腹压过高;下肢瘫痪;下腔静脉堵塞或损伤;股动脉无搏动;老年或有肺动脉梗死患者。

(四)肺动脉楔压

肺动脉楔压(PAWP),也称肺毛细血管楔压,是临床上进行血流动力学监测中最常用的,也是最重要的一项监测指标。测量方法通常是用Swan-Ganz气囊漂浮导管,从锁骨下静脉或颈内静脉或股静脉或肘静脉进入腔静脉,经右房、右室、肺动脉,至肺静脉末梢分支部位,并阻断其局部血流。此时导管头端所测得的压力,即为PAWP。同时可测CVP和PAP。

1.临床意义

Swan-Ganz导管的广泛应用,其临床意义如下。

(1)测定心功能:若无二尖瓣病变,PAWP与左房平均压或左室舒张终末压相接近,可以忽略不计,即PAWP=肺静脉压,即左房压。可间接了解左心功能;结合CVP的测定值,就能测出左右心功能情况。

(2)测定心排血量:通过热稀释法测出心排血量或抽取右房静脉血,由特制的电子计算机计算出心排血量。并从管端抽取混合静脉血进行氧代谢的监测和计算,是目前能提供较多生理参数及危重患者常用的循环监测方法。

(3)指导输液:计算出左心室做功,更利于及时控制输液量。失血性休克患者,如PCWP低,则提示应补充血容量;心源性休克的患者,如PCWP升高,则提示左心衰竭或肺水肿。

(4)适应证:适用于对血流动力学指标、肺脏和机体氧合功能的监测。对任何原因引起的血流动力学不稳定及氧合功能改变或引起这些改变的危险因素均可适用。包括:①急性心肌梗死伴休克;②原因不明的严重低血压;③多器官功能障碍;④肺动脉高压;⑤低心排综合征;⑥血流动力学不稳定须用强心药或IABP维持患者。

(5)肺动脉导管检查(PAC)绝对禁忌证:在PAC经过的通道上有严重解剖畸形,导管无法通过或导管本身即可加重原发疾病。如右心室流出道梗阻、肺动脉瓣或三尖瓣狭窄、肺动脉严重畸形等。下列情况慎用PAC:①严重心律失常;②细菌性心内膜炎或动脉内膜炎;③心脏束支传导阻滞,尤其是完全性左束支传导阻滞;④严重肺动脉高压;⑤严重出血倾向;⑥心脏及大血管内有附壁血栓;⑦疑有室壁瘤且不具备手术条件者;⑧近期植入起搏导管者。

2.测定步骤

选择锁骨下、颈内、肘或股静脉之一,进行穿刺或血管切开后插入其导管,测定步骤如下。

(1)穿刺:先用18号套管针经皮穿刺或切开插入入选静脉,退出针芯,留置套管。

(2)放入导丝:自套管放入导丝至静脉内,退出套管。

(3)扩张静脉:用小号血管扩张器,自导管穿入,使静脉扩张,退小号血管扩张器,改用大号血管扩张器,使扩张器(导管鞘)沿导丝进入静脉。

(4)再次扩张静脉:留大号扩张器在静脉内,退出导丝。

(5)置:自大号扩张器插入管腔内充满稀肝素液的Swan-Ganz导管入腔静脉。连接测压装置监测压力,推进导管,观察静脉压波形。

(6)保持导管通畅:肺动脉导管(PAC)插到右房(约 20cm),测量右房压(RAP),可充气 0.8~1.0mL 使导管气囊膨胀,推进导管,同时不断注入生理盐水使导管保持通畅。导管进入右室,气囊再注气 0.5mL,使气囊完全充气。此时,可记录到 SP 突然升高、DP 迅速降至零点的压力曲线(波形)。导管再推进即进入肺动脉,其 SP 高度与右心室相同,而 DP 高于右心室。

(7)PAWP:导管前进达到肺动脉分支,肺血管腔被气囊阻塞,肺血流受阻,肺动脉压力衰减,出现接近于肺动脉舒张压的小振幅波,即 PAWP。气囊排气,退管约 2cm,又呈现肺动脉压力波形。记录导管插入深度,并固定导管,局部覆盖敷料。

(8)PAP:交替地气囊充气和放气,即得到测定的 PAWP 和 PAP。气囊充气应缓慢,每次约 5 秒;每次气囊充气不超过 1~2 分钟,也不宜少于 2 次呼吸周期。

(9)调整导管位置:每次测压时,使导管端留置于合适位置,使 PAWP 在保持充气时才能测得。

(10)零点位置选择:传感器的零点位置,以右房水平为准(即腋中线)。

3.PAWP 监测值分析

将测得的结果结合临床进行分析。

(1)正常值:正常 PAP 15.4~30.7mmHg;舒张压 6.2~15.4mmHg;平均压 9.2~20.6mmHg;PAWP 5.1~12.3mmHg;右心室收缩压 15.4~25.6mmHg,舒张压 0~8.2mmHg;右心房平均压 0~7.2mmHg。

(2)左心功能欠佳:PAWP>20.6~24.6mmHg 时表明左心室功能欠佳,应限制液体治疗。

(3)肺水肿:PAWP 升高与肺水肿的发生有关,PAWP 18.4~20.6mmHg 肺开始充血;21.5~25.6mmHg 肺轻至中度充血;26.6~30.7mmHg 肺中至重度充血;>30.7mmHg 提示左心功能严重不全,出现肺水肿。临床和 X 线证实有肺水肿的人,PAWP 均>20.6~25.6mmHg。若 PAWP<8mmHg,伴心排血量降低,周围循环障碍,说明血容量不足。临床上多维持在 12~18mmHg 范围内。

(4)AMI:急性心肌梗死后出现低血压的患者,39% 伴 PAWP 降低。

(5)指导治疗:危重患者测定 PAWP 和心排血量,依据二者关系可以绘出左心室功能曲线。对采取正确的治疗有帮助,可减少盲目性。

4.并发症防治

Swan-Ganz 导管监测的严重并发症较多,要及时识别,正确处理。①心律失常:室性早搏多见,发生率 10%,严重的有室性心动过速、房颤和室颤,还有传导阻滞,一旦发生应紧急处理。②气囊破裂发生空气栓塞。③穿刺局部或全身感染。④肺动脉破裂和出血。⑤肺梗死。⑥导管打结等。

四、神经功能监测

(一)颅内压监测

有研究已证明,脑室内置管是最准确的监测颅内压的方法,同时能进行治疗性的脑积液引流。颅内压监测(ICP)是急性脑损伤治疗学上的重大进展。根据颅内压的演变,可使治疗的许多方面建立在一个合理的基础上,如同不测量血压就无法治疗高血压一样。

1.有创颅内压监测法

有创监测所用的监测设备根据测量方法分为两种类型。凡是将换能器置于脑外,用充满液体的管道传送脑脊液压力波到换能器的设备称为液压型传感器,液体及液体通路必须无菌,无组织刺激性,同时无漏液和气泡。还要防止误注药品或其他液体到颅内。主要用于侧脑室内置管测压、蛛网膜下隙置管测压、硬膜下测压;随着技术进步,应用气柱、光束、金属丝代替液体管道传送脑脊液压力波到换能器。随着换能器的微型化,还能将微换能器置于导管尖端测压。常用的有尖端应变计传感器和纤维光束传感器。当和脑室导管结合时,既可测压又可以引流脑脊液。方法是用一个4mm空心螺栓钻穿颅骨,将传感器导入颅内的相应位置。可用于侧脑室内测压、蛛网膜下隙测压、硬膜下测压、脑实质测压。与液压型传感器相比,这类传感器感染和出血的并发症较少;很少的伪迹和漂移;不用考虑气泡、血液、组织堵塞导管问题;当患者头的位置改变时,不需重新调整传感器的位置;波形好,准确性高。缺点是费用高,纤维光束导管可能破裂。一旦置入,纤维光束导管不能重新校正。

(1)颅骨钻孔侧脑室内置管测压:颅骨钻孔侧脑室内置管,通过与脑外压力换能器连接持续测压,被认为是最标准的方法。此法简便、可靠,可以间断释放脑脊液以降低颅压和经导管取脑脊液样品及注药,具有诊断和治疗价值。缺点是属有创伤性监测,有感染的危险;置管时间一般不超过1周;在脑室移位或压迫时,置管比较困难。气泡、血液、组织可能堵塞导管。为保证读数的准确,当患者头的位置改变时,需重新调整传感器的位置。

(2)蛛网膜下隙置管测压:颅骨钻孔,穿透硬膜和蛛网膜,使脑脊液充满中空螺栓,再和测压管相连,测颅内压。优点是不穿脑,与侧脑室无关,避开静脉窦,测压点多,可取脑脊液样品。缺点是有感染危险;可被肿胀的脑组织或血液堵塞,干扰多,需经常平衡和校正,应用少。

(3)硬膜下测压:硬膜下置放特制的中空螺栓可测定脑表面液压。颅骨钻孔,打开硬脑膜,拧入中空螺栓至蛛网膜表面,螺栓内注入液体,然后外接压力传感器。此法测压准确,但硬脑膜开放,增加了感染的机会,现已很少应用。目前应用的是一些新的导管技术。

(4)硬膜外测压:目前比较常用的方法是将压力传感器直接置于硬膜与颅骨之间,在硬脑膜外连续测定颅内压。压力传感器只有纽扣大小,经颅骨钻孔后,水平置入约2cm即可。硬膜外传感器法保留了硬脑膜的完整性,颅内感染的危险性较颅骨钻孔侧脑室内置管测压和蛛网膜下隙置管测压小。但是基线易漂移,硬膜外法显示出的颅内压较脑脊液压力略高,相差0.27~0.4kPa。近年传感器已发展为纤维光束传感器,其置入部分为含探测镜的微型气囊,根据颅内压力变化造成镜面反光强度的改变来测定颅压。尽管技术进步,硬膜外监测颅内压的准确性和可靠性值得怀疑。

(5)腰穿蛛网膜下隙置管:目前已很少应用,只是在一定特定情况下如脑积水和良性颅内高压的患者分析脑脊液循环动力学时应用。

(6)脑实质置管测压:目前,尖端应变计传感器和纤维光束传感器被应用于脑实质置管测压,作为脑室置管困难时一种替代方法。通常来说,只有当脑脊液无障碍地在各个腔之间流动时,颅内压在各处分布才可能均衡。当脑肿胀时,脑脊液流动受限甚至停止,颅内压不是均衡分布。这时脑实质置管所测压力可能是区域压力而不是真正的颅内压。长期测压,基线易漂移。

2.无创监测法

(1)囟门面积传感器:对一岁以内的婴儿可通过囟门这一特定条件来进行无创伤性颅内压评估。囟门面积传感器的优点是简便,可以准确反映呼吸和循环的变化。不过,这种方法不很精确,而且在囟门外置传感器也存在一定问题。虽然可以观察颅内压的变化,但绝对值不可靠,囟门的大小也使这一技术受到限制。

(2)视觉诱发电位(VEP):VEP与颅内压的关系近年受到重视。现已证实颅内压的改变会影响 VEP。例如脑积水的儿童 VEP 的潜伏期较正常儿童明显延长,从脑室引流 4mL 脑脊液,可使潜伏期缩短。而行分流术减压后,VEP 的潜伏期恢复正常。进一步研究表明脑水肿患者 VEP 的 N′波潜伏期与用硬膜外纤维光束传感器测定的颅内压力水平呈线性相关($r = 0.90$)。VEP 的 N,波成分起源于原始视皮质,属皮质电位活动,因此它的潜伏期对可逆的皮质损伤,如缺血或来自蛛网膜下隙压力增高的压迫是十分敏感的。通过测定 VEP 的潜伏期可以计算出颅内压的实际水平。美国 AXON Systems Sentinel-4 神经系统监护仪已配有此种软件,根据 VEP 参数计算显示颅内压。为无创伤监测颅内压提供了重要手段。

(3)经颅多普勒超声技术(TCD):TCD 并不能定量地反映颅内压数值,但是连续监测可以动态地反映颅内压增高的变化。研究表明,大脑中动脉的血流速度与颅内压呈反比关系。颅内压增高,脑血流量下降,大脑中动脉的血流速度减慢。血流速度的波动与颅内压的变化呈平行关系。颅内压增高时,TCD 频谱的收缩峰血流速度(Vsys)、舒张末期血流速度(Vdia)和平均血流速度(Vmean)均降低,以 Vdia 降低最明显;搏动指数(PI)和阻力指数(RI)明显升高,频谱形态也有一定特异性。颅内压轻度增高,Vdia 减低,收缩与舒张期间的切迹更加明显,收缩峰尖锐。颅内压接近舒张压时,舒张期开始部分和舒张期末频谱消失。颅内压与舒张期血压基本相同时,舒张期血流消失,仅留一个尖锐的收缩峰。因此,TCD 除可动态监测颅内压增高的变化外,也能间接地评估颅内压增高的程度。

如同用临床体征来判断一样,脑干受压往往到晚期体征才较明显。颅内压监测也有局限性,仅仅在脑代谢变化构成脑肿胀时,颅内压才会产生有意义的变化。颅内压在计算脑灌注压上有很大价值,但并不能精确反映局部脑血流和脑功能。在非心脏停搏性的脑缺氧损伤,颅内压往往是正常的。神经外科手术后安置颅内压力传感器是很方便的,但用于麻醉监测和麻醉药物的观察,就需在麻醉诱导前清醒状态下置入传感器,应用受限。

(二)脑电图

脑电图(EEG)监测已有 50 多年历史,其反映的是大脑皮层灰质兴奋性和移植性突触后电位的综合,其许多表现能反映正常或处在临床病理状态下的大脑皮层状态。脑电图能够精确地鉴别清醒、不清醒、癫痫活动、睡眠状态和昏迷状态。

1.正常脑电图的基本要素

(1)频率:频率是指单位时间内的周波数(Hz)。人类 EEG 的频率一般在 0.5～30Hz,决定频率的主要因素有:①神经元回路的物理特性:回路的长短及神经纤维的粗细以及神经冲动经过突触的数目;②神经元的不应期,约 100ms;③神经元物质代谢速度,突触后电位是在物质代谢过程中形成的。代谢越慢则有长周期慢波;④大脑皮质神经元同步化和去同步化的程度。

①α波和 α 节律:a.α 波指频率为 8～12Hz 范围内的电活动,而重复节律性地出现 α 活动

称为 α 节律。α 波是正常成人安静闭眼时主要的脑电活动,以顶枕部最为明显,其次为顶、额部,最低在颞部。b.睁眼时,α 活动可部分或完全消失而呈现快波。这一现象称为"α 波阻断"。再次闭眼,则 α 波又重现。因此一般认为 α 波是皮质处在安静状态时的主要脑电活动表现,虽然两半球间可存在轻度的 α 节律的不对称性,但超过 1Hz 常被认为是异常。

②β 波和 β 节律:a.β 波是频率为 13～30Hz 范围内的电活动。正常成人脑电图可见到 β 波。主要见于中央区及其前部,以额部最明显。b.当正常人从安静闭眼状态下被唤醒时,出现大于 13Hz 而波幅低于 30μV 的 β 活动。c.θ 和 δ 活动:属脑皮质的慢波。一般将 δ 和 θ 波称为慢波,而 β 波称为快波。脑电活动在 4～7Hz 范围内为 θ 波,常见于瞌睡和浅睡眠状态下,主要见于颞部,若为暴发性或连续性出现则为异常。δ 波的频率低于 4Hz,是麻醉和深睡眠状态下最明显的电活动。

(2)波幅(振幅)

①波幅指从波顶到波底的垂直高度,即电位差的大小(电压,μV)。代表脑电活动的大小和强度。通常以＜25μV 为低波幅,25～75μV 为中波幅,＞75μV 为高波幅,＞150μV 为极高波幅。

②影响波幅的因素:a.皮质神经元同步化和去同步化程度。b.皮质神经元数量和大小。c.神经元排列的一致性。d.记录电极和皮质的间距。e.神经元兴奋性。

(3)波形:波形指在一个波的周期内电位差的变动形式,由波的周期、波幅、时相等诸多要素所决定,它们之间的不同组合构成了不同的波形。如正弦样波、棘波、尖波、三相波、λ 波、棘-慢复合波、K-综合波、手套型波等。

(4)位相:①为时间与波辐之间的相对关系,表示每个波长在整个周期里的位置,为同一部位在同一导联中所导出的波形,于前后不同时间里的波的位置或两个不同部位在同一时间里所导出的脑波的位置关系。以基线为准,波顶在基线以上称为负相(或阴性),波顶在基线以下称为正相(或阳性)。②正常 EEG 两半球对应部的位相是相同的,但从额到枕可以有 90°的位相差,亦即相差半个波。由于 EEG 是在同一时间内描记各大脑区域电活动的信号,位相相同者为同步,若每个导联的脑波的波峰都落在同一条垂直线上,又称之为同时相。位相不相同者为不同步,若两个导联的电波的差别在 180°(位相差为 180°),称为位相倒置或时相倒置。

2.脑电活动与脑代谢、脑血流之间的关系

脑电活动与脑血流和脑代谢之间关系密切。脑仅占体重的 2%～3%,却要消耗身体休息时总氧耗的 20%。正常清醒人,脑氧代谢率的 60%用于供应脑电生理活动。

皮质氧消耗与 EEG 活动存在相关性。EEG 快波占优势时,皮质具有高的氧代谢率,而当慢波占优势时,脑氧耗较低。脑循环停止后约 10 秒,缺氧导致意识丧失(脑功能障碍),几乎同时 EEG 活动也消失(等电位)。低氧时 EEG 的改变,开始可产生短暂的 EEG 快波,这是由于刺激外周化学感受器兴奋网状激活系统。随后出现慢波活动,最后脑电活动静止。

3.麻醉药的脑电活动特点

(1)巴比妥类、丙泊酚和依托咪酯静脉麻醉药:巴比妥类、丙泊酚和依托咪酯对脑电图模式的影响都类似。①最初是激活,然后是剂量相关的抑制。②患者意识消失后,可见到特征性、前脑纺锤形脑电波,随着药物剂量增加,又被 1～3Hz 的多形态的脑电活动代替。③进一步加大剂量,可导致抑制期延长,更大剂量出现暴发性抑制,在很高剂量时脑电图波形消失。

(2)芬太尼:阿片类药产生剂量相关的脑电频率降低和幅度升高。阿片类药物不会导致脑电图完全性抑制。①小剂量($2\mu g/kg$)的芬太尼产生慢 α 波伴有 θ 活动。②给予大剂量或超剂量的阿片类药物,人会出现癫痫样活动,如心脏手术患者给予大剂量的芬太尼麻醉时($30\sim 70\mu g/kg$),$40\sim 60$ 秒,α 节律变慢;$60\sim 150$ 秒可见弥散性 θ 波,并紧接出现 δ 波。③超过 $50\mu g/kg$ 的剂量,EEG 不再进一步抑制。

(3)氯胺酮:氯胺酮不会使脑电图活动消失,在所有剂量下脑电图的活动可能没有规律,变异很大。①氯胺酮麻醉的特征是前脑区域占优势有节律的高幅度 θ 波活动。②加大剂量会产生间歇的、多形态的 δ 波活动,幅度很高,其中散布低幅度的 β 波活动。

(4)氧化亚氮(N_2O):①单独使用 N_2O 使枕部优势 α 波的幅度和频率降低。随着镇痛起效和意识消失,常可见到前脑区域快速振荡活动($>30Hz$)。②$50\%$ N_2O 可使患者失去意识并产生 α 节律的消失,EEG 表现为快波活动伴随 θ 波的出现,θ 波往往在颞区占优势。③吸入浓度达 80% 时,出现高波幅的慢波($4\sim 6Hz$)活动。

(5)氟烷:①EEG 对氟烷最初的反应是相对同步的 β 或高 α 活动,这见于整个兴奋期和意识消失时。②当吸入浓度$>1MAC$ 时,EEG 活动逐渐变慢。③吸入浓度大于 4MAC 时产生暴发性抑制和电活动静止。

(6)异氟烷:①亚麻醉浓度的异氟烷产生额部为主的 $15\sim 30Hz$ 脑电活动。②意识消失时快波活动中夹杂一些 $2\sim 4Hz$ 的慢波。③大约 1MAC 时出现以 $4\sim 8Hz$ 波为主的活动。④1.5MAC时减慢至 $1\sim 4Hz$ 波为主并伴随脑电活动的抑制,偶尔可见到孤立的棘波。⑤$2\sim 2.5MAC$ 时脑电活动静止。1.5MAC 的异氟烷加 60% N_2O 可出现暴发性抑制。

(7)安氟醚:安氟醚产生显著的癫痫样脑电活动,可能是消除了脑干在边缘系统和新皮质连接上的抑制作用,从而对较高结构产生直接刺激。①安氟醚在亚麻醉浓度和1MAC 时产生与异氟烷类似的 EEG 变化,但可见到少数慢波。②大约 1.5MAC 时出现棘波和棘波群,随后出现暴发性抑制和突出于抑制波间的高电压棘波活动。③$2\sim 3MAC$ 的深麻醉时,EEG 由间断夹着二或三组 $400\sim 800\mu V$ 棘波的等电位组成。

(8)七氟醚:①七氟醚和异氟烷在等 MAC 浓度,脑电图变化是类似的。②无癫痫病史的患者使用七氟醚也会出现脑电图癫痫样活动。

4.脑电监测方法

(1)定量脑电图(qEEG):EEG 的定量化分析目前主要包括频域分析、时域分析和双谱分析。频域分析是以功率谱分析为主,包含了频谱分析、振幅积分分析和周期分析。时域分析主要是直接提取波形特征,瞬态波形识别。双谱分析包含了信号的位相信息以及频域中各种成分的相关信息。在分析测定 EEG 的频率和振幅的基础上,双谱分析还同时包括 EEG 的位相和谐波在内的非线性成分,真正包含了信号的全部信息。

(2)qEEG 的计算机分析方法脑电地形图

①是脑电图的一种定量数字化新发展,它应用图形技术来表达大脑的电生理信息,代替了脑电图的曲线图,它能直观而醒目地利用彩色平面图形和左右侧位图形等三维或多维形式来反映大脑的神经活动,显示脑部器质性和功能性变化,使功能性变化和形态性变化有机地结合

起来,对病变的部位、范围及程度能较好地显示,在病变未形成病灶或体积不够大而 CT 和 MRI 未能显影时,只要有功能变化,脑电地形图即可显示异常,故对大脑病变可起到超前诊断的作用,并可观察器质性病变对其周围正常脑组织功能的影响等,是一种目前最理想的神经电生理学的成像技术。

②脑电功率谱:关键在于把时域信号转化成频域信息,即把幅度随时间变化的脑电波变换为脑电功率随频率变化的谱图。就其物理定义而言,功率谱乃是 EEG 每一频率成分的功率分布的反映。可以直观地观察到脑电节律 δ、θ、α、β 的分布与变化情况。功率谱分析在 EEG 中是基本的分析内容,是各种频域分析的基础。

③双谱分析:双谱分析在功率谱的基础上又加上脑电相关函数谱的分析,既测定 EEG 的线性成分(频率和功率),又分析 EEG 成分波之间的非线性关系(位相和谐波)。通过分析各频率中高阶谐波的相互关系,进行 EEG 信号频率间位相耦合的定量测定。

双谱的变量是通过多变量数学回归方程计算产生的双频谱指数(BIS)一个单一变量的概率函数。范围从 0～100,指数由小到大,表达相应的深度镇静水平和大脑清醒程度。

(3)qEEG 监测的特点:①简便、无创伤地床旁连续性监测。②直观、量化地反映脑功能状态。③能在可逆阶段检测出中枢神经系统的异常和功能障碍,多数情况下早于临床体征的出现。④不受患者意识障碍与麻醉状态的影响。⑤预测中枢神经系统的功能改变和转归,特别是昏迷患者。

5.围术期脑电图监测的应用和意义

(1)EEG 与脑代谢紧密相连:在脑组织 ATP 水平下降及细胞膜功能衰竭之前,EEG 就表现出明显的异常。如脑缺氧时早期最容易察觉的组织变化是糖酵解速度加快或乳酸含量增加。EEG 开始出现异常与组织乳酸含量升高相关,而此时 ATP 浓度尚保持正常。异常 EEG 的改善也与乳酸含量正常化相关。

(2)EEG 对脑缺血(氧)十分敏感:EEG 反映脑氧供需之间的平衡。①在脑氧耗受到影响之前,脑可以耐受一定程度(大约 50%)的脑血流减少。②当脑皮质的氧供减少到一定阈值时,即脑血流降至 20～25mL/(100g · min)时,EEG 活动开始变慢。③随着脑缺血的加重,EEG 波幅减小,在脑皮质发生不可逆损害之前,EEG 已变成等电位。这说明在 EEG 出现缺血性异常之后,尚存脑损伤的治疗时机。

(3)EEG 与脑在头皮的局部定位相关:国际 10/20 系统电极安置法使头皮电极与脑的解剖分布之间建立了相应的关系。因此从头皮检测到的异常 EEG 具有病灶定位意义。①脑肿瘤、脑梗死的定位。②检测新出现的局部脑损伤区(栓塞、出血、血肿等),EEG 变化与急性梗死区域大小和梗死的严重性相关。③观察由于治疗、代谢或感染等所致的局部脑血流、脑功能的改变。

(4)EEG 是监测大脑癫痫放电的最好方法,无抽搐样发作性癫痫在急性脑梗死、颅内血肿、顽固性癫痫、脑外伤、颅内感染、脑肿瘤和代谢性昏迷患者中具有很高的发病率,而且预后差。用动态 EEG 对无抽搐样发作性癫痫进行诊断具有无可比拟的优越性,可以及时发现病情变化及时处理。

(三)脑血流

1.脑血流与脑血流量监测

(1)脑血流生理基础

①脑血流量:a.CBF 为 750~1000mL/min,占心排出量的 12%~15%。b.CBF 的分布并不均匀,平均为 55mL/(100g·min)。灰质的血流量较白质高。在静止状态下,脑灰质的血流量为 76±10mL/(100g·min),而白质仅为 20±4mL/(100g·min)。灰质中又以大脑皮质的血流量最高,平均约 80mL/(100g·min)。而脑皮质的血流量又以中央区或中央前后回最高,为 138±12mL/(100g·min)。

②脑缺血时脑血流量的阈值:临界 CBF 的概念是以丧失脑电和代谢功能为界。a.脑电活动衰竭的 CBF 阈值一般认为是在 16~17mL/(100g·min)。CBF 大于 24mL/(100g·min)时,人脑无 EEG 缺血表现。b.脑水肿形成的 CBF 阈值在 20mL/(100g·min)。

③脑血流的调节:脑血流(CBF)主要取决于脑灌注压(CPP)和脑血管阻力(CVR),其关系公式如下:

$$CBF=CPP/CVR$$
$$CPP=平均动脉压-平均颅内压$$

脑灌注压增高超过正常 30%~40%或降低 30%~50%,CBF 可保持不变。也就是说平均动脉压在8~20kPa(60~150mmHg)范围内 CBF 依靠其自身的自动调节机制而维持稳定。超过此范围,CBF 将被动地随脑灌注压而变化。

(2)脑血流的测定方法

①热扩散脑血流量监测

a.基于热量在组织中的扩散率主要取决于组织的热传导特性和该区域血流量的原理,设计了热扩散检测脑血流的方法。因为组织的热传导特性是不变的,因此热扩散的变化能够反映血流量的变化,并且能有 CBF 的常规单位 mL/(100g·min)定量表示。

b.探针由一个薄壁导管两侧分别加上 1 个电热调节器组成,两个电热调节器之间的间距为 5mm。将点击定位于皮质。近端或负极电热调节器主要测量大脑温度,而远端或正极电热调节器设定的温度要比近端电热调节器测得温度高 2℃。这一维持 2℃温差所需的能量与脑血流量直接相关。

c.该技术的灵敏性在高碳酸血症、过度换气和心搏骤停的绵羊模型中得到很好的证实,可以测定大范围的脑血流值。但临床实际过程中,探针位置有时会移动,需要定期进行校准。为避免电极过热引起的脑损伤,因此将电热调节器测量大脑温度达到 39.1℃,就自动停止工作。因为发热在脑部疾病中常见,因此该技术不能在发热条件下工作将大大限制其临床应用。

②脑组织氧分压监测:脑组氧分压监测最早由 Clark 提出,其原理是利用一种对氧分子敏感的点击来测定局部脑组织的氧分压。氧分子通过可穿透性膜扩散至电解质溶液中,产生的电流和氧分压呈正相关关系。目前可用的电极能长时间持续稳定地记录信号。此种氧分压电极也放置在大脑皮层下白质。

③阻抗法:阻抗血流图用来测量 CBF 是根据组织内的血液对电的阻抗最小,血供多少可增加或减少组织阻抗。但是阻抗血流图主要反映的是脑血容量的变化,只能在较少程度上反

映血流率,不能定量估价 CBF。

④核素清除法

a.静脉内注射或吸入核素^{133}Xe,通过头部闪烁探测器测定放射性示踪剂从组织中的清除率,得出时间-放射性强度变化曲线,即清除曲线。^{133}Xe 的清除直接取决于 CBF,可根据曲线计算求出 CBF。根据探测器的数目,这种方法能提供 4cm 的空间分辨率,对于正常脑组织,可以根据血管早期流出的放射性强度推算出不同深度的血流变化,其往往代表大脑皮层灰质的高灌注区域,而血管后期流出的放射性则来源于深层皮质的低灌注区。需要同时测定呼出气 ^{133}Xe 曲线,因此用于肺部疾患患者会产生误差。

b.由于探测系统的固定所限,上述方法只能得到两个象限(即平面的)局部脑血流的分布图形。采用先进的单光子发射计算机断层扫描(SPECT,简称 ECT),利用电子计算机辅助的旋转型探测系统,可以测得许多断层图像上的 rCBF。

c.这种方法的缺点是患者要暴露于放射性元素下,且还需要一些很笨重的探测器设备,所以有可能会干扰一些颅内手术进行。只能测定某个时间段内脑血流量而不能连续监测。

⑤颈静脉球氧饱和度:a.通过检测流出脏器的混合静脉血的氧饱和度能推算出脏器的摄氧量。就大脑而言,测定颈静脉球氧饱和度能够推测大脑氧摄取度,推算脑部氧供需之间的变化。b.为了监测颈静脉球静脉血氧饱和度,将纤维光学导管逆行放置在颈内静脉球部。纤维光学束能够发射近红外光源,然后记录反射回导管的光源,这种技术成为"反射式血氧计测量法"。该技术关键是将纤维光学导管放置在颈静脉球体顶端,这样才能最大限度地降低颅外静脉血混合。大脑局灶部位发生的血液灌注不足可能不会使颈静脉球血氧饱和度低至正常范围的 55%～75%。因为颈静脉球血氧饱和度代表整个大脑氧供需之间的平衡。

⑥经颅多普勒法。

⑦激光多普勒法。

2.经颅多普勒超声技术

经颅多普勒超声(TCD)是将脉冲多普勒技术与低发射频率相结合,从而使超声波能够穿透颅骨较薄的部位进入颅内,进行颅内动脉血流参数测定。其特点是可以无创伤、连续、动态地监测脑血流动力学,为临床监测脑血流提供了简便易行的方法。TCD 通过颞窗可连续监测大脑中动脉、大脑前动脉、前交通动脉以及大脑后动脉和后交通动脉等血流变化。还能经枕骨大孔、眼睑闭合处和靠近下颌角的位置进行基底动脉、眼动脉和颈内动脉的超声检测。TCD 一个重要局限性来源于大部分检测需要通过颞骨完成,有 10%～20% 的患者可能会因为颞骨的厚度影响完全扫描。

(1)TCD 脑血流速与脑血流量的关系:TCD 所测得脑血流速(常用 Vmean)能反映 CBF 变化的许多生理特性,如反映 CBF 的局部变化、CBF 的自动调节及 CBF 对 CO_2 的反应性等。

①Vmean 与局部脑血流量:TCD 通过测定每一条脑动脉的变化来观察局部脑灌注情况。Vmean 不代表平均流量,它是峰血流速度的平均值,即频谱外层曲线或血管中心的最大血流速度的均值。

②Vmean 与脑血流自动调节:a.脑血流自动调节能力保证平均动脉压(MAP)在一个很大范围内变动(8～20kPa)而 CBF 保持不变。此自动调节机制在一定程度上也可在 Vmean 上反

映出来。当 MAP 下降不低于 11kPa(83mmHg)时,Vmean 可保持不变。Vmean 随 MAP 的降低而下降是发生在 CBF 受到影响之前。一旦出现先兆晕厥,Vmean 已降低 50%,此时 CBF 将<20mL/(100g·min),EEG 出现病理性改变提示脑缺血。b.颈动脉内膜切除术后,由于突然解除颈动脉的严重狭窄,可导致脑自动调节丧失。CBF 测定和 TCD 都证实脑灌注过度。CBF 自动调节能力的重建要 1~2 周以后。

③Vmean 与脑血流的 CO_2 反应性:a.CO_2 是强力的脑血管床扩张剂,但对直径>1mm 的脑血管相对无反应。$PaCO_2$ 从 2.6kPa~8kPa,CBF 的反应基本是线性的。b.运动试验时,$PaCO_2$ 不变,大脑中动脉和前动脉 Vmean 的升高是稳定的,过度通气 $PaCO_2$ 下降时,Vmean 将减少。c.颈动脉严重狭窄侧支循环不好的患者,Vmean 对 CO_2 的反应性显著降低,甚至同侧 Vmean 可成为负反应;侧支循环满意的患者,保留对称的 CO_2 反应性。

(2)TCD 脑血流监测在围术期的应用

①颈动脉内膜切除术:a.TCD 监测除术前有助于病变的定位诊断,确定狭窄的程度、范围和侧支循环状况外,主要监测术中暂时阻断颈动脉时脑缺血的危险。TCD 对 CBF 已受限的患者仍能准确监测脑灌注状态。b.颈动脉阻断时,大脑中动脉的 Vmean 与 EEG 变化、颈内动脉(阻断后)远端血压和 CBF 之间存在相关性。大脑中动脉 Vmean 低于为 30cm/s 意味着 CBF<20mL/(100g·min),预示患者将发生脑缺血改变。c.颈动脉内膜切除术后,患者出现术侧的头痛,同侧大脑中动脉的 Vmean 与 MAP 呈平行变化(压力依赖型)。这是由于长期脑低灌注的突然解除,脑自动调节丧失;TCD 监测证实脑过度灌注,此状况要持续 2 周。

②体外循环:体外循环期间 TCD 连续监测大脑中动脉的价值在于:a.及时发现由于流量、灌注压力、温度等因素改变所致的 CBF 和脑灌注的改变,采取措施防止术中脑低灌注的情况发生,避免脑缺血损害。b.监测出通过血管的微气栓或栓子。c.监测主动脉内球囊反搏时患者的脑动脉血流,判断反搏增加脑血流的效果。

③脑血管病外科:a.TCD 可无创伤性诊断脑血管狭窄和栓塞、脑血管畸形、大的动脉瘤、脑血管痉挛等。b.术前判断患者 Willis 环侧支循环情况,脑血管舒缩反应贮备能力,提供影像学检查所不能得到的脑血流动力学资料。c.术中控制性降压时的 CBF 监测和 CBF 自动调节功能的监测。d.介入栓塞治疗脑动静脉畸形和动脉瘤。利于引导管的进入途径,提供栓塞后动脉供血和侧支循环情况,连续监测有无脑血管痉挛发生。

④麻醉药对 CBF 的影响:麻醉药通过直接或间接对脑血管的影响改变 CBF,TCD 无创伤连续监测技术为临床研究麻醉药对 CBF 的影响提供了重要手段。

⑤心肺复苏与颅内循环停止(脑死亡):心肺复苏时满意的心脑血流是复苏成功的重要因素。TCD 技术为连续监测和研究心肺脑复苏期间的 CBF、脑灌注和脑血流动力学提供了一个重要的手段。

3.激光多普勒脑血流监测(LDF)

(1)LDF 的测量原理:LDF 的测量原理基于 Doppler 效应。LDF 采用红外线激光二极管发射单色的内聚激光,波长常为 780nm 左右,对生物组织的影响极低,不会产生损害。LDF 激光通过光导纤维照射被检组织表面,同时可收集被照射组织的散射光,传递至光敏探测器。

所收集的散射光由两部分组成:激光照射静止组织时产生的散射光(参考光)其频率无改

变;激光照射到运动的组织(如红细胞)时发生多普勒效应(频移)产生的散射光(移动光),其频率发生改变。光敏探测器再将光学信号转变为电信号,经微处理器对此电信号进行分析即可反映被检测组织血流量的变化。LDF通过记录激光照射下血细胞因运动而产生的散射光的频移,从而推算被检测组织的血流量。

探头所吸收的光子绝大部分来源于红细胞的反射,由于激光光束在组织中的穿透力约为1mm,其散射的体积约在$1mm^3$,故LDF可反映微循环中流动红细胞在一定容积内的浓度(CMBC)及血流流速,从而得出单位容积中的脑血流量(PU)。因此,LDF测量主要反映单位时间内局部皮质脑血流的变化。

(2)激光多普勒脑血流监测的优缺点

①优点:a.无创伤性持续监测脑微循环血流量。b.监测较大范围内的血流动力学变化。c.瞬时测量时间为0.1秒,可以迅速反馈血流变化,符合多部位重复测量的需要。d.适用于床边监护,神经外科术中监测及动物实验的皮质脑血流监测。e.常用于监测脑血管自动调节功能及脑血管对CO_2浓度变化的反应性。

②缺点:a.不能反映血流量的绝对值大小,多用百分率表示血流量的相对变化情况。b.LDF发射的激光不能穿透颅骨,测量时需暴露脑组织。c.只能测量激光照射范围内的血流量变化,无法反映脑组织局部病理性改变。d.对探头移动很敏感,测量时需相对固定探头。e.受可见血管影响,测量时应避开大血管。

第二章　麻醉药理

第一节　吸入麻醉药

一、概述

吸入麻醉药应用方便,能通过临床征象和呼气末浓度监测判断其效应,因而广泛用于全身麻醉。

(一)理化性质

吸入麻醉药的理化性质决定其麻醉强度、给药方法、摄取速率、分布与排除,因此也关系到全麻工具、给药方法、诱导和苏醒的快慢、全麻深度的调节以及患者和手术室工作人员的安全等。根据吸入麻醉药在常温常压下是挥发性液体还是气体,分别称之为挥发性吸入麻醉药和气体吸入麻醉药。气体麻醉药通常以液态贮存于高压钢瓶内,挥发性麻醉药在室温时易挥发成蒸气。例如 N_2O 的沸点为 $-88℃$,室温下为气体,必须加压贮于钢瓶备用。

分配系数是指分压相等,即达到动态平衡时,麻醉药在两相中浓度的比值,血气分配系数是吸入麻醉药的一个重要性质,血气分配系数大,药物在血中的溶解度大,诱导慢,停药后苏醒期变长;血气分配系数小,则诱导、苏醒均较迅速。

常用吸入麻醉药的理化性质见表 2-1-1。

表 2-1-1　常用吸入麻醉药的理化性质

	氟烷	恩氟烷	七氟烷	异氟烷	地氟烷	氧化亚氮
分子量	197.4	184.5	200	184.5	168	44
沸点(℃)	50.2	56.5	59	48.5	23.5	−88
蒸汽压(20℃)(mmHg)	241	175	157	240	670	39000
油/气分配系数	224	98.5	53.9	94	19	1.4
血/气分配系数	2.5	1.8	0.69	1.46	0.42	0.46
脂肪/血分配系数	51.1	36	48	45	27.2	2.3
肌肉/血分配系数	3.4	1.7	3.1	2.9	2.0	1.2
MAC(30～60 岁)(37℃,760mmHg)(%)	0.75	1.68	1.8	1.17	6.6	105
MAC 复合 60%～70%氧化亚氮(%)	0.29	0.57	0.66	0.56	2.38	

续表

	氟烷	恩氟烷	七氟烷	异氟烷	地氟烷	氧化亚氮
在潮湿 CO_2 吸收剂中的稳定性	不稳定	稳定	不稳定	稳定	稳定	
体内代谢程度(%)	20	2~8	1~5	0.2	0.1	0.004

(二)溶解度

在一定温度和压强下,气体在一定量溶剂中溶解的最高量称为气体的溶解度。常用定温下 1 体积溶剂中所溶解的最多体积数来表示。气体的溶解度除了与气体本性、溶剂性质有关外,还与温度、压强有关。

1.麻醉药在体内不同组织的溶解度是麻醉药的重要物理特性。

2.分配系数是麻醉药分压在两相中达到平衡时的麻醉药浓度比,血/气、脑/血、肌肉/血和油/血分配系数是决定吸入麻醉药摄取、分布和排除的重要因素。

3.影响吸入麻醉药溶解度的因素

(1)麻醉药本身的影响。

(2)溶剂的影响:麻醉药溶解度由小到大排列顺序是水、血液、脂肪。麻醉药在血液中溶解得越多,其分压升高就越慢,也就是说气体的溶解度越大,麻醉起效越慢。血/气分配系数也因年龄的不同而变化。

(3)温度的影响:温度越高,溶解度越低。麻醉气体在水和油介质中的温度系数与麻醉药的溶解性有关,即麻醉药越易溶解,负性温度系数就越大。也就是说,油/气分配系数随着温度下降而增加。

吸入麻醉药的药代动力学受溶解度的影响很大。麻醉诱导与苏醒的速度多与含水组织的溶解度有关,如与血/气分配系数成正比;而油/气分配系数多与麻醉药的强度成正比。

(三)饱和蒸汽压

在一定温度下,在密闭的容器中,随着液相向气相变化,气相分子数增多,蒸气压上升,气相向液相变化,液相分子数也会上升,最后两者达到平衡形成饱和蒸汽,此时的压力就称为饱和蒸汽压。当蒸气压强小于饱和压强时,为达到饱和蒸汽压,液相将继续蒸发为气相。蒸汽压的高低表明了液体中的分子离开液体汽化或蒸发的能力大小,蒸汽压越高,就说明了液体越容易汽化。

(四)蒸发热

1.蒸发热是在一个特定温度下,单位质量的某种液体变成气体时所吸收的热量。

2.在一个较小的温度范围内(例如室温的变化),蒸发热可以看作是恒定的。

3.温度变化大,则蒸发热的变化也相对大。蒸发热的热量与被蒸发物质的量成正比,蒸发的速度过快,所需要的热量就大于实际能供给的热量,此时温度就下降。

二、肺泡气最低有效浓度

1.肺泡气最低有效浓度(MAC)是指一个大气压下,使50%受试对象对伤害性刺激无体动反应时,肺泡气中该吸入麻醉药的浓度(与注射药物的 ED_{50} 类似)。MAC 是衡量麻醉效能强度的指标。临床中常用 $1.2 \sim 1.3MAC$ 维持麻醉,以防止切皮刺激时患者发生体动反应;常用 $0.4 \sim 0.5MAC$ 防止自主清醒和记忆恢复。

2.标准 MAC 值可粗略相加,如 $0.5MAC$ 的吸入麻醉药和 $0.5MAC$ 的氧化亚氮合用,其效能等于 $1MAC$ 的吸入麻醉药。

3.很多因素可升高或降低 MAC。升高 MAC 的因素有中枢神经系统神经递质增加;体温升高;长期酗酒;高钠血症。降低 MAC 的因素有低体温;急性饮酒;α_2 受体激动剂;中枢神经系统神经递质减少;代谢性酸中毒;$PaO_2 < 38mmHg$;低血压($MAP < 50mmHg$);低钠血症;妊娠;年老体弱。

三、吸入麻醉药药物代谢动力学

药物药理学通常分为药物效应动力学(主要研究药物如何作用于机体)和药物代谢动力学(主要研究机体如何处置药物)。药物代谢动力学分为 4 个阶段:吸收、分布、代谢和排泄(消除)。

(一)吸入麻醉药的特点

1.吸入麻醉药的特点有起效快、以气体方式存在(氧化亚氮仅为气态,其他均为挥发性液体的蒸汽)和经由肺应用等。

2.起效快、气体状态和肺应用途径为吸入麻醉药的主要优点,保证了吸入麻醉药血浆药物浓度的减少与增加一样迅速、方便。

(二)吸入麻醉药的生理作用特征

1.肺内吸入麻醉药达到预期浓度(分压)后,最终与脑和脊髓麻醉分压达平衡,吸入麻醉药在中枢神经系统(CNS)建立分压而发挥麻醉作用。

2.平衡状态时,CNS 吸入麻醉药分压等于血液分压,亦等于肺泡气分压。

(三)吸入麻醉药的输送

吸入麻醉药通过多种途径从麻醉机输送至患者(表 2-1-2)。

表 2-1-2　人体组织脏器的血流量

	占体重(%)	占心排血量(%)	血流量[mL/(min·100g)]
血管丰富组织、器官	10	75	75
肌肉	50	19	3
脂肪组织	20	6	3

(四)摄取和分布

1.评价吸入麻醉药的摄取通常遵循肺泡麻醉药浓度(F_A)与吸入麻醉药浓度(F_I)的比值(F_A/F_I)。

2.增快或减慢 F_A/F_I 上升速率的因素均影响麻醉诱导的速度。增快 F_A/F_I 升速的因素有血液溶解度低,心排血量小,肺泡通气量大。减慢 F_A/F_I 升速的因素有血液溶解度高,心排血量大,肺泡通气量小。

（五）过度加压和浓度效应

1.过度加压使患者麻醉药 F_I 高于实际预期的 F_A，犹如静脉注入一次麻醉药剂量，从而加快麻醉诱导。

2.浓度效应是指一种吸入麻醉药的 F_I 越高，则 F_A/F_I 的上升速率越快，为加快麻醉诱导的一种方法。

（六）第二气体效应

第二气体效应为浓度效应的一种特例，指同时应用两种气体（氧化亚氮和一种强效吸入麻醉药）时，大量摄取氧化亚氮可增加吸入麻醉药的 F_A。

（七）通气效应

1.麻醉诱导时，血液溶解度低的吸入麻醉药 F_A/F_I 上升速率快，因而，增加或减少通气极少改变 F_A/F_I 的上升速率。

2.吸入麻醉药 F_I 增加，一定程度上抑制通气，肺泡通气降低，F_A/F_I 的上升速率亦减慢。该负反馈可致呼吸暂停，防止麻醉药吸入过量。

（八）灌注效应

1.与通气一样，心输出量不明显影响溶解度低的吸入麻醉药 F_A/F_I 的上升速率。

2.F_I 过高引起的心血管抑制减少麻醉药从肺内摄取，增加 F_A/F_I 的上升速率，该正反馈可导致严重的心血管抑制。

（九）吸入麻醉药排出与麻醉苏醒

1.吸入麻醉药的消除可以通过呼出、生物转化以及经皮肤、内脏表面丢失。其中以原型经肺呼出是吸入麻醉药消除的主要途径。在体内，吸入麻醉药最终可有不同程度的代谢（氟烷，15%～20%；恩氟烷，2%～5%；七氟烷，3%；异氟烷，<0.2%；地氟烷，0.1%）。当达到麻醉浓度时，因肝脏酶饱和，代谢作用很少影响肺泡浓度。

2.麻醉苏醒与麻醉诱导一样，主要取决于药物的溶解度（F_A 降低速率的主要决定因素）、肺泡通气量和心排血量。

3.麻醉结束时，决定体内麻醉药蓄积的因素有吸入麻醉药溶解度、浓度和应用时间（可延缓 F_A 的下降速率）。

4.麻醉苏醒和诱导的药物代谢动力学差异包括苏醒期间停止过度加压（不可能低于0）和苏醒开始时组织内存在一定的药物浓度（诱导开始时组织内药物浓度为0）。

四、吸入麻醉药不良反应

（一）对中枢神经系统的影响

1.目前常用吸入麻醉药对脑代谢率、脑电图、脑血流量和脑血流自主调节功能的影响相似。

（1）目前常用的吸入麻醉药中，氟烷是作用最强的脑血管舒张剂。尽管伴随脑代谢率降低，吸入麻醉药仍可引起剂量依赖性脑血流量增加。

（2）吸入麻醉药为直接脑血管舒张剂，故被认为以剂量依赖方式减弱脑血流自主调节功能,其扩张血管程度的顺序是氟烷＞恩氟烷＞异氟烷＞地氟烷＞七氟烷。

（3）恩氟烷高浓度吸入时,脑电图可出现惊厥性棘波,并伴有面颈部和四肢肌肉的强直性或阵挛性抽搐。

2.颅内压（ICP）与脑血流量变化趋势一致,氟烷可显著增加 ICP,致使开颅手术期间脑膨出,但异氟烷、地氟烷和七氟烷麻醉期间,ICP 仅轻度增加。

3.氧化亚氮可扩张脑血管,增加脑血流量,升高颅内压。与氟化麻醉药降低脑代谢不同,氧化亚氮可增强脑代谢。

（二）对循环系统的影响

1.除氧化亚氮外所有吸入麻醉药引起剂量依赖性体循环血压降低。氧化亚氮可以轻度升高血压,氟烷和恩氟烷引起血压降低的原因主要是抑制了心肌收缩力,减少了心输出量,但其他吸入麻醉药在维持心输出量的同时,主要通过降低体循环阻力而使血压下降。

2. 1MAC 时,七氟烷和氟烷对心率影响轻微,而异氟烷增加心率 $10 \sim 15$ 次/分。＞1MAC 时,地氟烷对心率的影响与异氟烷相似。

（1）迅速增高地氟烷吸入浓度,可短暂引起心率增快、血压增高。

（2）麻醉性镇痛药抑制吸入麻醉药诱发的心率反应,包括突然增加麻醉药吸入浓度引起的反应。

3.氟烷对心肌收缩力产生剂量依赖性抑制,其抑制作用强于异氟烷、地氟烷和七氟烷。

4.氧化亚氮单独应用或与其他吸入麻醉药合用均增加交感神经系统活动性。

5.异氟烷、地氟烷或七氟烷浓度达 1.5MAC 时,不能证实有冠状动脉窃血现象。

6.心肌缺血和心输出量似乎与心肌供氧和需氧的变化有关,而与所选的具体麻醉药无关。

7.氟烷可增高心肌的自律性,增加心肌对儿茶酚胺的敏感性,合用肾上腺素时,易导致心律失常。

8.自主神经系统：①异氟烷、地氟烷和七氟烷对自主神经系统反射产生相似的剂量依赖性抑制。②吸入浓度突然增加时,地氟烷是唯一增加交感神经兴奋性的麻醉药,与血浆儿茶酚胺浓度增加相一致。

（三）对呼吸系统的影响

1.吸入麻醉药均降低潮气量,但呼吸频率增加,因而对每分通气量影响甚小。$PaCO_2$ 增高作为呼吸抑制的指标,可能由于手术刺激而抵消。

2.全身麻醉期间,肋间肌紧张性降低,膈肌位置改变以及胸部血流量变化,导致功能余气量减少。

3.对 CO_2 和低氧血症敏感性的影响：①吸入麻醉药均呈剂量依赖性抑制呼吸中枢对高碳酸血症的敏感性。②即使 0.1MAC 亚麻醉浓度的吸入麻醉药仍会抑制呼吸化学感受器对低氧血症的敏感性。

4.对支气管平滑肌紧张性的影响：①最低有效浓度的吸入麻醉药全身麻醉期间,支气管收缩的最可能原因为气道的机械刺激,气道高反应性疾病患者的支气管收缩反应更明显。②吸入麻醉药直接抑制及通过抑制神经反射通路而间接抑制支气管平滑肌收缩性,而使支气管平滑肌松弛。

5.对肺血管阻力的影响:①吸入麻醉药的肺血管舒张作用甚弱。氧化亚氮进一步增强肺动脉高压患者的肺血管阻力。②动物实验中,吸入麻醉药均抑制低氧性肺血管收缩。然而,开胸手术单肺通气期间,吸入麻醉药对 PaO_2 和肺内分流分数的影响甚微。

(四)对肝脏的影响

1.氟烷通过非特异机制短暂、轻微地影响肝脏功能和通过免疫机制严重损害肝脏。

2.异氟烷、地氟烷和七氟烷维持或增加肝动脉血流量,减少或不改变门静脉血流量。氟烷减少门静脉血流量,而不代偿性增加肝动脉血流量。

(五)对神经肌肉系统的影响和恶性高热

1.烷衍生的氟化吸入麻醉药的骨骼肌松弛作用约为氟烷的 2 倍。

2.吸入麻醉药均可诱发恶性高热,但氧化亚氮诱发作用弱。

(六)对遗传的影响

1.Ames 试验用以鉴别诱变剂和致癌剂,吸入麻醉药均为阴性,不过,氟烷的代谢产物可能是阳性。

2.动物实验中,吸入麻醉药均有致畸作用,但尚未发现对人类的致畸影响。

(1)手术室工作人员长期接触微量浓度的吸入麻醉药,尤其抑制维生素 B_{12} 依赖酶的氧化亚氮,因而对她们自发流产发生率的争论一直未停止。

(2)将动物间歇暴露在微量浓度的吸入麻醉药中,没有发现对生殖的有害影响。

(3)尽管尚未证实微量浓度吸入麻醉药对胚胎发育和先天流产的影响,但仍促使应用清除系统将麻醉气体从手术室排出并建立职业安全和健康管理标准,该标准规定,氧化亚氮的空气含量为 25/1000000。

(七)CO_2 吸收剂对吸入麻醉药的降解

1.CO_2 吸收剂含有的 KOH 或 NaOH 降解吸入麻醉药

(1)氟烷和七氟烷降解为 haloalkenes,对大鼠有肾毒性。

(2)地氟烷和异氟烷仅被干燥 CO_2 吸收剂降解为 CO。

(3)含 $Ca(OH)_2$ 和 $CaCl_2$ 的 CO_2 吸收剂与所有吸入麻醉药均不发生反应,从而防止麻醉药降解为化合物 A 和 CO。

2.化合物 A

(1)七氟烷经 CO_2 吸收剂降解形成化合物 A,低流量、紧闭环路通气系统,温热或干燥 CO_2 吸收剂均增加化合物 A 的产生。

(2)化合物 A 引起的肾毒性存在物种差异,七氟烷对人类肾脏损害的可能性不大。

3.CO

(1)CO_2 吸收剂将地氟烷和异氟烷降解为 CO。麻醉机输送的高流量气体使 CO_2 吸收剂变干燥时,患者 CO 中毒的危险可能不被察觉。

(2)地氟烷和异氟烷含有形成 CO 所必须的 Difluoromethory 成分,但七氟烷或氟烷并不存在。

(八)麻醉药代谢对肝肾功能的影响

1.氟化物引起的肾毒性

长期吸入七氟烷和恩氟烷,血浆氟化物浓度较高,肾脏浓缩功能相对受损。

2.代谢产物引起的肝脏功能损害氟烷肝炎

(1)氟烷的氧化代谢产物与肝细胞色素结合,作为半抗原(新抗原)诱发免疫反应。

(2)氟烷对肝线粒体功能的直接作用及氟烷致肝细胞质游离钙升高对肝线粒体功能的间接作用,也是氟烷性肝炎形成的可能机制。

(3)氟烷、恩氟烷、异氟烷和地氟烷等涉及细胞色素 P450 导致新抗原形成的代谢途径是相同的,因而,这些麻醉药之间存在交叉致敏的可能。

(4)首次接触氟烷后,诱发肝炎的免疫记忆至少延续 28 年。

五、常用吸入麻醉药

(一)氧化亚氮

氧化亚氮(N_2O)是气体麻醉药,俗称氧化亚氮。分子式为:N_2O;分子量:44;沸点:$-89℃$。为无色、带有甜味、无刺激性的气体,在常温压下为气态,无燃烧性。但与可燃性麻醉药混合有助燃性,化学性质稳定。通常在高压下使 N_2O 变为液态贮于钢筒中以便运输,应用时经减压后在室温下再变为气态以供吸入。N_2O 的化学性质稳定,与碱石灰、金属、橡胶等均不起反应。N_2O 在血液中不与血红蛋白结合,仅以物理溶解状态存在于血液中。N_2O 的血/气分配系数仅为 0.47,在常用吸入全麻药中最小。对 N_2O 的临床评价如下。

1.麻醉可控性

血/气分配系数 0.47,在常用的吸入麻醉药中仅大于地氟烷。麻醉诱导迅速、苏醒快,即使长时间吸入,停药后也可以在 1~4 分钟完全清醒。由于吸入浓度高,极容易被摄取入血,临床可见第二气体效应和浓度效应。

2.麻醉强度

油/气分配系数 1.4,MAC 为 105%,麻醉效能低,但 N_2O 有强大的镇痛作用,并且随浓度的增加而增加。20% N_2O 产生的镇痛作用与 15mg 吗啡相当,但可以被纳洛酮部分对抗;动物长期接触 N_2O 可以产生耐受性,一旦停药,其表现类似于戒断症状;N_2O 可以使动物脑脊液中内源性阿片肽的浓度增高,说明其镇痛作用与内源性阿片样肽-阿片受体系统相关。临床上常将 N_2O 与其他麻醉药合用,以加速诱导,降低合用麻醉药的 MAC,减少药物的用量,并可用于复合麻醉、神经安定麻醉。

3.心血管的抑制作用

对血流动力学的影响:N_2O 通过抑制细胞外钙离子内流,对心肌收缩力有轻度的直接抑制作用,可增强交感神经系统的活动,收缩皮肤和肺血管,掩盖心肌负性肌力作用,因此,对血流动力学的影响不明显,可用于休克和危重患者的麻醉。N_2O 可以改变其他麻醉用药的心血管作用:减轻含氟麻醉药的心血管抑制作用:增加吗啡类药物的心血管抑制作用。心律失常:N_2O 很少引起心律失常,继发于交感兴奋的心动过速可增加心肌耗氧。临床有报道吸入 60% 的浓度时,5/9 患者发生房室交界性心律,认为与交感兴奋有关。N_2O 麻醉患者血和尿中的去甲肾上腺素浓度有增高趋势,但在临床麻醉时表现为心率较少增加。与氟烷合用时,由于 N_2O 增加儿茶酚胺的释放,氟烷增加心肌对儿茶酚胺的敏感性,易引起心律失常。

4.对呼吸的影响

N_2O 对呼吸道无刺激,不增加分泌物,对呼吸抑制轻,通气量无明显变化。N_2O 与其他麻醉药或麻醉性镇痛药合用时,呼吸抑制可以增强。吸入 50% 的 N_2O 时,机体对缺氧的反应性减弱,N_2O 还可增加肺泡氧分压和动脉血氧分压差。

5.对运动终板的影响

N_2O 的肌松作用差,即使吸入 80% 时骨骼肌仍不松弛。

6.颅内压和脑电图的改变

N_2O 可使脑血管扩张,脑血流增加,颅内压升高,但脑血流量对二氧化碳仍有反应。与其他氟化麻醉药不同,N_2O 可增加脑代谢,这些作用可能与交感神经兴奋以及对脑血管的直接作用有关。最新的研究显示:氧化亚氮虽是吸入麻醉药,但它对 $GABA_A$ 受体的作用未得到证实。通过电生理技术对海马神经元的研究证实,氧化亚氮与氯胺酮相似,是一个特异的 NMDA 拮抗剂,而对 $GABA_A$ 受体没有作用。与其他 NMDA 拮抗剂相似,它可破坏特殊的锥体细胞,而 GABA 能(如异丙酚、巴比妥类)、抗毒蕈碱能(东莨菪碱)可完全阻断这种神经损伤。因此,临床上有必要对老年患者手术中氧化亚氮的应用重新评价,并适当地辅用其他药物保护神经系统。

7.体内代谢

N_2O 性质很稳定,在体内几乎不分解,机体内的代谢率极低(0.004%)。绝大部分以原形从肺脏排出,摄取快,排泄快;少量从皮肤排出;微量自尿和肠道气体排出。N_2O 对肝、肾无明显作用,也没有毒性。

8.不良反应

N_2O 是已知的毒性最小的吸入麻醉药,主要不良反应有:①缺氧:吸入浓度过高时,会发生缺氧,临床使用应低于 70%。停止吸入 N_2O 后的最初几分钟,为了防止体内储存的大量的 N_2O 稀释肺泡气中的氧气,应继续吸入纯氧 5~10 分钟,防止发生"弥散性缺氧"。②闭合空腔增大:N_2O 在体内的弥散速度大于氮气,容易进入体内密闭性空腔,增大其容积,故不适宜肠梗阻、气胸、肺大疱、气腹及气脑造影等患者。给予 50% 的氧化亚氮,最终肠腔内也可达到 50% 浓度。若体腔壁可弹性扩张,则体腔可扩张一倍(假设没有气体丢失)。若体腔壁是不可扩张的,则在此情况下可使体腔压力增加到 380mmHg。

此外,氧化亚氮还可增加气管导管气囊、喉罩气囊及 Swan-Ganz 导管气囊内的容积和压力。氧化亚氮可增加气栓的容量从而产生致命的后果。但在坐位颅脑外科手术时,氧化亚氮似乎并不增加气栓的发生率。①骨髓抑制:长时间应用(50%,3~4 天)可干扰一些依赖维生素 B_{12} 的酶的活性,抑制 DNA 合成和血细胞的发育,引起贫血、白细胞和血小板减少。一般手术的短时应用并无明显影响,骨髓功能在停药后 12 小时内迅速恢复。当吸入时间大于 6 小时,浓度大于 50%时,需在术中补充维生素 B_{12}。②温室效应:所有吸入麻醉药的温室效应估计很小,在 0.03%浓度下与其他气体相当。吸入麻醉药中对温室效应作用最大的可能是氧化亚氮,但是从吸入麻醉中散发出的废气,相比来自于人类活动和自然来源并不是重要部分。

9.N_2O 的禁忌证

包括:①气胸、空气栓塞、肠梗阻、颅腔积气患者以及中耳、玻璃体或眼科手术。②维生素 B_{12} 缺陷患儿和胎儿等。

(二)异氟烷

异氟烷:是安氟烷的同分异构体。最初推广应用时,由于怀疑其有致癌作用而受阻,后经证实否定了上述结论,此后异氟烷方在临床上正式应用。目前,异氟烷是临床上最常用的吸入麻醉药之一。

异氟烷是一种接近理想状态的吸入麻醉药。结构式:$HCF_2-O-CHCl-CF_3$;分子量:184.5;沸点:48.5℃。异氟烷是一种无色透明的液体,理化性质与安氟烷相近,但在任何温度下蒸汽压均大于安氟烷。异氟烷微有刺激性气味,化学性质非常稳定,临床浓度不燃烧、不爆炸,暴露于日光或与碱石灰接触也不分解,不腐蚀金属,贮存 5 年未见分解产物,不需要添加稳定剂。麻醉浓度易于调节,除微有刺激味外,理化性质接近理想。血/气分配系数为 1.4(37℃)。

异氟烷的优点可归纳为:理化和生物性质稳定;对心血管安全范围大;不影响心律的趋势;具有良好的肌松作用;对脏器无毒性或影响很小;不干扰免疫防御功能或影响很小;麻醉苏醒快而舒适。缺点归纳为:对呼吸道有刺激性,抑制呼吸,麻醉诱导期延长;部分患者可以出现心率增快,与其他吸入麻醉药相似,引起低血压,可诱发恶性高热。对异氟烷的具体临床评价如下:

1.麻醉可控性

血/气分配系数 1.4,是卤族类吸入麻醉药中最小的,但因为有难闻的气味,限制其吸入,故诱导并不比氟烷、安氟烷快。麻醉诱导时,常与静脉麻醉药合用。诱导期的并发症有:低血压(1.2%),高血压(0.6%),喉痉挛(1.1%),支气管痉挛(0.4%),心律失常(1.7%),心肌缺血(0.06%),及其他(0.16%)。异氟烷麻醉深度易调节,麻醉后苏醒快。有学者分析 6800 例资料结果后观察到异氟烷麻醉于术毕可以发生躁动(3.3%)、呕吐(4.1%)、恶心(5.7%)、分泌物增加(4.2%)、呛咳(6.4%)和寒战(10.3%)等。麻醉苏醒过程有 3.2%出现谵妄,并有随年龄减小,发生率增加的趋势。

2.麻醉强度

油/气分配系数 94.0,MAC 为 1.15%,与 70%的 N_2O 合用时为 0.5%,介于氟烷、安氟烷之间,麻醉效能高,有中等的镇痛作用。临床常用浓度范围是 0.5~1.5%,麻醉诱导时可高达 3%,维持浓度为 1.2%±0.6%。影响维持浓度的因素除了与诱导有关的因素外,麻醉时间长短,术中体温、血压、辅助用药等因素对其也有影响,应综合考虑。

3.心血管抑制作用

(1)对血流动力学的影响:麻醉不深时,血压常常较稳定。与恩氟烷相似,异氟烷浓度增加时,也可扩张血管,降低周围血管阻力,使血压下降,可用于控制性降压。血压下降是麻醉深度的主要依据。对心肌收缩力的抑制较其他卤族类吸入麻醉药小,具有很大的心血管安全性,心脏麻醉指数(心力衰竭时麻醉药的浓度/麻醉所需浓度)为 5.7,大于甲氧氟烷(3.7)、恩氟烷(3.3)和氟烷(3.0)。由于异氟烷对迷走神经的抑制大于对交感神经的抑制,当每搏量减少时,心率增加,β_1 受体阻滞剂可以减弱其心率加快作用,因此在 1～2MAC 内心输出量无明显减少,可以保证重要脏器的灌注。异氟烷可以降低冠脉阻力,保持或增加冠脉血流量,降低心肌耗氧量。有报道指出,异氟烷可使冠心病患者正常冠脉供血增加,而狭窄冠脉供血减少,是否可能引起"冠脉窃血",至今尚未证实。

(2)心律失常:异氟烷不减慢希-浦氏纤维的传导,不增加心肌对儿茶酚胺的敏感性,很少引起心律失常,麻醉后,房性、结性或室性心律失常发生率与术前相比无差异。肾上腺素诱发心律失常的剂量异氟烷＞安氟烷＞氟烷,异氟烷可以合用肾上腺素,适用于嗜铬细胞瘤患者。

4.对呼吸的影响

异氟烷对呼吸道有一定的刺激性,诱导时可出现咳嗽、屏气,但不至于造成诱导困难。

(1)呼吸抑制:对呼吸的抑制较恩氟烷轻,较氟烷、N_2O 重。在 1MAC 时,可使呼吸中枢对二氧化碳的通气反应减弱 50%～70%;在 2MAC 时,反应消失,呼吸停止。对缺氧反应的抑制更甚,0.1MAC 即可抑制 50%～70%;1MAC 时反应消失。

(2)气管扩张作用:异氟烷降低正常人的功能余气量和肺的顺应性,增加气道阻力,但无临床意义。可以使收缩的支气管扩张,有利于慢性阻塞性肺疾患和支气管哮喘的患者。

5.对运动终板的影响

与安氟烷类似,异氟烷可影响中枢神经系统和神经肌接头,有明显的肌松作用,并且停药后肌松作用迅速消失,适用于重症肌无力的患者。异氟烷也可以明显增强非去极化肌松药的作用,大大减少肌松药的用量,甚至不用肌松药就可以达到满意的气管插管和手术的肌松效果,新斯的明不能完全对抗。用异氟烷麻醉诱导时,咽喉反射易消失,有利于气管插管。

6.颅内压和脑电图的改变

异氟烷对中枢神经系统的抑制与吸入浓度相关。深麻醉时不出现类似安氟烷的惊厥性棘波和肢体抽搐,即使二氧化碳分压低于正常值时也不会发生,可用于癫痫患者。异氟烷可以因为抑制呼吸而使二氧化碳分压增高,引起脑血管扩张,脑血流量增加,颅内压增加,但程度比安氟烷、氟烷轻,并且低于 1.1MAC 时并不出现。异氟烷虽然不能减少脑脊液的生成,但可以减少重吸收阻力。因此,异氟烷增高颅内压短暂而轻微,并可采用过度通气控制颅内压,而不会引发抽搐。因此,对颅内压升高的患者可谨慎使用。异氟烷麻醉时,由于手术所需的麻醉深度不影响循环功能,也不使颅内压增高;可以降低脑代谢率,保护脑组织;停止吸入异氟烷后10～18分钟,患者即可苏醒;1.5MAC 时,机体仍可保持颅内压的自动调节,因此,异氟烷是颅脑手术较好的麻醉药物之一。应用异氟烷行颅脑手术的特点:手术过程不需要深麻醉,麻醉开始时吸入浓度很少超过 1.5%(与 O_2-N_2O 合用),维持浓度为 0.7%～0.5%,钻颅骨时不需要加深麻醉,牵引硬脑膜时需加深麻醉,分离脑组织是无痛的;头皮各层可用稀释的肾上腺素浸润以减少出血,而不会增加心律失常的发生率;坐位施行颅后窝和颈部手术时,为预防脑气栓和气脑,不宜与 O_2-N_2O 合用;可辅助用于控制性降压;麻醉恢复快,能立即进行神经功能检查(中断吸入 9.6 分钟睁眼,12.8 分钟回答问话);小儿颅脑血肿常伴脑血流增加,可引起延迟性颅内压升高,不宜使用,成人颅脑血肿不伴脑血流增加,应用异氟烷效果良好;适用于老年、重症或有其他并发症的患者因术中过度通气有利于降低颅压。

7.体内代谢

异氟烷化学性质稳定,抗生物降解能力强,体内代谢率极低,仅为安氟烷的1/10,几乎全部以原形自肺排出。主要经肝微粒体酶催化为氟化物,经尿排出。肝药酶诱导剂在机体内不增加异氟烷的代谢。因此,异氟烷对肝、肾等实质脏器功能影响极小,毒性低于其他氟化麻醉药。

8.其他

异氟烷的适应证很广,可以降低或保持儿童的眼压,降低成人的眼压,程度稍弱于安氟烷,适用于眼科手术;不升高血糖,可用于糖尿病患者。

(三)七氟烷

七氟烷是由美国学者合成的一系列氟化异丙基甲醚化合物之一。

七氟烷,化学名称为氟甲基-六氟异丙基醚,结构式:$CH_2F-O-CH(CF_3)_2$;分子量:200.06;沸点:58.6℃。20℃时蒸汽压为156.9mmHg,25℃时为197.0mmHg。此药无色透明,具有特殊的芳香气味,无刺激性,可溶于乙醇、乙醚、氯仿石油联苯胺及汽油,难溶于水。在空气中无可燃性,在氧和N_2O混合气体中燃烧性小,临床使用安全。在光、热(50℃)、强酸下稳定,不需添加稳定剂。为安全起见,仍宜避光、密封保存。与N_2O合用可以增强镇痛效果,与静脉麻醉药复合可使麻醉更趋于平稳。

有学者在120℃高温下,使钠石灰与七氟烷反应3小时,钠石灰中的碱基可使七氟烷降解,最多分解出5种产物,按气相色谱中峰值出现的先后顺序,依次命名为$P_1 \sim P_5$。

P_1:氟甲基二氟(三氟甲基)乙烯醚,为七氟烷的脱羟基氟化产物。

P_2:氟甲基甲氧二氟(二氟甲烯)乙醚。

P_3:氟甲基甲氧二氟(三氟甲基)乙醚。

P_4与P_5:氟甲基甲氧二氟(三氟甲基)乙烯醚,有相同的质谱峰,可能为同一结构的顺式和反式。

钠石灰分解七氟烷的过程推测如下:七氟烷水解时,碱(钠石灰)使七氟烷的醚键裂开,产生羧酸和乙醛。两个乙醛分子反应生成甲醇,甲醇在碱的作用下,与P_1反应生成P_3(甲基化产物),P_3进一步水解氟化为P_2,P_4和P_5。

使用紧闭和半紧闭装置进行的研究表明,在紧闭条件下,随着麻醉时间的延长,室温在40℃时产生P_1,浓度将逐渐升高,达到坪值后不再增加并略有下降;而45℃以上产生P_3,则呈线性升高。加入二氧化碳到装置中,可使产物浓度增加2~3倍。如果用半紧闭装置,则只有P_1可被质谱仪测到。P_1的结构式为:$CF_2=C(CF_3)OCH_2F$,与七氟烷中的杂质成分相同,具有刺激性气味,有一定的毒性。临床七氟烷麻醉中的降解产物浓度尚未引起肝肾功能损害,可用于紧闭式麻醉。但使用时应注意:避免钠石灰温度过高;每次麻醉前应更换新的钠石灰,以免干燥的钠石灰使降解产物增加;吸入七氟烷的浓度不宜过高;慎用于肝肾功能不全的患者。

七氟烷的优点归纳为:血/气分配系数低,无刺激性,不燃不爆,麻醉诱导平稳迅速,维持平稳,苏醒快,麻醉深度易调控,合用肾上腺素不诱发心律失常,在小儿、齿科、门诊手术麻醉领域有独特价值。七氟烷的缺点主要有：对患有肝、肾功能不全、冠心病、先天性肌病、高热、颅内高压患者，恶性高热易感患者和肥胖患者应慎用七氟烷。对七氟烷的具体临床评价如下。

1.麻醉可控性

血/气分配系数 0.63，接近 N_2O 的 0.47，麻醉诱导、苏醒迅速平稳，很少有兴奋现象，恶心、呕吐不常见，偶见一过性躁动。七氟烷的麻醉深度易调节。麻醉后清醒时间成人平均为 10 分钟，小儿 8.6 分钟。对小儿麻醉、门诊手术麻醉、齿科手术麻醉以及做一些特殊检查时的患者更具有优越性。

2.麻醉强度

油/气分配系数 53.9，MAC 为 1.71%～2.6%，与其他强效吸入麻醉药相比，麻醉效能稍弱。合用 N_2O 可使七氟烷的 MAC 显著降低。吸入 63.5% 的 N_2O，七氟烷的 MAC 从 1.71% 下降至 0.66%。

3.心血管抑制作用

(1)对血流动力学的影响：降压作用较异氟烷弱，心率亦较异氟烷慢。七氟烷呈剂量依赖性抑制心肌收缩力，降低动脉压，扩张外周血管，由于此时压力感受器反射功能不像吸入氟烷时那样受抑制，所以对心率影响小，仅使每搏量和心输出量轻度减少。当交感兴奋使动脉压升高，心率加快时，七氟烷可抑制血管运动中枢。临床上在紧张、疼痛等应激状态及心力衰竭等交感神经兴奋的患者，应用七氟烷可以出现血压下降和心率减慢。另外，七氟烷与异氟烷具有几乎相同的冠状血管扩张作用，可使冠状血管的自我调节能力减弱。但当吸入 5% 七氟烷时又可以增加冠脉血流量与心输出量的比值，尽管冠脉灌注压降低，可以出现"过度灌注"的状态。

(2)心律失常：吸入七氟烷时，对房室传导以及浦肯野纤维传导的抑制作用与吸入异氟烷一样，因此，肾上腺素诱发性心律失常发生率较低。难以发生因折返心率产生的快速心律失常以及因肾上腺素明显增加后负荷而产生的自主神经中枢功能亢进和心肌 α_1 受体及 β_1 受体的激活，可以用于嗜铬细胞瘤手术。七氟烷引起心律失常的阈值在氟烷和异氟烷之间和硫喷妥钠合用时可降低阈值。

(3)与尼卡地平的相互作用：二氢吡啶类钙离子拮抗剂尼卡地平有很强的末梢血管扩张作用及冠状动脉扩张作用，心肌收缩力减弱和收缩减慢作用较弱，与七氟烷合用时安全性高于其他同类药物。七氟烷可以抑制尼卡地平引起的血压下降及伴随的压力容量反射介导的收缩加速和收缩力增强作用，且尼卡地平能显著增加七氟烷原有的心肌收缩力减弱和收缩减慢作用。但同时尼卡地平强力的末梢血管扩张作用导致后负荷降低，在七氟烷醚负性收缩力作用下，心输出量反而增加。因此，在合适的麻醉深度下，七氟烷合用 $10～15\mu g/kg$ 尼卡地平不会抑制心脏功能，并有减少心肌耗氧，解除冠脉血管痉挛的作用。

(4)左室功能对前、后负荷改变时的反应：心脏在高浓度七氟烷麻醉时对前负荷的增大可以很好地调节，但在后负荷急剧增大时则出现明显的泵功能降低。从七氟烷对循环抑制的程度及其恢复速度来看，它是一种对循环系统调节性极佳的麻醉药。

4.对呼吸的影响

七氟烷对呼吸道刺激较小，与氟烷一样可以平稳地进行面罩麻醉诱导。

(1)呼吸抑制：呼吸抑制与氟烷不同的是：随着麻醉的加深，七氟烷可以使潮气量减少却不发生代偿性的呼吸次数增加,使得分钟通气量减少;另一方面,停止吸入七氟烷后,由于血/气分配系数低,呼吸抑制会很快恢复,这一特点有利于防止麻醉并发症。

(2)低氧性肺血管收缩:动物实验证明,七氟烷对麻醉时低氧血症相关的低氧性肺血管收缩无抑制作用。

(3)气管扩张作用:与氟烷、安氟烷一样,随着用量的增加,七氟烷可以抑制乙酰胆碱、组胺引起的支气管收缩,对哮喘患者有效。

5.对运动终板的影响

七氟烷有一定的肌松作用,可以增加并延长非去极化肌松药的作用,大大减少肌松药的用量,并且这种作用在停止吸入七氟烷后会很快恢复原来的阻滞时间。这一特点有利于在手术结束时,只要暂时增加七氟烷的吸入浓度而不用追加肌松药,即可获得较好的肌松效果,并可以减少术后呼吸抑制的发生。

6.颅内压和脑电图的改变

由于七氟烷在麻醉诱导中血中浓度增加迅速,此时可出现正常状态下看不到的明显的慢波,应注意不要认为这是异常的脑电波。即使动脉血中麻醉药浓度相同,也可因麻醉诱导速度不同而出现不同的脑电波形,尤其是在动脉血药浓度上升最快的 1~3 分钟时出现的节律性慢波。七氟烷是一种痉挛性麻醉药,但其痉挛诱发性极弱,相当于安氟烷和异氟烷之间,略接近于安氟烷。此外,七氟烷增加颅内压及降低脑灌注压的作用弱于氟烷。应用七氟烷时,脑血流量不增加,甚至减少,脑耗氧量下降,颅内压不增加,可用于神经外科手术。

7.体内代谢

七氟烷比其他挥发性麻醉药在血液和脂肪中的溶解度低,进入机体的麻醉药量小,虽然分解代谢率较高,代谢产物的绝对量与其他麻醉药相差不多。七氟烷经尿排出的代谢产物有葡萄糖醛酸六氟异丙醇(几乎无毒性)和无机氟,尿无机氟排泄量是甲氧氟烷的 1/3~1/4。七氟烷对肝血流减少的倾向小,对肝组织细胞能量状态的影响也很小。与氟烷、安氟烷等挥发性麻醉药相比,它对肝、肾的影响小,术后极少数病例发生肝功能损害、少尿,尿素氮、肌酐升高和肌红蛋白尿等,与七氟烷的关系尚有待于进一步调查。但对妊娠数周的患者;一个月以内接受过全身麻醉,且有肝损害者;对卤素麻醉药过敏,有恶性高热倾向者应慎用。

(四)地氟烷

地氟烷:共合成了 700 多种化合物,其中第 635 个即为地氟烷。由于合成时用氟元素有爆炸危险,并且地氟烷的蒸气压接近 1 个大气压,不能使用标准的蒸气罐,因此在当时并未能被推广使用。因为门诊以及一些特殊类型的手术要求术后快速苏醒,而地氟烷的血/气分配系数为 0.42,在现有吸入麻醉药中最小,所以近年来又对地氟烷进行了一系列的研究。

地氟烷结构式为:$CHF_2-O-CHF-CF_3$;与异氟烷 $CHF_2-O-CHCl-CF_3$ 相似,都是甲基乙醚的卤素化合物,只是在 A-乙基部分用氟替代了氯。氟的卤化作用可以降低血液和组织的溶解度,并且,氟化改变了地氟烷的沸点、蒸气压和稳定性,增强了地氟烷分子的稳定性,增强了其抗生物降解和抗碱性降解作用,如钠石灰或钡石灰。在 40℃~60℃,测不出地氟烷由钠石灰引起的裂解,在 80℃时有轻微的降解。相反,异氟烷在 60℃时可测出降解,在 80℃时每小时降解 12%。地氟烷无色透明,具有刺激性气味。分子量:168;沸点:22.8℃,较异氟烷的沸点

(48.5℃)低得多,接近室温,蒸气压在 22℃时为 663.75mmHg,因此需装在专用的蒸发器中使用:该蒸发器应具有电加温的直接读数,使蒸发器温度保持在 23℃~25℃,流量计上蒸气输出刻度单位为 mL/min。地氟烷蒸发器输出的浓度接近于蒸发器上所指示的刻度,不论室温如何或所用的气体流量如何。地氟烷理化和生物性质稳定,室温下,临床使用浓度的地氟烷不燃烧,不爆炸。

地氟烷是一种强效吸入麻醉药,它的优点可归纳为:血液和组织溶解度较低,可以迅速调节麻醉深度,麻醉诱导苏醒快,药物摄入和洗脱迅速,麻醉恢复质量高,体内代谢率极低,可迅速有效地控制血流动力学的变化,耐受性好,适用于低流量麻醉环路。地氟烷的缺点主要有:对呼吸道有刺激性,不宜作为小儿麻醉的吸入诱导药,可使非外科应激所致的短暂性白细胞计数升高,恶性高热易感患者应慎用地氟烷。对地氟烷的具体临床评价如下。

1.麻醉可控性

血/气分配系数 0.42,在现有吸入麻醉药中最小,也是地氟烷一个最突出的优点。麻醉诱导和苏醒均很迅速,可以精确地控制肺泡浓度,迅速调节麻醉深度。地氟烷麻醉的患者对命令反应的时间较异氟烷的患者约快一倍,这增加了麻醉的安全性。麻醉后早期和后期的恢复均较快,主观和客观测定的恢复结果均提示其恢复速度比异氟烷快两倍。术后心理活动和认知功能恢复快,主观功能(如嗜睡、笨拙、疲惫或模糊)受损轻。

2.麻醉强度

在一定范围内,麻醉强度随着分子量的增加而增大,因此,地氟烷的麻醉强度小于异氟烷,约为异氟烷的 1/5。地氟烷的油/气分配系数是 18.7,MAC 随着年龄的增长而下降,并且与刺激方式有关。类似于其他强效麻醉药,体温降低以及使用其他抑制性药物如 N_2O、芬太尼或咪达唑仑能降低 MAC。地氟烷麻醉效能虽然较低,但其 MAC 值仍允许使用高浓度氧气,即使同时使用 N_2O。清醒 MAC 是指 50%患者或志愿者对命令有适当反应时的浓度($MAC_{awake}50$)。地氟烷的 $MAC_{awake}50$ 值在 20~30 岁的受试者中为 2.5%,大约是同一年龄组 MAC 值的 1/3。由于停止吸入麻醉后,脑分压降至 $MAC_{awake}50$ 水平以下,患者才会清醒,因此,$MAC_{awake}50$ 与MAC 的比值越小,所需的恢复时间越长。另外,研究显示,$MAC_{awake}50$ 也是一个记忆消失的浓度(即分压,因为该浓度的定义为一个大气压时的百分比),由以上两点,可以认为地氟烷是一种强效遗忘麻醉药,其遗忘强度是氧化亚氮的两倍。

3.心血管抑制作用

(1)对血流动力学的影响:对机体循环功能影响较小。地氟烷抑制心血管功能和心肌收缩力的作用呈剂量依赖性,但较异氟烷为弱,可以使心肌顺应性、体血管阻力、每搏指数和平均动脉压下降。建议低血容量、低血压、重症和衰弱的患者使用地氟烷时应减量。地氟烷/N_2O 复合麻醉有利于减轻对心脏和循环的抑制。与异氟烷相似,当每搏量减少时,心率增加,因此心输出量无明显减少,可以保证重要脏器的灌注,并且当麻醉时间达到 7 小时以后,心血管系统可以产生耐受性。与异氟烷一样,地氟烷可以扩张冠脉,引起明显的舒张期冠脉血流速率增加,血管阻力下降,这主要是受代谢产物的调节,对冠脉的直接扩张作用很小,以维持心肌氧供需平衡。地氟烷是否存在引起"冠脉窃血"的潜在作用尚未被完全排除。

(2)对交感活性的影响:地氟烷对迷走神经的抑制大于对交感神经的抑制,存在明显的交感神经兴奋作用。高浓度吸入地氟烷或突然增加吸入浓度时，较异氟烷更易出现明显的交感活性增强，心率、血压短暂（2～4分钟）而急剧升高，尤其在嗜铬细胞瘤手术中需引起注意。以下方法可阻止应激反应：①初始浓度设置在2%～6%（合并使用 N_2O 时，浓度可以低于此值）；②按每次0.5%～1%的幅度增加浓度；③在增加吸入浓度前静脉注射阿片类药物，如：芬太尼；④预先给予短效的 β_1 受体阻滞剂。由于地氟烷对交感神经和自主神经抑制较异氟烷轻微，有助于术中维持稳定的血压和外周血管阻力；⑤心律失常：地氟烷麻醉时对心律的影响很小，并且不能增加血中儿茶酚胺的浓度，但在深麻醉时可以出现心律失常。研究证明：吸入1～1.3MAC地氟烷的同时，给予低浓度的肾上腺素（7μg/kg）不会诱发心律失常；给予高浓度的肾上腺素（7～13μg/kg）则有25%以上的患者发生心律失常，如结性心律失常。

4.对呼吸的影响

单独吸入4%～11%地氟烷可以进行麻醉诱导，但由于对呼吸道有刺激作用，可以出现咳嗽、兴奋、屏气、分泌物增多、喉痉挛、呼吸暂停和低氧血症等不良反应，应合并使用芬太尼、咪达唑仑或异丙酚等静脉麻醉药物以减轻呼吸道反射和刺激作用。儿童不宜使用地氟烷诱导。与氟烷、异氟烷相似，地氟烷可产生剂量依赖性呼吸抑制，使潮气量减少，并抑制机体对动脉血二氧化碳分压增高的通气反应，抑制程度与吸入浓度相关。

5.对运动终板的影响

地氟烷有显著的肌松作用，可以引起剂量相关性神经肌传递减少。神经肌肉阻滞作用较其他的氟化醚类吸入麻醉药强，能为各种操作提供满意肌松，利用地氟烷可以完成喉镜检查。地氟烷可以增加并延长非去极化肌松药的作用，使用时应减少肌松药的用量，其增强泮库溴铵与琥珀胆碱的程度与异氟烷相似。当地氟烷排出时，其加强肌松的作用消失，证实了使用肌松药的安全性。

6.颅内压和脑电图的改变

对脑血管的作用与异氟烷相似，地氟烷可使脑血管阻力和脑组织氧代谢率下降，脑血流量增加，颅压和脑脊液压力增加，其程度与剂量相关。0.5～1.5MAC的浓度可以增加颅内压，抑制脑血管自动调节功能。地氟烷麻醉时的脑电图与异氟烷麻醉时相似，两药在低浓度（亚MAC）时均引起低电压-快波活动增强，在出现暴发性抑制的麻醉深度（大于或等于1.24MAC）时变为高电压-慢波活动，深麻醉时（大于1.5MAC），暴发性抑制可能变为连续性（等电位脑电图）。因此，地氟烷不适用于有颅高压症状的颅内占位病变患者的麻醉。在深麻醉和低碳酸血症时，不具有致癫痫作用。并且，地氟烷在麻醉期间能维持脑血管对二氧化碳增高的反应性。

7.体内代谢

氟元素替代氯元素使得地氟烷理化性质更为稳定，在体内几乎无分解代谢，生物转化率仅为异氟烷的1/10（异氟烷的代谢率为0.2%），是已知体内生物转化最小的吸入麻醉药。患者麻醉3.1MAC或志愿者麻醉7.4MAC，未发现血清无机氟化物增加。同样，尿中无机氟化物或有机氟化物变化也很小或无变化。地氟烷麻醉后测定血液和尿显示有微量三氟醋酸，与异氟烷相同，三氟醋酸与变态反应介导的氟烷肝毒性有关，但因为含量极低，发生肝损伤的概率几乎不存在。因此，地氟烷的肝、肾毒性极低或没有，对肝、肾功能损害的患者不需要调整给药浓度。

8.其他

与所有另外的麻醉药一样,非外科应激所致的短暂性白细胞计数升高已见报道;在易感的动物模型,地氟烷可以触发骨骼肌代谢亢进,导致氧耗增加,引起恶性高热的一系列临床症状,但在人体尚未发现,但对于已知恶性高热易感者,不应使用地氟烷。

9.地氟烷的优缺点

与其他挥发性吸入麻醉药相比地氟烷更加接近理想的吸入麻醉药。地氟烷的血气分配系数只有0.42,决定了其诱导和苏醒的速度最快。地氟烷在体内的代谢率为0.02%远低于七氟烷的5%和异氟烷的0.17%。地氟烷不与钠石灰发生反应。地氟烷的缺点在于其不良的气味,使得其不适合于进行麻醉诱导。

(五)氙气吸入麻醉

氙(Xe)是和氦、氖、氩、氪、氡等元素一样的惰性气体,近年来发现氙气具备理想吸入麻醉药的许多特性,具有以下化学和药理学特点:①高度的化学稳定性;②不会与手术材料发生反应;③不燃不爆;④在血液和组织中的溶解度小;⑤无代谢产物;⑥组织器官毒性小;⑦氙在空腔器官聚集小于氧化亚氮。氙气作为麻醉剂具有以下特点:①麻醉效能高;②诱导和苏醒迅速;③具有镇痛效应;④对心功能无明显影响,血流动力学稳定;⑤不影响肺胸顺应性,对呼吸道无刺激性。

1.氙气理化性质

氙在元素周期表中为零族第54号元素,最外层电子轨道处于饱和状态,呈电中性,分子量为131.2,比重为5.887g/L,约为空气的4倍,大气中含量为0.086ppm,熔点-111.9℃,沸点-107.1℃,无色无味,化学性质稳定,不与其他物质发生反应,不燃不爆,几乎不在体内生物转化。血气分配系数为0.14,新近认为其血气分配系数为0.115。氙气在水中的溶解度为0.085~0.096/L。

2.氙气麻醉作用机制

虽然氙是一种无活性的惰性气体,不会与其他的元素形成共价结构(特殊条件除外),但邻近的分子可使氙巨大的电子外壳极化和扭曲,这种电子轨道结构上的变形扭曲使氙气可与蛋白质结合或发生相互作用,例如肌红蛋白以及脂质双分子层,特别是脂质双分子层的极化端。氙气具有与细胞蛋白质和细胞膜结构相互作用的能力可能是其麻醉效应的基础。氙对细胞膜的作用类似于挥发性麻醉药,可抑制细胞膜 Ca^{2+} 离子泵,神经元 Ca^{2+} 浓度增加,兴奋性改变。氙还可通过抑制 N-甲基-天门冬胺酸受体,抑制脊髓后角神经元对伤害性刺激的感受,临床使用时具有一定的镇痛效应。

3.氙气麻醉对机体的影响

(1)中枢神经系统:氙气的 MAC 为0.71,麻醉作用较氧化亚氮强,吸入低浓度的氙气即可提高患者的痛阈、延长对听觉刺激的反应时间,对中枢神经系统的作用表现为兴奋和抑制双重作用,其中枢抑制作用强于氧化亚氮。但当氙气吸入浓度>60%时,可使脑血流增加,禁用于有颅内高压症状的患者。

(2)循环系统:吸入氙气不改变心肌电压依从性离子通道,对肾上腺素诱发的心律失常无易化作用,氙气吸入麻醉对心肌收缩性无影响,且由于氙的镇痛作用使应激反应降低,有利于心血管稳定,可减少术中镇痛药用量。已有研究表明,氙气对肠系膜血管阻力无明显影响。

(3)呼吸系统:对呼吸道无刺激性。气管插管后可用 70%氙气＋30%氧气维持麻醉,由于氙气血气分配系数低,排出迅速,自主呼吸恢复较快。吸入氙气对胸肺的顺应性影响小,用于老年人以及慢性肺疾病的患者具有一定的优越性。

(4)其他:氙气性质稳定,但氙气能潴留于内脏中空器官、肠腔以及脂肪组织中,因而肠梗阻患者应禁止使用。

4.麻醉实施

采用循环紧闭式环路低流量麻醉可减少氙气的消耗,降低麻醉成本。氙气的利用效率很低,例如使用 0.5L/min 的新鲜气流给患者吸入 70%氙气 2 小时,输送到患者呼吸系统的氙气实际上不到 20%,80%以上的氙气都被作为废气排到大气中。为减少浪费,麻醉期间最好采用电子监控系统持续监测呼吸回路中氙气浓度。需要注意的是由于氙气的密度较高,可能会降低某些呼吸流量计的准确性。

实际临床应用时,麻醉诱导期必须首先用高流量的纯氧洗出机体组织内的氮气,持续时间至少 5 分钟,同时静脉使用芬太尼 $3\mu g/kg$,异丙酚 2mg/kg 和肌松药。气管插管后,将导管与麻醉气体输送系统连接,1.5 分钟后使氙气浓度达到 40%～45%的镇静催眠浓度,8 分钟后将浓度提高到 60%～70%。在手术切皮前追加适量的芬太尼。

5.氙气麻醉的应用前景

氙气吸入麻醉药最大的缺点是代价昂贵,由于空气中氙的含量低且不能人工合成。全世界氙气的年产量约 600 万升,其中可供临床麻醉使用的仅 40 万升,远不能满足临床麻醉的需要,因而氙气麻醉不可能获得广泛的应用。但如果能很好地解决氙气输送系统和再循环系统的技术问题,氙气麻醉在临床的应用前景将更为广阔。特别是对于心脏储备功能较差的患者,氙气可能是更好的可供选择的吸入麻醉药。

第二节　静脉麻醉药

经静脉作用于全身,主要是中枢神经系统(CNS)而产生全身麻醉的药物称为静脉麻醉药。静脉麻醉药多用于全麻诱导、麻醉维持和局麻或区域麻醉时的镇静。理想的静脉麻醉药应具有催眠、遗忘、镇痛和肌肉松弛作用,且无循环和呼吸抑制等不良反应;在体内无蓄积,代谢不依赖肝功能;代谢产物无药理活性;作用快、强、短,诱导平稳,苏醒迅速;安全范围大,不良反应少而轻;麻醉深度易于调控等特点。目前,还没有一种完全理想的静脉麻醉药。由于药物的药理特性在不同的临床情况下其重要性不同,因而麻醉医师必须做出最佳选择以适应患者和手术的需要。

一、静脉麻醉药的一般药理学

(一)药物代谢动力学

1.静脉麻醉药的主要药理作用是产生剂量依赖性 CNS 抑制(量效曲线),表现为镇静和催眠。

2.获得稳态血药浓度时,可以认为血药浓度与受体作用部位药物浓度达到平衡。

(1)静脉麻醉药的效能是对 CNS 功能的最大抑制作用。对抑制脑电活动而言,苯二氮䓬类的效能低于巴比妥类。

(2)强度是获得 CNS 最大抑制作用时所必须的药物剂量。

3.多数镇静-催眠药(氯胺酮例外)减少脑代谢($CMRO_2$)和脑血流量(CBF),后者引起颅内压(ICP)下降。

(1)从脑电图(EEG)可以观察到:镇静剂量可引起高频活动的活化,而麻醉剂量可产生一种暴发抑制模式。

(2)多数镇静-催眠药尽管可作为抗惊厥药,但仍可偶然引起 EEG 惊厥样活动(区别于癫痫活动与肌痉挛样现象)。

4.多数镇静-催眠药(氯胺酮例外)降低眼内压,与对 ICP 和血压的影响相一致。

5.静脉麻醉药产生剂量依赖性呼吸抑制,首先呼吸暂停,随后潮气量减少。

6.静脉麻醉诱导时,许多因素促使血流动力学发生变化。这些因素包括药物,组织器官血流量,交感神经紧张性,注药速度,麻醉前用药,应用心血管药物和直接影响心脏收缩和(或)周围血管系统的因素。

7.大部分静脉镇静-催眠药缺乏内源性镇痛活性。但氯胺酮例外,具有镇痛作用。

(二)药物效应动力学

1.多数静脉麻醉药脂溶性高及脑血流量较高可解释其对 CNS 的快速作用。

2.静脉催眠药的药物效应动力学特点为快速分布,再分布到几个假设房室,随后被消除。

(1)终止静脉麻醉诱导药物 CNS 作用的主要机制为药物从血供量大的中央室(脑)再分布到血供量小而分布广的周边室(肌肉、脂肪)。

(2)多数静脉麻醉药通过肝脏代谢(一些代谢产物有活性),随后大部分水溶性代谢产物由肾脏排泄。

(3)对多数药物而言,临床药物浓度不能饱和肝脏代谢酶系统,血浆药物浓度是按指数衰减的恒比消除(一级动力学过程),因而药物消除速率减慢。

(4)长期输注使血浆药物浓度达稳态,肝脏代谢酶系统可被饱和,药物消除速率与血浆药物浓度无关(零级动力学过程)。

(5)灌注限制清除率描述主要通过肝脏摄取的药物(丙泊酚、依托咪酯、氯胺酮、咪达唑仑)的肝脏清除率。上腹部手术、年龄增加可使肝血流量减少。

3.消除半衰期($T_{1/2}B$)是指血浆药物浓度减少 50% 所需要的时间。

(1)$T_{1/2}B$ 的广泛变异反映分布容积(V_d)和(或)清除率的差异。

(2)静脉滴注某种麻醉药获得所需的临床效果的同时必须避免药物蓄积以及停止输注后 CNS 作用延长。

4.静输即时半衰期是指与药物静脉输注时间有关的血浆药物浓度减少 50% 所需的时间,对镇静-催眠药物输注后的苏醒时间起决定作用。

5.许多因素促使患者静脉镇静-催眠药的药效动力学发生变异,这些因素包括蛋白结合率,肾脏和肝脏清除效能,衰老,并存的肝脏、肾脏、心脏疾病,药物相互作用和体温。

(三)超敏(变态)反应

1.静脉麻醉药和(或)其溶剂的过敏反应虽然少见,但可致命。

2.除依托咪酯外,所有静脉麻醉诱导药物均可引起组胺释放。

3.虽然丙泊酚一般不引起组胺释放,但仍有引起致命过敏反应的报道,尤其对有其他药物(多为肌松药)过敏史的患者。

4.巴比妥类可促使紫质症易感患者急性、间歇发病。据报道,苯二氮䓬类、丙泊酚、依托咪酯和氯胺酮为安全药物。

二、巴比妥类药物

巴比妥类药主要产生中枢神经系统抑制作用,小剂量镇静,中剂量催眠,大剂量抗惊厥或引起麻醉,过量则呈呼吸、循环抑制状态。硫喷妥钠、硫戊巴比妥钠和甲己炔巴比妥均为巴比妥类药物。

硫喷妥钠和硫戊巴比妥钠均为硫喷妥类静脉麻醉药,它们的药理性能和作用强度基本相同。甲己炔巴比妥其作用强度大于硫喷妥类,药理作用与硫喷妥钠基本相似。

(一)理化性质

这些药物为外消旋混合物,呈碱性,2.5%硫喷妥钠的 pH>9,加入酸性溶液(林格液)时,将产生沉淀。

(二)药理学作用

1.巴比妥类麻醉药作用于中枢神经系统 GABA 受体,增强 GABA 的抑制活性。

2.脑电图呈等电位时,巴比妥类降低脑代谢率最高达 55%,同时伴有相应的脑血流减少和颅内压降低。

(1)硫喷妥钠 4~6mg/(kg·h)持续静脉输注可维持等电位脑电图。

(2)尽管颅脑损伤后常用巴比妥类控制颅内压,但治疗结果的研究发现其并不优于其他抗颅内高压治疗方法。

(3)巴比妥类不用于心搏骤停患者的复苏治疗。

(4)巴比妥类可改善大脑对不完全缺血的耐受性,颈动脉内膜切除术、深度控制性降压或体外循环期间,常用于脑保护。中度低温(33~34℃)可提供良好的脑保护作用,而并不延长苏醒时间。

(5)巴比妥类具有强效抗惊厥活性,但甲己炔巴比妥用于癫痫患者可诱发癫痫发作。

3.巴比妥类产生剂量依赖性呼吸抑制,减慢呼吸频率和减少潮气量,甚至出现呼吸暂停。支气管痉挛和喉痉挛通常为麻醉不完善时气道管理的结果。

4.巴比妥类的心血管作用包括血压下降(静脉回流减少、直接心肌抑制)和代偿性心率增快。容量不足可加重低血压。

(三)药物代谢动力学

1.单次静脉注射后能快速产生意识消失,然后通过药物再分布又快速苏醒。

2.主要在肝脏代谢,甲己炔巴比妥的清除率高于硫喷妥钠。甲己炔巴比妥在肝内代谢为无活性产物,硫喷妥钠代谢为半衰期较长的活性代谢产物戊巴比妥。

(1)老年人中央室容积较普通成人低,硫喷妥钠从血流灌注丰富的组织再分布于肌肉组织亦较慢,因而,老年人用药需减量30%～40%。

(2)硫喷妥钠即时半衰期长、苏醒慢,很少用于麻醉维持。

(四)临床应用

1.硫喷妥钠目前主要用于全麻诱导、抗惊厥和脑保护。

(1)全麻诱导:成人诱导剂量为静脉注射3～5mg/kg。

(2)短小手术麻醉:可用于切开引流、烧伤换药及心脏电复律等短小手术。但有镇痛不全,易发呼吸抑制和喉痉挛等危险,现已少用。

(3)控制痉挛和惊厥:可快速控制局麻药中毒、破伤风、癫痫和高热引起的痉挛或惊厥。

(4)颅脑手术:可抑制脑代谢,减少脑耗氧量,降低颅内压,对缺氧性脑损害有一定的防治作用。

2.甲己炔巴比妥成人诱导剂量为1.5mg/kg静脉注射,阵挛样肌颤和呃逆等其他兴奋性活动的发生率高,目前已基本不用。

(五)不良反应

1.变态反应或类变态反应:硫喷妥钠偶可致过敏样的反应(荨麻疹、面部水肿、低血压)。

2.巴比妥类药物可引起卟啉症患者急性发作。

3.硫喷妥钠误注入动脉,可导致小动脉和毛细血管内结晶形成,引起强烈的血管收缩、血栓形成,甚至组织坏死。处理方法为动脉应用罂粟碱、臂丛神经阻滞和肝素化。

4.应用甲己炔巴比妥时肌痉挛和呃逆较常见。

(六)禁忌证

1.呼吸道梗阻或难以保证呼吸道通畅的患者。

2.支气管哮喘者。

3.卟啉症(紫质症)者。

4.严重失代偿性心血管疾病和其他心血管功能不稳定的患者,如未经处理的休克、脱水等。

5.营养不良、贫血、电解质紊乱、氮质血症者。

6.肾上腺皮质功能不全或长期使用肾上腺皮质激素者。

三、非巴比妥类静脉麻醉药

(一)烷基酚类

烷基酚类的代表药物是丙泊酚。它的出现可以说是静脉麻醉药的历史性突破,从其引入临床使用后,静脉麻醉的发展包括药代动力学和药效动力学的进展非常迅速。目前丙泊酚已经成为全世界麻醉药中最为常用的静脉麻醉药。

1.丙泊酚

丙泊酚在室温下为油性,不溶于水,但具有高度脂溶性。丙泊酚注射液中含有丙泊酚和脂肪乳溶剂,目前常用的脂肪乳溶剂有长链的大豆油和中链甘油三酯(即中长链脂肪乳)。建议储存在25℃以下,但不宜冷冻。

(1)药代特性:静脉注射后到达峰效应的时间为90秒。分布广泛呈三室模型,95%以上与血浆蛋白结合。2分钟后血药浓度达峰值,脑平衡半衰期2.6分钟。初期和慢相分布半衰期分别为1~8分钟和30~70分钟,消除半衰期为4~23.5小时。主要在肝经羟化和与葡萄糖醛酸结合降解为水溶性的化合物经肾排出。老年人清除率低,但中央室容积小。儿童的中央室容积大,且其清除率高。其代谢产物无药理学活性,故适合于连续静脉输注维持麻醉。

(2)药理作用:丙泊酚的作用机制尚未明确,研究表明丙泊酚可能与 γ-氨基丁酸(GABA)受体-氯离子复合物发挥镇静催眠作用。也可能通过 α_2 肾上腺素能受体系统产生间接的镇静作用或者有可能通过调控钠通道门控对谷氨酸的 N-甲基-D 门冬氨酸(NMDA)亚型产生广泛的抑制,进而发挥其中枢神经系统的抑制作用。还有研究发现丙泊酚对脊髓神经元有直接抑制作用。丙泊酚可作用于急性分离的脊髓背角神经元的 $GABA_A$ 受体和甘氨酸受体。

①中枢神经系统:丙泊酚是起效迅速、诱导平稳、无肌肉不自主运动、咳嗽、呃逆等不良反应的短效静脉麻醉药,静脉注射 2.5mg/kg,约经一次臂-脑循环时间便可发挥作用,90~100 秒作用达峰效应,持续 5~10 分钟,苏醒快而完全,没有兴奋现象。

丙泊酚可以降低脑血流和颅内压。因此静脉输注丙泊酚是神经外科手术良好的麻醉选择。从脑电图上看,随着丙泊酚剂量的增加,脑电慢波成分逐渐增加,甚至达到一定程度的暴发性抑制。可以通过脑电双频指数来衡量镇静的深度和意识消失的水平。丙泊酚对脑缺血的病灶和癫痫病灶都有很好的保护作用,可用于癫痫发作的控制。丙泊酚具有一定的抗吐作用,因此丙泊酚静脉麻醉术后发生恶心呕吐的概率减少。

②呼吸系统:诱导剂量的丙泊酚对呼吸有明显抑制作用,表现为呼吸频率减慢,潮气量减少,甚至出现呼吸暂停,持续 30~60 秒,对此应高度重视。丙泊酚静脉持续输注期间,呼吸中枢对 CO_2 的反应性减弱。

③心血管系统:丙泊酚对心血管系统有明显的抑制作用,在麻醉诱导期间可使心排出量、心脏指数、每搏指数和总外周阻力降低,从而导致动脉压显著下降。该药对心血管系统的抑制作用与患者年龄、一次性注药剂量与注药速度密切相关,缓慢注射时降压不明显,但麻醉效果减弱。其降低血压是由于外周血管扩张与直接心脏抑制的双重作用,且呈剂量依赖性,对老年人的心血管抑制作用更重。

④其他:丙泊酚可引起注射部位疼痛和局部静脉炎。也可引起类变态反应,对有药物过敏史、大豆、鸡蛋清过敏者应慎用。丙泊酚溶液有利于细菌生长,尽管目前在其制剂中添加了 0.005% 的依地酸二钠(EDTA),可以减少或阻止微生物生长,但使用过程中依然要注意无菌技术。

(3)临床应用:丙泊酚作为一新型的快效、短效静脉麻醉药,苏醒迅速而完全,持续输注后不易蓄积,为其他静脉麻醉药所无法比拟,目前普遍用于麻醉诱导、麻醉维持及镇静。

①诱导:全麻诱导剂量为 1~2.5mg/kg,95%有效量(ED_{95})成人未给术前药者为 2~2.5mg/kg,术前给阿片类或苯二氮䓬类药者应酌减。60 岁以上诱导量酌减。儿童诱导量需稍增加,其 ED_{95} 为 2~3mg/kg。通常需与镇痛药、肌松药合用;如果采用靶控输注(TCI),单纯

应用丙泊酚诱导时靶控血浆浓度一般设定血浆浓度为 $3\sim6\mu g/mL$,复合诱导时的靶控浓度一般设定在 $2.5\sim3.5\mu g/mL$ 待患者意识消失后根据血流动力学变化调节。危重 TCI 患者在丙泊酚诱导时应采用"分步 TCI"。初始靶浓度降低到 $1\mu g/mL$,每隔 $1\sim2$ 分钟增加靶浓度 $0.5\sim1\mu g/mL$,直到患者的意识消失。

②麻醉维持:丙泊酚麻醉维持可以采用单次间断静脉注射,每隔数分钟追加 $10\sim40mg$ 维持麻醉。也可以采用连续输注,剂量多在 $50\sim150\mu g/(kg \cdot min)$,然后根据患者对手术刺激的反应调整。丙泊酚常与氧化亚氮或阿片类药物相复合,则药量宜减少至 $30\sim100\mu g/(kg \cdot min)$。当采用靶控输注维持时,靶浓度维持在 $3\sim6\mu g/mL$,并且应该随时调整,最好有麻醉镇静深度的监测。

③其他:此药还特别适用于门诊患者胃、肠镜诊断性检查、人流等短小手术的麻醉。静脉持续输注丙泊酚 $100\mu g/(kg \cdot min)$ 时,潮气量可减少 40%。在人工流产、内镜检查等短小手术时应用该药,必须备有氧源及人工呼吸用具以备急用。也常用于 ICU 患者的镇静。

④注意事项:需要注意的是长时间(>48 小时)、大剂量[$>4mg/(kg \cdot h)$]的丙泊酚输注可能导致丙泊酚输注综合征(PIS)。PIS 最初发现于儿童,后来在重症成年患者也观察到这种现象。主要表现为:高钾血症、高脂血症、代谢性酸中毒、肝脏肿大或肝脏脂肪浸润、横纹肌溶解、不明原因的心律失常、难治性心力衰竭,严重情况下甚至导致患者死亡,其病死率相当高。发病机制目前还不清楚,可能与丙泊酚对心血管的抑制作用、丙泊酚代谢产物的影响、丙泊酚对线粒体呼吸链的影响以及丙泊酚对脂类代谢的影响有关。

2.磷丙泊酚

磷丙泊酚是丙泊酚的水溶性专利前体药物,作为新型的镇静催眠药目前已在美国注册上市。

(1)药代特性:静脉注射磷丙泊酚后,可经内皮细胞碱性磷酸酶快速分解成活性成分丙泊酚。每 1mmol 的磷丙泊酚可分解丙泊酚 1mmol。丙泊酚迅速进入脑组织中并达到平衡,从而发挥相应的药理效应。由于磷丙泊酚是前体药,有不易被首过消除的特点。分解后的丙泊酚达峰时间为 $4\sim13$ 分钟。磷丙泊酚和分解的丙泊酚的半衰期分别为 23.9 分钟和 45 分钟。分布容积分别为 0.25L/kg 和 2.3L/kg,清除率分别为 $46mL/(kg \cdot min)$ 和 $344mL/(kg \cdot min)$。研究表明,磷丙泊酚的血药浓度和药效之间无滞后现象。

(2)药理作用:单剂量静脉给予磷丙泊酚可产生明显的镇静作用,并呈剂量依赖性。与传统的丙泊酚相比其 EC_{50} 小,表明磷丙泊酚的药效更强。给予相同剂量时,磷丙泊酚比丙泊酚的血药浓度高,且作用时间长。

磷丙泊酚对呼吸的影响较小,但仍可引起呼吸暂停。

(3)临床应用:目前磷丙泊酚已广泛应用于各种内镜检查以及小手术的麻醉用药。但对其大样本的临床观察的研究还较少。主要不良反应报道的有呼吸抑制、低氧血症、感觉异常和瘙痒等。

(二)苯二氮䓬类

苯二氮䓬类在中枢有特异性的受体,与受体结合后能易化 GABA 受体功能。在麻醉中多用于静脉全麻诱导和镇静。苯二氮䓬类的优势在于心血管的抑制效应小,对动脉血压、心输出量和外周血管阻力的影响较小。因此对于患有心脏疾病的手术患者是常用的麻醉诱导药。

1.咪达唑仑

咪达唑仑是苯二氮䓬类的代表药物。与苯二氮䓬受体能高度特异性结合,影响 GABA 与中枢系统中 GABA 受体的亲和力,使与受体偶联的氯通道开放,氯离子进入细胞,使细胞超极化,降低了中枢神经系统的兴奋性。

(1)药代特性:咪达唑仑是水溶性的苯二氮䓬类药物,易迅速透过血脑屏障。单次静脉注射后分布半衰期为 0.31 小时±0.24 小时,消除半衰期 2.4 小时±0.8 小时。老年人、肥胖者及肝功能障碍者消除半衰期延长,小儿消除半衰期比成人短。咪达唑仑主要在肝代谢,钙通道阻滞药能抑制肝代谢酶,延长咪达唑仑的麻醉作用。肾清除率对全部消除率的影响小,所以肾功能不全患者的清除率变化小。

(2)药理作用

①中枢神经系统:咪达唑仑具有抗焦虑、催眠、抗惊厥、肌松和顺行性遗忘等作用。根据剂量不同,产生抗焦虑至意识消失的不同程度的效应。咪达唑仑可引起脑血流降低,源于降低脑组织代谢率和直接的血管收缩反应,并有明显的剂量依赖性,但这种量效关系有封项效应,可能与受体饱和有关。该药降低大脑中动脉的血流速度,增加血管阻力,对颅内顺应性欠佳或颅内压增高的患者,给予 0.15～0.27mg/kg 咪达唑仑对脑缺氧有保护作用。

②心血管系统:咪达唑仑对正常人的心血管系统影响轻微,仅表现为心率轻度增快,体循环阻力和平均动脉压轻度下降以及左室充盈压和每搏量轻度下降,但对心肌收缩力无影响。

③呼吸系统:虽然对呼吸有一定的抑制作用,但程度也与剂量相关。表现为降低潮气量,增快呼吸频率,缩短呼气时间,但不影响功能残气量和剩余肺容量。咪达唑仑主要对呼吸中枢有抑制作用,对呼吸动力几乎无影响,因此和其他中枢抑制药合用时,对呼吸抑制有协同作用。

④其他:咪达唑仑本身无镇痛作用,但可增强其他麻醉药的镇痛作用。

(3)临床应用

①麻醉前给药:利用咪达唑仑具有催眠和抗焦虑作用,口服、肌内注射、静脉注射和直肠给药均有效。对小儿肌内注射为 0.08～0.15mg/kg,10～15 分钟产生镇静效应,30～40 分钟产生最大效应,其具有作用快,镇静作用强,无注射点痛等优点。小儿麻醉前口服剂量为 0.5mg/kg,也可经直肠注入,剂量为 0.3mg,最大量为 7.5mg。口服 7.5mg,患者即可迅速满意入睡,醒后可无困倦和嗜睡感。

②麻醉诱导:麻醉诱导可产生睡眠和遗忘,但无镇痛作用。诱导量不超过 0.3mg/kg。老年及危重患者剂量以＜0.15mg/kg 为宜。诱导推荐咪达唑仑、丙泊酚及阿片类镇痛药协同诱导,可减少单纯麻醉药用量,降低不良反应,提高麻醉安全性,并有利于麻醉后患者迅速清醒。

③麻醉维持:临床上单纯使用咪达唑仑麻醉维持较少,通常复合使用其他阿片类药或其他静脉或吸入麻醉药。可采用静脉分次给药或连续静脉输注。分次给药在麻醉减浅时追加诱导量的 25%～30%,连续静脉输注剂量为 0.15mg/kg。

④镇静:多用于上消化道和肺的纤维内镜检查以及心导管检查、心血管造影、脑血管造影、心律转复等诊断性和治疗性操作。在表面麻醉的基础上辅用咪达唑仑,可使患者减轻和消除咳嗽、呃逆、喉痉挛和呕吐等症状,提供良好的操作条件,0.07mg/kg 即可产生满意的镇静

效果。

⑤ICU患者镇静：咪达唑仑也常用于ICU机械通气患者的带管镇静，一般每小时1～3mg即可获得稳态镇静镇痛浓度，适用于ICU患者长期镇静。

2.氟马西尼

氟马西尼是苯二氮䓬受体特异性的拮抗剂。其化学结构与咪达唑仑相似，与后者的主要区别是其苯基被羧基取代，是特异性苯二氮䓬类拮抗药，能竞争性占据受体位点，因此能迅速有效逆转苯二氮䓬在中枢的药理作用。

(1)药代特性：静脉注射后5分钟血浆浓度即可达峰值。血浆蛋白结合率为40%～50%。表观分布容积为1.02～1.2L/kg。消除半衰期显著短于常用的苯二氮䓬类药，为48～70分钟，因此需要注意单次给药的拮抗作用消失后，可再次出现苯二氮䓬类的镇静作用。氟马西尼经肝脏代谢，仅极少量会以原形从尿中排出。

(2)药理作用：氟马西尼主要药理作用是拮抗苯二氮䓬类药的所有中枢抑制效应，从抗焦虑、镇静、遗忘，直到抗惊厥、肌松和催眠。最小有效剂量为0.007mg/kg。拮抗程度与氟马西尼剂量有关，也与所用的苯二氮䓬类药剂量有关。但是氟马西尼无内在药理活性，有研究表明单纯给予氟马西尼既不产生苯二氮䓬类的效应，也不产生其相反的效应。

氟马西尼对呼吸和循环均无影响。但对苯二氮䓬类药引起的呼吸抑制，有一定的拮抗作用。

(3)临床应用

①解救苯二氮䓬类的药物中毒：大量服用苯二氮䓬类药物的患者除基本支持治疗外，可用氟马西尼进行解救。采用小剂量分次静脉注射的方法，每次0.1～0.2mg，给药后观察2～3分钟，没有苏醒可以每次追加0.1mg，直至苏醒，总量通常不超过2mg。但由于氟马西尼的时效短于苯二氮䓬类药，因此为了维持疗效，可用首次有效量的半量重复注射。

对于可疑药物中毒的昏迷患者，也可用氟马西尼鉴别。如果用药后有效，基本上可肯定是苯二氮䓬类药中毒；否则可基本排除。

②拮抗麻醉后苯二氮䓬类药的残余作用：对于以苯二氮䓬类药作为复合全麻用药或部位麻醉时镇静用药的手术患者，可用氟马西尼拮抗其残余作用，以获得患者迅速苏醒。首次剂量0.1～0.2mg静脉注射，以后0.1mg/min，直至患者清醒，总量不超过1mg。

③ICU患者：在ICU中长时间用苯二氮䓬类药镇静耐管的呼吸机治疗的患者，在尝试脱机的过程中，可用氟马西尼拮抗苯二氮䓬类药的作用。

(三)其他静脉麻醉药

1.依托咪酯

依托咪酯，该药有两种异构体，但只有其右旋异构体有镇静、催眠作用。化学结构中的咪唑基团与咪达唑仑一样，在酸性pH条件下为水溶性，而在生理性pH条件下则成为脂溶性。以前依托咪酯的针剂是含丙二醇的溶液，因此常常有注射部位疼痛和静脉炎发生。现有的依托咪酯制剂为乳剂，是以20%中长链甘油三酯为溶剂，发生注射痛的概率明显降低。其作用是抑制大脑皮层的网状系统，也有可能作用于GABA受体，增加受体亲和力表现出中枢抑制作用。

(1)药代特性：依托咪酯的药代模型呈三室开放模型，即迅速到中央室(脑和血供丰富的器官),然后到周围室。成人静脉注射后 1 分钟内脑组织即达最高浓度,最大效应发生在注药 3 分钟时。然后很快从脑向其他组织转移,患者一般 7～14 分钟即可迅速苏醒。其脑内浓度与催眠效应呈直线关系。血浆蛋白结合率为 76.5%,在肝脏和血浆中主要被酯酶迅速水解,最初 30 分钟内水解最快,排泄迅速。初始半衰期为 2.7 分钟,再分布半衰期为 29 分钟,消除半衰期为 2.9～5.3 小时。分布容积为 2.5～4.5L/kg。

(2)药理作用

①中枢神经系统:依托咪酯是目前常用的静脉麻醉药,催眠剂量可产生皮层下抑制,出现新皮层样睡眠,脑干网状结构激活和反应处于抑制状态。作用强度强于巴比妥类药物。诱导剂量 0.3mg/kg 经过一次臂-脑循环即可产生催眠作用。可减少脑血流量,降低脑氧代谢率,0.7mg/kg 可使颅内压升高的患者 ICP 急剧下降,对缺氧引起的脑损害有保护作用,并可制止脑缺氧引起的抽搐。

②心血管系统:依托咪酯最大的优势在于其麻醉后血流动力学非常稳定,周围血管阻力和冠状动脉血管阻力明显降低,心指数增加,且不增加心肌耗氧量,可使左心室耗氧量降低,是心血管疾患良好的麻醉诱导药物。

③呼吸系统:依托咪酯对呼吸的影响也较小,只要不注速过快,对呼吸频率和幅度均无明显影响。对气管平滑肌有舒张作用,对哮喘等气管高反应的患者可安全地选用依托咪酯作为静脉全麻药,并有可能起到一定的治疗作用。术前复合给予芬太尼等阿片类药的患者易发生呼吸抑制。依托咪酯诱导时可发生呃逆或咳嗽。

④其他:依托咪酯无镇痛作用。不影响肝、肾功能,不释放组胺,能快速降低眼压,对眼科手术有利。有报道依托咪酯能抑制肾上腺皮质功能。但围术期诱导剂量的依托咪酯所引起的肾上腺皮质抑制,表现为皮质醇水平通常仍在正常低限范围,此为暂时性且并无临床意义。

(3)临床应用:依托咪酯属于短效静脉麻醉药。因缺乏镇痛、肌松作用,故主要用于麻醉诱导及人流等门诊诊断性检查与小手术麻醉,用于麻醉维持须与麻醉性镇痛药、肌松药复合应用。

①麻醉诱导:常用量 0.15～0.3mg/kg,重危患者可减至 0.1mg/kg,约 10 秒即可使眼睑反射消失而入睡,因无镇痛作用需要增大阿片类药物的用量,以减少或减轻气管插管时升压反应。

②麻醉维持:由于考虑到依托咪酯对肾上腺皮质功能的抑制作用,麻醉维持尚有争议。通常麻醉诱导后的维持剂量为 0.12～0.2mg/(kg·h),同时复合其他阿片药物及吸入麻醉药。多次用药无明显蓄积,睡眠持续时间稍有延长。

③有创检查:如内镜检查、介入治疗、人工流产、电击除颤和拔牙等,可单次给药或追加。

④危重患者:心血管疾病、反应性气道疾病、颅高压或合并多种疾病的患者最适合选择依托咪酯诱导。

⑤需要注意的是依托咪酯诱导可出现注射部位痛,发生率约 20%,可于注药前 1～2 分钟先静脉注射芬太尼或于药液内加少量利多卡因可减轻疼痛。给药剂量过大或推药速度过快,可发生肌震颤或阵挛。另外,依托咪酯也是引起术后恶心呕吐的重要因素,呕吐发生率为 30%～40%。

2.右美托咪定

右美托咪定是 α_2 肾上腺能受体激动剂,对于 α 肾上腺能受体,右美托咪定对 α_2 的选择性远高于 α_1,具有中枢性的镇静、抗焦虑、催眠和镇痛效应。最早用于 ICU 机械通气患者的短期镇静。

(1)药代特性:右美托咪定是外消旋混合物美托咪定的右旋异构体,易溶于水。其蛋白结合率高达 94%,全血和血浆的浓度比约 0.66。药代模型可以用三室模型来描述,对于肾损害的患者不改变其药代动力学,但镇静效能会由于血浆蛋白结合率降低而明显增强。右美托咪定的起效时间为 10～15 分钟,但需要连续 10 分钟给予负荷剂量。消除半衰期为 2～3 小时。从 10 分钟到 8 小时的输注其时量半衰期可以从 4 分钟变化到 250 分钟。

(2)药理作用

①中枢神经系统:右美托咪定与蓝斑核上产生去甲肾上腺素的神经元细胞膜 α_2 肾上腺素受体结合,抑制腺苷酸环化酶的活性,减少细胞中 cAMP 的含量,增加细胞内合成代谢过程。神经末梢钙激活的钾离子通道开放,钾离子外流,同时,通过钙通道的钙离子内流减少,导致细胞膜超极化,发生突触后抑制;突触前膜钙离子内流减少,抑制前膜上去甲肾上腺素的释放,发生突触前抑制。上述两种机制抑制蓝斑核神经元发出冲动,阻断蓝斑核至皮层下的上行去甲肾上腺素通路的兴奋传导,从而产生镇静催眠作用。简言之,右美托咪定通过作用内源性的睡眠激发通路产生自然睡眠模式,患者容易被唤醒而且能够按照指令配合,没有干扰时又可以进入睡眠状态,且不影响睡眠时的脑血流量。

②心血管系统:右美托咪定对心血管系统呈现短暂的两相心血管反应,尤其在输注早期且呈剂量依赖性。$1\mu g/kg$ 的剂量引起短暂的血压升高和反射性的心率减慢,在年轻患者或健康志愿者则更常见。血压升高的原因可能是血管平滑肌上的 α_{2B} 受体受到激动。慢速输注或避免一次性大剂量用药可避免血压升高的发生。右美托咪定也能引起低血压,通常在输注 10 分钟之后,可能与中枢交感抑制有关。需要关注的是交感神经兴奋减少,迷走神经活动相对增强而引起心动过缓,虽然大多数可以自行缓解,但如果采用适当稀释、减缓输注、补充足够的血容量并加以严密的监护等措施,可以提高使用右美托咪定的安全性。

③呼吸系统:右美托咪定对呼吸的影响较小,即使在比较深的镇静状态下,仅表现分钟通气量减少,而动脉氧分压及二氧化碳通气反应等并未受到影响,即机体对高碳酸血症的觉醒反应维持正常。

④其他:右美托咪定具有一定的镇痛作用,但机制尚未明确,可能与刺激脊髓背角的 α_{2C} 和 α_{2A} 受体,减少促伤害性介质传递,减少 P 物质和谷氨酸盐以及介导神经元间超极化等方式直接抑制疼痛传递。临床上可以见到右美托咪定具有节省阿片类药量的作用,作为神经阻滞技术的辅助药物能够延长镇痛时效,可能与抑制 C 纤维和 Aδ 纤维上神经信号的传导有关。

(3)临床应用

①全身麻醉辅助镇静:右美托咪定具有镇静催眠作用,可以用于麻醉诱导期及麻醉维持期,甚至可以用于全麻苏醒期的辅助镇静。麻醉诱导前静脉泵注右美托咪定 $0.5～1.0\mu g/kg$,维持 10 分钟以上,可以减轻插管反应。但需注意低血压和心动过缓的发生。麻醉维持时可辅助 $0.2～0.5\mu g/kg$ 右美托咪定,可以使麻醉过程更加平稳,术后恢复质量更高。特别是在手术

结束前 40 分钟,给予右美托咪定 $0.2\sim0.5\mu g/kg$,使患者在全麻苏醒过程血流动力学更加平稳,耐管更好,拔管过程减少呛咳、躁动等反应。但是苏醒时间会延长。

②区域阻滞辅助镇静镇痛:在区域阻滞操作前给予右美托咪定 $0.2\sim0.7\mu g/kg$,泵注 $10\sim15$ 分钟,可使患者镇静满意,提高舒适度,且不影响呼吸。同时可以增强区域阻滞的镇痛效果。

③有创检查及 ICU 患者的辅助镇静:有创检查包括胃肠镜检查、介入治疗和支气管镜检查等。可给予 $0.2\sim1.0\mu g/kg$ 的负荷剂量,泵注时间不少于 10 分钟,之后以 $0.2\sim0.8\mu g/(kg\cdot h)$ 维持。ICU 患者机械通气镇静可给予 $0.4\mu g/(kg\cdot h)$ 泵注,并根据镇静深度调整。可以使患者获得满意的镇静,解除焦虑和烦躁,同时可以被唤醒配合检查。

④其他:由于右美托咪定产生的镇静类似自然睡眠,且对呼吸无抑制。对于困难气道的患者可以保留自主呼吸镇静下纤支镜引导插管;清醒开颅、保留功能区手术也是右美托咪定较好的适应证,在开颅后泵注右美托咪定负荷剂量 $0.5\mu g/kg$(15 分钟),然后 $0.2\sim0.5\mu g/(kg\cdot h)$ 维持,调整麻醉深度使患者能够被唤醒。另外,脑部深部电极植入术也可以使用右美托咪定维持镇静。

3.氯胺酮

氯胺酮的作用是苯环利定的衍生物。同时氯胺酮是 N-甲基-D-天门冬氨酸(NMDA)受体的非竞争性拮抗剂。目前认为氯胺酮产生有效麻醉和镇痛作用与 NMDA 受体被阻滞有关,选择性阻断脊髓网状结构束对痛觉信号的传入,阻断疼痛向丘脑和皮质区传导,产生镇痛作用。同时还激活边缘系统。有研究报道氯胺酮能够激动阿片受体,产生镇痛作用。

临床所用的氯胺酮是右旋与左旋氯胺酮两对映异构体的消旋体。右旋氯胺酮的麻醉效价为左旋氯胺酮的 4 倍。

(1)药代特性:氯胺酮的药代模型可以用二室模型来描述。其脂溶性很高,极易通过血脑屏障,加之脑血流丰富,脑内浓度迅速增加,其峰浓度可达血药浓度的 $4\sim5$ 倍,所以起效很快。肌内注射后 $5\sim10$ 分钟,静脉注射后 30 秒意识即可消失,血药浓度即达峰值,作用时间 $5\sim10$ 分钟。但是氯胺酮在体内再分布的速率也很快,所以药效作用也很快消退,即给药后苏醒很快,但患者完全清醒的时间并不短,停药后 $15\sim30$ 分钟定向力恢复,完全苏醒需 $0.5\sim1$ 小时。其分布半衰期 $7\sim17$ 分钟,消除半衰期 $2\sim3$ 小时。

氯胺酮主要经肝微粒体酶转化为去甲氯胺酮,其麻醉效价相当于氯胺酮的 $1/5\sim1/3$,消除半衰期更长,因此氯胺酮麻醉苏醒后仍有一定镇痛作用。反复应用氯胺酮可因自身诱导作用而产生对此药的耐受性。口服氯胺酮的生物利用度仅为 16.5%,由于去甲氯胺酮也有一定的镇痛作用,故可作为小儿麻醉前用药。小儿直肠灌注氯胺酮 $10mg/kg$ 加氟哌利多 $0.0125mg/kg$,可达到较好的麻醉作用。

(2)药理作用

①中枢神经系统:氯胺酮是唯一具有确切镇痛作用的静脉麻醉药。该药的分子量小,脂溶性高,故能很快透过血,脑脊液屏障。

氯胺酮的麻醉体征与传统的全麻药不同。单独注射后不像其他全麻药呈类自然睡眠状态,而呈木僵状。表现为意识消失但眼睛睁开凝视,眼球震颤,对光反射、咳嗽反射、吞咽反射存在,肌张力增加,少数患者出现牙关紧闭和四肢不自主活动,这种现象曾被称为"分离麻醉"。氯胺酮虽有良好的镇痛作用,但对内脏的镇痛效果差,腹腔手术时牵拉内脏仍有反应。

氯胺酮能增加脑血流量和脑耗氧量,颅内压随脑血流量增加而增高。由于其在大脑皮层的活动呈现抑制和兴奋的双重效应,因此与其他静脉麻醉药相比在脑电图的表现上明显不同。虽然临床上表现遗忘和意识消失,但脑电图依然出现有很多快波的成分。由于氯胺酮兴奋边缘系统,可导致苏醒期患者出现精神运动性反应。

②心血管系统:氯胺酮与其他静脉麻醉药相比是目前唯一能增加动脉压,增快心率和提高心输出量的药物。但对心血管系统有双重作用,一方面可兴奋交感神经中枢,使内源性儿茶酚胺释放增加,同时对心肌有直接抑制作用。因此,对交感神经系统活性正常的患者,主要表现为心率增快、血压升高和心排出量增加。而对危重患者和交感神经活性减弱的患者,则主要表现为心血管系统抑制作用、心肌收缩力减弱、心排出量降低和血压下降,例如重症脓毒血症和低血容量患者给予氯胺酮,会出现每搏量降低、心排出量、平均动脉压和心指数降低。因此,氯胺酮对心脏储备能力欠佳的患者不一定能改变其心血管功能。氯胺酮可以维持缺氧性肺血管收缩反应。

③呼吸系统:临床麻醉剂量的氯胺酮对呼吸产生轻度抑制,且很快恢复,除非静脉注射过快或剂量过大,但与麻醉性镇痛药复合应用时,则引起显著的呼吸抑制。对婴儿和老年人的呼吸抑制作用更为明显。

氯胺酮具有支气管平滑肌松弛作用,麻醉时肺顺应性增加,呼吸道阻力降低,并能使支气管痉挛缓解,故适用于支气管哮喘患者。氯胺酮这种支气管松弛作用可能与其有拟交感神经作用,对抗组胺、乙酰胆碱和5-羟色胺引起的支气管收缩有关。氯胺酮增加唾液腺和支气管的分泌,小儿尤为明显,不利于保持呼吸道通畅,且喉头分泌物的刺激可能诱发喉痉挛、咳嗽、呃逆在小儿较成人常见。虽然氯胺酮可保持咽喉气道反射,但术中仍需注意保护患者的气道,防止发生误吸。

④其他:氯胺酮可使眼压轻度增高,可能是由于眼外肌张力失去平衡所致。1~2mg/kg氯胺酮可增加子宫的张力和子宫收缩的强度。产科急诊麻醉时可使用氯胺酮麻醉诱导,以维持血管以及子宫的张力。

(3)临床应用:氯胺酮最大的优势在于具有显著镇痛作用,且对呼吸和循环系统影响较轻,因此主要适用于短小手术、清创、植皮、更换敷料和小儿麻醉,尤其适用于支气管痉挛性气道疾病或因低血容量或心肌病(非冠心病)而导致血流动力学不稳定的患者的麻醉诱导。氯胺酮可经静脉、肌内注射、口服途径给药,全麻诱导剂量为静脉注射0.5~2mg/kg,特别适合于休克等低血容量的患者的麻醉诱导。单独使用一般用于短小浅表手术,清创或有创检查等,包括小儿基础麻醉,适于手术室外儿科患者的镇静,小儿剂量氯胺酮(0.1~0.5mg/kg)有一定的镇痛作用。

但需要注意的是氯胺酮增加颅内压,所以颅内压升高及颅内占位的患者不应使用氯胺酮。开放性眼外伤或其他眼内压升高的患者也禁用氯胺酮。严重的高血压、动脉硬化、肺心病、肺动脉高压、心功能代偿不全、精神病病史、甲状腺功能亢进及酒后不宜使用。

4.艾司氯胺酮

艾司氯胺酮是右旋氯胺酮,它与门冬氨酸受体和阿片 μ 受体的亲和力更高,故较氯胺酮具有更强的镇痛效力,因此,艾司氯胺酮使用剂量仅为氯胺酮的 1/2,且具有更高的体内清除率和理论上更低的不良反应发生率。

(1)药动学:艾司氯胺酮鼻喷剂的平均生物利用率接近 48%,用药后 20~30 分钟可至最大血药浓度,与蛋白结合率为 43%~45%。药物在体内达到峰浓度之后,血浆浓度是呈双相下降的,前 2~4 小时快速下降,半衰期为 7~12 小时。艾司氯胺酮主要通过 CYP450 代谢,大多数代谢产物(≥78%)通过尿液排出,小部分通过粪便排出(≤2%)。

(2)药物的相互作用:艾司氯胺酮主要通过 CYP2B6 和 CYP3A4 代谢,因此使用 CYP450 诱导剂可使艾司氯胺酮的药物浓度下降,CYP450 阻滞剂可使艾司氯胺酮的药物浓度升高。艾司氯胺酮与中枢神经抑制剂(苯二氮类、阿片类、酒精)合用会增加过度镇静的风险,与精神兴奋剂(安非他明、利他林、莫达非尼)或单胺氧化酶抑制剂(司来吉兰、雷沙吉兰)合用时容易引起血压升高,所以当艾司氯胺酮与这些药物联用时,需密切观察患者不良反应的发生。

艾司氯胺酮与"老药"氯胺酮是十分相似的,因此临床上的应用场景也基本与氯胺酮相重合,但其在苏醒时间上或优于氯胺酮,在创伤性较小的检查或短小手术中会有用武之地。

参考国内专家的展望,艾司氯胺酮在小儿麻醉、短小检查或手术麻醉、剖宫产等麻醉场景中或可占有一席之地。然而,并没有提及药物具体的使用体验。

5.羟丁酸钠

羟丁酸钠又名 γ-羟丁酸钠,在我国曾是常用的镇静剂。γ-羟基丁酸是 γ-氨基丁酸的中间代谢物,是内源性具有镇静安定作用的中枢神经系统物质。除用于治疗失眠、抑郁症等外,还是常用麻醉药物。但因其睡眠时间长、抑制呼吸、明显减少呼吸次数和可控性较差,目前已较少应用。

羟基丁酸在中枢神经系统中有两个特异性结合位点,除了作用于 GABA 产生中枢抑制作用外,还可以作用于羟基丁酸受体从而产生兴奋作用,能产生性心理和生理的反应。目前已受到严格控制和监管其生产与使用。

(1)药代特性:静脉注射羟丁酸钠后 3~5 分钟即可出现嗜睡,10 分钟能进入睡眠,15 分钟血药浓度达到峰值,药效作用持续 90 分钟以上,甚至可持续数小时。羟丁酸钠通过血脑屏障的速度较慢,因此起效偏慢,达峰时间偏长,约 45 分钟。之后很长时间血药浓度维持较低水平。大部分药物代谢成 CO_2 和水排出体外。

(2)药理作用:羟丁酸钠所致催眠作用类似自然睡眠,是一种催眠性静脉麻醉辅助药。

羟丁酸钠可使血压升高,尤其是老年人。心率可减慢,心排出量无改变或略减少。对心肌无明显影响。羟丁酸钠对呼吸系统的影响主要为呼吸频率减慢,呼吸加深,潮气量稍增加。对 CO_2 的敏感性不变,因此发生呼吸抑制的情况较少。在麻醉后因咽反射抑制,下颌较松弛,表面麻醉后即能顺利施行气管内插管,且能较好地耐受气管内导管。

(3)临床应用:羟丁酸钠曾经是常用的静脉麻醉药,常用于麻醉维持。临床剂量 50~80mg/kg,但苏醒期较长,且严重减慢呼吸频率。严重高血压病患者,低钾患者禁用。主要缺点是其诱导起效缓慢,并有锥体外系等不良反应,只能作为全麻的辅助药。

第三节 局部麻醉药

一、概述

局部麻醉药简称为局麻药,当局部应用于神经末梢或神经干周围时,在意识清醒的状态下,使局部的痛觉暂时消失。局麻作用消除后,神经功能可完全恢复。目前临床使用的局麻药含有一个亲水性氨基和一个亲脂性芳香基团,两者通过酯键或酰胺键连接。因此局麻药可分为酯类和酰胺类。酯类局麻药有普鲁卡因、丁卡因;酰胺类局麻药有利多卡因和丁哌卡因等。

(一)药理作用及机制

1.局部作用

(1)低浓度局麻药能阻断感觉神经冲动的发生和传导,当浓度较高时对神经系统的任何部分和各类神经纤维都有阻断作用。局麻药可提高神经纤维兴奋阈值,减慢传导速度,降低动作电位幅度,最终使神经纤维丧失产生动作电位的能力。细的神经纤维比粗的神经纤维对局部麻醉药的作用更为敏感;无髓鞘的交感、副交感神经节后纤维更为敏感。在局麻药作用下依次发生痛觉缺失,冷觉、温觉、触觉和压觉消失。神经冲动传导的恢复则按上述相反顺序进行。

(2)本类药主要作用在神经细胞膜上,直接抑制电压,依赖性钠离子内流,抑制动作电位的产生和传导,从而产生局麻作用。目前认为本类药主要作用于钠通道上 1 个或多个特殊结合点。局麻药阻断神经细胞钠通道的细胞膜侧通道口。因此神经处使用的局麻药必须通过神经细胞膜内侧进入细胞后才能发挥作用。钠通道是大分子聚合物,是由 α、β_1、β_2 三个亚基组成。钠通道主要功能单位是 α 亚基,它具有 4 个同源区($\mathrm{I} \sim \mathrm{IV}$),每个区段又由 6 个螺旋结构的跨膜片段组成($S_1 \sim S_6$),其结构与钙通道相同。本类药的钠通道细胞膜侧作用点是位于亚基 IV 区的 S_6 节段上的氨基酸残基。钠离子内流的作用具有使用依赖性,即通道开放次数越多,阻滞作用越明显,局麻效应越强。故此类药作用与神经状态相关,处于兴奋状态神经比静息状态的神经对局麻药更敏感,因前者钠通道开放次数较多。

2.吸收作用

局麻药的剂量过大或浓度过高或将药物误注入血管,当血中药物达到一定浓度时,即会对全身神经肌肉等产生一定影响,临床表现为毒性反应症状。

(1)中枢神经系统:本类药对中枢系统的作用是先兴奋后抑制,早期表现为眩晕、烦躁不安、肌肉震颤、焦虑、面部肌肉抽搐等,继续发展为神志错乱和全身性强直惊厥,最后出现昏迷、循环功能紊乱、呼吸衰竭。若不及时救治,可发生死亡。

(2)心血管系统:此类药可降低心肌的兴奋性,使心肌收缩力减弱、传导减慢和不应期延长。大多数局麻药能扩张小动脉,如误注入血管内更易发生心脏抑制和血管扩张,使血压下降,通常在血药浓度较高时才会发生心血管反应,若使用小剂量时即发生血管毒性反应,称为高敏反应。当发生心血管毒性反应时,如不及时救治,可因此发生低血压、突发性心室颤动或心脏停搏,而导致死亡。

(二)体内过程

1.吸收

此类药从用药局部吸收入血液循环的速度,主要取决于给药部位和是否使用血管收缩药物以及用药局部体温等因素。

(1)给药部位:局麻药在体内吸收的速度和给药部位的血液供应成正比,通常不同部位吸收速度依次为气管内>肋间神经>骶丛>硬膜外>臂丛>坐骨神经>蛛网膜下隙。

(2)血管收缩药的应用:如在局麻药液中加入肾上腺素或去氧肾上腺素,会引起局部血管收缩,故可延缓局麻药的吸收,从而减轻或防止毒性反应。禁忌证是手指、足趾、阴茎、耳垂等末梢部位用药时不宜使用血管收缩剂,以免引起局部组织坏死。

2.分布

本类药物的分布主要取决于各器官吸收情况,通常由以下因素决定。

(1)组织灌注:初始的快速吸收相是由于局麻药在脑、肺、肾和心脏等高灌流器中分布,此后出现的是局麻药向肌肉和肠中等灌流器官的相对缓慢的再分布相,也有一部分药物分布入肺。

(2)组织/血分配系数:血浆蛋白结合率高的局麻药在血中分布较多,在组织中分布较少;而高脂溶性的局麻药在组织中则分布较多。分布容积小的局麻药和亲脂性高的局麻药,如普鲁卡因和利多卡因等,药效消失快;分布容积大而亲脂性高的局麻药,如丁卡因,不仅药效长而且中毒发生率高。

(3)体液的 pH:局麻药在体内呈未解离型(B)和解离型(BH^+)两种状态,各自占有百分比取决于药物的 pKa(多为 8~9)和体液的 pH。只有未解离型药物能通过神经轴索和神经细胞膜进入神经膜内侧起作用。当体液 pH 偏高时,未解离型较多,局麻作用较强;而当体液 pH 偏低时,未解离型较少,使局麻药的作用减弱。因此,在炎症区域手术时,区域内应用局麻药不易取得局麻效果,而在炎症周围应用局麻药才能产生良好效果。

3.消除

酯类局麻药主要由假性胆碱酯酶水解,其 $t_{1/2}$ 短,酯酶主要存在血浆及肝细胞内,脑脊液中甚微。因此,注入蛛网膜下隙的酯类局麻药只有进入血液后才会被水解。若存有先天性胆碱酯酶异常的患者,酯类局麻药的代谢低,故局麻药中毒的机会增加。酰胺类局麻药一般主要是经肝微粒体混合功能酶系统代谢转化分解,大部分由尿排出,少量进入胆汁和肠肝循环。局麻药按一级动力学消除,其 $t_{1/2}$ 为定值,故临床上如采用分次注药法可延长局麻时间。

4.临床应用

(1)表面麻醉是将穿透性较强的局麻药喷洒、涂于黏膜,有时直接注入腔内(气管内、尿道内),使药液直接接触黏膜,使其下神经末梢麻醉。适用于口鼻、喉、气管、支气管、食管、生殖泌尿道等黏膜表面麻醉。常用局麻药为丁卡因(1%~2%)、利多卡因(2%~5%)、可卡因(1%~4%),表面麻醉后可实施浅表手术,如气道处理、内镜检查、导尿等手术。

(2)浸润麻醉:将局麻药注入皮下或手术切口部位,使局部的神经末梢麻醉。常用的局麻药及其浓度为普鲁卡因(0.25%~1.0%)、利多卡因(0.25%~0.5%)、布比卡因(0.125%~0.25%)。浸润麻醉优点是麻醉效果好,对机体的全身性功能干扰小。但缺点是用药量较大,如不掌握好用药剂量和浓度,较易引起全身性毒性反应,且麻醉区域较小。

(3)传导麻醉是将局麻药注射到外周神经干附近,阻断神经冲动传导,使该神经分布的区域麻醉。阻断神经干所需的局麻药浓度较麻醉神经末梢所需浓度为高,但用量较少,且麻醉区域较大。常用药为普鲁卡因(0.5%~2%)、利多卡因(1%~2%)、布比卡因(0.25%~0.5%)。

(4)蛛网膜下隙麻醉:蛛网膜下隙麻醉又称脊髓麻醉或腰麻,是将局麻药溶液注入腰椎蛛网膜下隙,麻醉(阻滞)该解剖部位的脊神经根。阻滞顺序依次是交感神经纤维、感觉纤维、运动纤维。常用于下腹部及下肢手术。常用药物为利多卡因、丁卡因、普鲁卡因。药物在脊髓腔内的扩散受患者体位、姿势、药量、注射速度和比重的影响。为了控制药物扩散,通常把局麻药配成高密度或低密度溶液。普鲁卡因溶液通常比脑脊液大,如用放出的脑脊溶解或在局麻药溶液中加10%葡萄糖溶液,其密度就高于脑脊液,用蒸馏水溶解就低于脑脊液。当患者取坐位或头高位时,高密度溶液可扩散到硬脊膜腔的最低部位。相反,若采用低密度溶液则会有扩散至颅腔的危险。此种麻醉的主要危险是呼吸肌麻痹和血压下降,前者主要是呼吸肌的运动神经被麻醉所致,后者主要是由于失去神经支配的静脉和小静脉显著扩张所致,其扩张的程度是由管腔的静脉压决定,静脉血容量增大时会引起心排血量和血压下降。因此,补充足够的血容量(胶体液较好),维持足够静脉血回流心脏,是防止血压下降的重要措施,当然提前或及时使用血管收缩药,也能较好防止血压下降。防止呼吸肌麻醉主要措施是防止麻醉平面过高(应低于 $T_{6\sim8}$ 平面)和氧疗。

(5)硬膜外麻醉:硬膜外麻醉是将局麻药液注入硬膜外腔,局麻药沿着神经鞘扩散,穿过椎间孔阻断神经根。硬膜外腔终止于枕骨大孔,不与颅腔相通,药液不能扩散至脑组织。常用局麻药为利多卡因(1%~2%)、布比卡因(0.125%~0.5%)、丁卡因(0.1%~0.2%)等。硬膜外腔所需的局麻药量大于腰麻的5~10倍。因此,不宜将此药量注入蛛网膜下隙,否则将发生全脊髓麻醉,迅速导致呼吸、心搏停止。如抢救不及时将导致死亡。

二、常用局麻药物

(一)普鲁卡因

普鲁卡因为人工合成的短效酯类局麻药。

1.作用特点

(1)麻醉强度较低,作用时效较短。注入组织后1~3分钟出现麻醉作用,一般维持45~60分钟,镇痛作用往往突然消失,于短时间内由无痛转为剧痛。

(2)穿透黏膜能力很弱,不能产生表面麻醉作用。

(3)普鲁卡因静脉用药,有中枢性镇静和镇痛作用,表现嗜睡和痛阈增高,但必须在全麻药静脉诱导的基础上,才允许静脉用药以产生全身麻醉的维持作用。以普鲁卡因 1mg/(kg·min) 的速度静脉滴注30分钟,可使普鲁卡因达到稳态血药浓度水平。

(4)有奎尼丁样抗心律失常作用,但因中枢神经系统毒性和生物转化过快,不适于作为抗心律失常药。

2.临床应用

普鲁卡因的浓度越高,被吸收的速度越快,毒性越大。因此,临床上应采用其最低有效浓度。此外,浓度越高(如神经阻滞超过 5%,脊髓麻醉超过 10%),可引起局部神经损伤而并发神经炎、神经坏死,术后表现感觉迟钝和肢体无力,甚至瘫痪。

(1)局部浸润麻醉:0.25%~1.0%溶液均可;神经阻滞麻醉可用 1.5%~2.0%溶液,一次最大量为 1g。

(2)蛛网膜下隙阻滞麻醉:3%~5%溶液,一般剂量为 150mg 起效时间 1~5 分钟;作用时效 45~60 分钟。

(3)静脉复合麻醉:1%溶液静脉持续滴注,但必须首先在其他全麻药诱导抑制大脑皮层以后,才允许静脉滴注,绝对禁止在清醒状态下直接静脉用药。总用量一般不受限制。

(4)一般不用于表面麻醉或硬膜外阻滞麻醉,因其麻醉效能很差。

(二)丁卡因

丁卡因为酯类长效局麻药,麻醉强度大,为普鲁卡因的 16 倍,麻醉维持时间长,但起效慢,穿透性强,表面麻醉效果好,与神经组织结合迅速、牢固。

1.作用特点

(1)对周围神经细胞的作用与普鲁卡因相同;对中枢产生明显抑制,严禁静脉用药。

(2)抑制心肌收缩力强,心脏毒性大,严重时引起泵功能衰竭、室颤或心搏停止。

(3)对血管平滑肌产生直接松弛作用。

(4)在体内主要由血浆胆碱酯酶水解,速度较慢;部分丁卡因经胆管排至肠道,再被吸收至血液而进行水解,代谢产物经尿排出。

2.临床应用

(1)表面麻醉:眼,0.5%~1%溶液滴眼;鼻、咽喉、气管,1%~2%溶液喷雾;尿道,0.1%~0.5%溶液,尿道灌注。表麻一次最大量,成人不超过 40~60mg,潜伏期 1~3 分钟,维持 1 小时。

(2)神经阻滞麻醉:常用 0.15%~0.3%溶液,一次最大量成人 50~75mg,潜伏期 15 分钟,维持 2~5 小时。如果配制成 0.2%丁卡因、1%利多卡因的混合液,起效加快,毒性反应率下降,而时效仍保持较长。

(3)蛛网膜下隙阻滞麻醉:常用 0.3%~0.5%溶液,成人用量为 7~12mg。潜伏期 15 分钟,维持 1.5~2 小时。

(4)硬膜外阻滞麻醉:常用 0.25%~0.3%溶液,成人一次最大量 75~90mg,潜伏期 15~20 分钟,维持 1.5~3 小时。

(5)禁用于局部浸润麻醉、静脉注射或静脉滴注。

(三)氯普鲁卡因

氯普鲁卡因与普鲁卡因相似。在血内水解速度较普鲁卡因快 4 倍,因此毒性低,起效快,只需 6~12 分钟,维持 30~60 分钟。盐酸氯普鲁卡因不适于表面麻醉。1%溶液用于局部浸润麻醉,一次最大剂量 800~1000mg,加用肾上腺素后时效可达 70~80 分钟。2%~3%溶液适用于硬膜外阻滞或其他神经阻滞,具有代谢快,胎儿和新生儿血内浓度低的优点,适用于产科麻醉。特别注意的是,氯普鲁卡因溶液的 pH 为 3.3,若不慎将大量的氯普鲁卡因注入蛛网膜下隙,有可能引起严重的神经并发症。

（四）利多卡因

利多卡因为酰胺类中效局麻药，水溶液性能稳定，耐高压灭菌，可较长时间贮存。

1.作用特点

（1）麻醉效能强，起效快，扩散渗透性强。

（2）经吸收入血或静脉给药，有明显的中枢抑制作用。血药浓度较低时表现镇静、思睡，痛阈提高，并抑制咳嗽反射。

（3）在全麻药静脉诱导的基础上，允许静脉滴注利多卡因以施行全身维持麻醉，但血药浓度超过 5mg/mL 时可出现中毒症状，甚至惊厥。

（4）具有迅速而可靠的抗室性心律失常功效，治疗剂量时对房室传导和心肌收缩性无明显影响，但血药浓度高时可引起心脏传导速度减慢，出现房室传导阻滞和心肌收缩力减弱，心排血量下降。

2.临床应用

（1）表面麻醉：4％溶液（幼儿用 2％溶液）喷雾口、咽喉、气管内黏膜，一次最大量 200mg，起效时间为 5 分钟，维持 15～30 分钟。

（2）局部浸润麻醉：0.5％～1.0％溶液，成人一次最大量 200mg。

（3）神经阻滞麻醉：1％～2.0％溶液，成人一次最大量 350～400mg。

（4）硬膜外阻滞麻醉：1.5％～2.0％溶液，成人一次最大量 400mg，起效时间 5 分钟，作用高峰时间 15～20 分钟，运动神经麻痹时间 45～60 分钟，完全消退时间 90～120 分钟。利多卡因中加用 1：20 万肾上腺素，可延长作用持续时间。

（5）治疗室性心律失常：2％溶液 1～2mg/kg 单次静脉缓慢注射；也可先给负荷量 1～2mg/kg 静脉缓慢注射，再继以 45～50mg/min 静脉持续滴注。原有室内传导阻滞者慎用；完全性房室传导阻滞者禁用。

（五）布比卡因

布比卡因为酰胺类长效局麻药，水溶液稳定，耐重复高压灭菌。

1.作用特点

（1）麻醉效能强，起效时间较长，作用持续时间也长。

（2）对感觉、运动神经的阻滞效果与药物浓度有关：①0.125％～0.25％溶液，仅阻滞感觉神经，无运动神经阻滞功效。②0.5％～0.75％溶液，运动神经阻滞效果良好。

（3）其毒性与丁卡因相似，逾量或误注血管可引起严重毒性反应，引起循环衰竭和惊厥，以心脏毒性症状出现较早，其循环衰竭和严重室性心律失常症状往往与惊厥同时或先后出现，复苏较困难。因此，必须严格掌握用药剂量，成人一次或 4 小时内用量不能超过 150mg；使用较高浓度时，溶液中宜加用 1：20 万肾上腺素，可减缓吸收速度。

2.临床应用

（1）禁用作局部浸润麻醉。

（2）神经阻滞麻醉：0.25％～0.5％溶液，一次最大量 200mg。

（3）硬膜外阻滞麻醉：0.5％～0.75％溶液。0.75％溶液的肌松效果较好。起效时间 5～7 分钟，作用高峰时间 15～25 分钟，持续时间 3～5 小时。

(4)蛛网膜下隙阻滞麻醉:可用轻比重(0.125%～0.25%)、等比重(0.5%～0.75%)或重比重(0.5%～0.75%加10%葡萄糖液)溶液;剂量10～15mg,不超过20mg,起效时间3～5分钟,持续时间3～4小时,下肢可达5～6小时。

(5)术后镇痛或分娩镇痛:0.125%～0.25%溶液硬膜外腔注射,现多采用 PCEA。

(六)罗哌卡因

1.作用特点

罗哌卡因是一种新型长效酰胺类局麻药。可能通过升高神经动作电位的阈值,延缓神经冲动的扩布,降低动作电位升高的速度,发挥阻断神经冲动的产生和传导的作用。麻醉作用的产生与神经纤维的轴径、髓鞘形成和传导速度有关。罗哌卡因脂溶性大于利多卡因小于布比卡因,神经阻滞效能大于利多卡因小于布比卡因,对心脏兴奋和传导抑制弱于布比卡因。利多卡因、布比卡因和罗哌卡因致惊厥量之比为5∶1∶2;致死量之比约为9∶1∶2。临床上1%罗哌卡因与0.75%布比卡因在起效时间和运动神经阻滞的时效没有显著差异。

2.临床应用

(1)外科手术麻醉:神经阻滞麻醉和硬膜外麻醉(包括剖宫产术硬膜外麻醉);局部浸润麻醉。常用浓度为0.5%～1.0%。

(2)急性疼痛控制:用于术后或分娩镇痛,可采用持续硬膜外输注,也可间歇性用药。常用浓度为0.2%～0.5%。

3.禁忌证

(1)对酰胺类局麻药过敏者禁用。

(2)严重肝病患者慎用。

(3)低血压和心动过缓患者慎用。

(4)慢性肾功能不全伴有酸中毒及低血浆蛋白患者慎用。

(5)年老或伴其他严重疾病需施用区域麻醉的患者,在施行麻醉前应尽力改善患者状况,并适当调整剂量。

三、局麻药的临床应用

(一)部位麻醉

1.表面麻醉

将渗透性能强的局麻药与局部黏膜接触所产生的无痛状态称为表面麻醉。局麻药可从黏膜迅速吸收入血,尤其是给药部位有感染时,丁卡因和利多卡因从气管黏膜吸收后的血药浓度可与静脉注射相仿。

常用的局麻药有:4%～10%的可卡因,1%～2%的丁卡因和2%～4%的利多卡因。

(1)可卡因具有血管收缩作用,减少术中出血和使术野清晰,用于表面麻醉具有独特的优点。

(2)普鲁卡因和氯普鲁卡因的穿透能力较弱,因此不适用于表面麻醉。

(3)利多卡因气道表面麻醉有轻微的气道扩张作用,可预防气道高反应。

2.局部浸润麻醉

沿手术切口分层注射局麻药,阻滞组织中的神经末梢,称为局部浸润麻醉。局部浸润麻醉局麻药种类的选择取决于麻醉所需的持续时间,利多卡因是进行局部浸润麻醉最常用的局麻药。

3.局部静脉麻醉

在肢体手术区的近端缚止血带,充气后经静脉注射稀释的局麻药,产生迅速起效的镇痛和肌松作用,称为局部静脉麻醉。局部静脉麻醉的时效取决于止血带充气时间,放松止血带,局麻药迅速进入全身循环,麻醉作用即消失。局部静脉麻醉最常用的局麻药为利多卡因和丙胺卡因。

(1)常用 0.5% 利多卡因 40mL 于前臂和手部手术,0.5% 利多卡因 70mL 于小腿和足部手术。

(2)丙胺卡因毒性比利多卡因小 40%,是酰胺类局麻药中毒性最低的,因此适用于局部静脉麻醉,缺点是可能诱发高铁血红蛋白血症,成人用量应控制在 600mg 以下。

4.神经阻滞

将局麻药注射至神经干(或丛)旁,暂时阻滞神经的传导功能,称为神经阻滞。由于神经是混合性的,不但感觉神经纤维被阻滞,运动神经纤维和交感、副交感神经纤维同时不同程度的被阻滞。

5.硬膜外阻滞

将局麻药注入硬膜外间隙,阻滞脊神经根,使其支配区域产生暂时性麻痹,称为硬膜外阻滞。

6.蛛网膜下间隙阻滞

将局麻药注入蛛网膜下间隙,使脊神经根、背根神经节及脊髓表面部分产生不同程度的阻滞,称为蛛网膜下间隙阻滞。

(二)镇痛

静脉注射利多卡因和普鲁卡因有较强的镇痛作用。

1.研究表明持续小剂量静脉注射利多卡因,使血药浓度维持在 $1\sim2\mu g/mL$,可减轻术后疼痛及减少镇痛所需的麻醉性镇痛药药量,而且无明显不良反应。

2.利多卡因静脉注射也可降低吸入全麻药的用量,血浆利多卡因的浓度为 $1\mu g/mL$ 时,可使氟烷的 MAC 降低 40%,但超过这一血药浓度,氟烷 MAC 无进一步降低,呈平台效应。

3.利多卡因静脉注射还可用于围术期镇咳,抑制插管时的呛咳反射。

4.治疗神经病理性疼痛局麻药静脉或口服给药可用来治疗某些神经病理性疼痛。

(三)预防和治疗颅内压升高

静脉注射利多卡因 1.5mg/kg 可有效防止插管时颅内压的升高,作用与硫喷妥钠相仿。

(四)治疗心律失常

静脉注射利多卡因可预防和治疗室性心律失常,利多卡因对心脏的直接作用是抑制 Na^+ 内流,促进 K^+ 外流,对 $I_{K(ATP)}$ 通道也有明显抑制作用。

1.抗心律失常的药理作用

(1)降低自律性:治疗浓度($2\sim5\mu g/mL$)能降低普肯耶纤维的自律性,对窦房结没有影响。由于 4 相除极速率下降而提高阈电位,降低心肌自律性,又能减少复极的不均一性,故能提高致颤阈。

(2)减慢传导速度:血液趋于酸性时,将增强减慢传导的作用。心肌缺血部位细胞外 K^+ 浓度升高且血液偏于酸性,所以利多卡因对此有明显的减慢传导作用。这可能是其防止急性心肌梗死后心室纤颤的原因之一。对血 K^+ 降低或部分(牵张)除极者,则因促 K^+ 外流使浦肯野纤维超极化而加速传导速度。高浓度($10\mu g/mL$)的利多卡因则明显抑制 0 相上升速率而减慢传导。

(3)缩短不应期:利多卡因缩短普肯耶纤维及心室肌的 APD、ERP,且缩短 APD 更为显著,故为相对延长 ERP。这些作用是阻止 2 相小量 Na^+ 内流的结果。

2.体内过程

静脉注射给药作用迅速,仅维持 20 分钟左右。血浆蛋白结合率约 70%,在体内分布广泛迅速,心肌中浓度为血药浓度的 3 倍。表观分布容积为 $1L/kg$。有效血药浓度 $1\sim5\mu g/mL$。利多卡因几乎全部在肝中经脱乙基而代谢。仅 10% 以原型经肾排泄,$t_{1/2\beta}$ 约 2 小时,作用时间较短,常用静脉滴注以维持疗效。

3.适应范围

利多卡因仅用于室性心律失常,特别适用于治疗急性心肌梗死及强心苷所致的室性期前收缩,室性心动过速及室颤。对室上性心律失常无效。由于利多卡因抑制房室旁路的传导及延长旁路的有效不应期,因而对预激综合征患者的室上性心动过速可能有效。治疗剂量利多卡因可促进复极化而不延长 Q-T 间期,因而可用于低血压或脑血管意外所致伴有巨大 U 波的延迟复极性心律失常的治疗。

4.剂量与用法

静脉注射起始剂量为 $1\sim2mg/kg$,$20\sim40$ 分钟后可重复一次,剂量为首次的一半。总负荷量≤400mg,继以 $1\sim4mg/min$ 的速度持续静脉输注对心功能不全的患者,利多卡因总负荷量降低,其后的静脉输注速度也应减慢;应测定血药浓度,调整剂量以确保血药浓度在治疗窗范围内($1.5\sim5\mu g/mL$),并可最大限度地减少毒性。

5.注意事项

常见不良反应为与剂量相关的中枢神经系统毒性:嗜睡、眩晕,大剂量引起语言障碍、惊厥,甚至导致呼吸抑制,偶见窦性心动过缓、房室阻滞等心脏毒性。此外,可取消心室自发性起搏点的活性,故慎用或禁用于病态窦房结综合征、Ⅱ度Ⅱ型和Ⅲ度房室传导阻滞者。

四、局麻药的不良反应及防治

(一)不良反应

1.过敏反应

局麻药真正的过敏反应非常罕见。

2.局部毒性反应

(1)组织毒性反应:局麻药肌内注射可导致骨骼肌损伤。

(2)神经毒性反应:蛛网膜外腔会引起神经毒性反应。

3.全身性毒性反应

临床上局麻药的全身性不良反应主要是药量过大或使用方法不当引起血药浓度升高所致,主要累及中枢神经系统和循环系统,通常中枢神经系统较循环系统更为敏感,引起中枢神经系统毒性反应的局麻药血药浓度低于引起循环系统毒性反应的浓度。

(1)中枢神经系统毒性反应:局麻药能通过血,脑屏障,中毒剂量的局麻药引起中枢神经系统兴奋或抑制,表现为舌唇发麻、头晕、紧张不安、烦躁、耳鸣、目眩,也可能出现嗜睡、言语不清、寒战以及定向力或意识障碍,进一步发展为肌肉抽搐、意识丧失、惊厥、昏迷和呼吸抑制。治疗原则是出现早期征象应立即停药给氧。若惊厥持续时间较长,应给予咪达唑仑 1～2mg 或硫喷妥钠 50～200mg 或丙泊酚 30～50mg 抗惊厥治疗。一旦影响通气可给予肌肉机弛药并进行气管插管。

(2)心血管系统毒性反应:表现为心肌收缩力减弱、传导减慢、外周血管阻力降低,导致循环衰竭。治疗原则是立即给氧,补充血容量保持循环稳定,必要时给予血管收缩药或正性肌力药。治疗布比卡因引起的室性心律失常溴苄铵的效果优于利多卡因。

4.高铁血红蛋白血症

丙胺卡因的代谢产物甲苯胺可使血红蛋白转化为高铁血红蛋白,引起高铁血红蛋白血症,其用量应控制在 600mg 以下。丙胺卡因引发的高铁血红蛋白血症可自行逆转或静脉给予亚甲蓝进行治疗。

5.变态反应

酯类局麻药的代谢产物对氨基苯甲酸能导致变态反应。

6.超敏反应

局部超敏反应多见,表现为局部红斑、荨麻疹、水肿。全身超敏反应罕见,表现为广泛的红斑、荨麻疹、水肿、支气管痉挛、低血压甚至循环衰竭。治疗原则是对症处理和全身支持疗法。

(二)防治原则

1.局麻药的不良反应的预防原则

(1)掌握局麻药的安全剂量和最低有效浓度,控制总剂量。

(2)在局麻药溶液中加用血管收缩剂,如肾上腺素,以减少局麻药的吸收和延长麻醉时效。

(3)防止局麻药误注入血管内,必须回抽有无血液。可在注入全剂量前先注试验剂量以观察患者反应。

(4)警惕毒性反应的先驱症状,如惊恐、突然入睡、多语或肌肉抽动。

(5)应用巴比妥类药物(1～2mg/kg)作为麻醉前用药,达到镇静作用、提高惊厥阈。术前口服咪达唑仑 5～7.5mg 对惊厥有较好的保护作用。

2.局麻药的不良反应的治疗原则

(1)立即停药,给氧,查出原因,严密观察,轻症者短时间内症状可自行消失。

(2)中度毒性反应可静脉注射咪达唑仑 2～3mg。

（3）重度者应立即面罩给氧，人工呼吸，静脉注射咪达唑仑或丙泊酚，必要时可给予肌松药并行气管插管和呼吸支持。

（4）当循环系统发生抑制时，首先进行支持疗法，补充体液，并适时使用血管升压药。

（5）如发生心跳停止，应给予标准的心肺复苏措施。

（6）在复苏困难的布比卡因和左旋布比卡因严重心血管中毒反应时可经静脉使用脂肪乳剂，文献报道可用 20% 的脂肪乳剂 1mL/kg 缓慢静脉注射（3～5 分钟）。也可用 0.5mL/(kg·min)持续静脉输注，心跳恢复后减量 0.25mL/(kg·min)。

第三章 麻醉方法

第一节 全身麻醉

一、静脉全身麻醉

直接将麻醉药注入静脉内而发生全身麻醉作用称静脉麻醉。最早由法国人静脉注射水合氯醛取得麻醉效果,但真正开始推广还始于速效巴比妥类药的出现,距今也只六七十年时间。多因麻醉诱导及苏醒迅速而舒适,易为患者所接受;由于静脉麻醉药入血后不能及时消除,控制困难,难以满足复杂、长时间手术的要求,所以单一静脉麻醉只能适用于简单体表手术麻醉诱导、心律转复及门诊患者的处置等。但高效镇静、镇痛、安定类药及肌松药的出现,均可辅助静脉麻醉药进行复合麻醉,以满足各种复杂手术,使静脉麻醉的应用日益扩大。近年来,新型静脉麻醉药丙泊酚的出现,由于显效快,消除迅速,又无蓄积作用,有利于麻醉控制,接近吸入麻醉效应,更扩大了静脉麻醉的适应范围。

(一)静脉麻醉方法

1.硫喷妥钠静脉麻醉

(1)适应证:临床上广泛用于复合麻醉。常配合肌松药做静脉快速诱导进行气管插管术,也可配合吸入麻醉诱导,以降低脑压或眼压。单独应用只适于不需肌肉松弛的小手术。静脉滴入多用于辅助局部麻醉或硬膜外阻滞麻醉。

由于迅速使咬肌松弛,导致舌后坠,易引起或加重呼吸困难,对麻醉后气道可能有阻塞的患者,如颈部肿瘤压迫气道、颏胸粘连、咽喉壁脓肿及开口困难等,禁忌使用。为了避免激发喉痉挛,对口咽部或盆腔、肛门、阴道、尿道内手术,在无气管插管时,也应避免应用此药。此外,对呼吸、循环功能障碍的患者,如肺水肿、心力衰竭及严重休克的患者,也不宜应用。严重肝、肾功能障碍的患者要慎重应用。对巴比妥类药有过敏史和支气管喘息的患者,可加重哮喘发作,应禁忌。

(2)实施方法

①单次注入法:单次注入法是把一定量的硫喷妥钠,经静脉一次注入的方法,可使患者在短时间内意识消失,并使某些反射与呼吸受到一时性抑制,多与肌肉松弛药并用行气管插管术。

②分次注入法:分次注入法是经静脉间断分次注药的方法,即单纯用硫喷妥钠麻醉进行手术。当术者将手术准备工作完成后,开始静脉穿刺,用 2.5% 硫喷妥钠溶液先缓缓注入 4～

5mL,待患者意识消失(睫毛反射消失)时,再缓缓注入同等剂量,密切观察呼吸情况。切皮时患者有反应,如手指屈曲活动或肌肉张力增加时,再追加首次剂量的 1/3～2/3 量。总剂量应在 1.0～1.5g,最多不超过 2g。否则将引起术后清醒延迟。此法多用于短时间(30 分钟以内)的手术,如脓肿切开或清创等不需肌肉松弛的小手术。由于硫喷妥钠早期使下颌关节松弛,容易发生舌后坠现象,所以麻醉前应垫高患者肩部,使头部后仰。由于喉反射较为敏感,一般禁用口咽通气管。当需要短时间肌肉松弛时,如关节脱位手法复位,可并用加拉碘铵 20～40mg 溶于 2.5% 硫喷妥钠溶液 10mL 内,缓慢注入后,再准备 2.5% 硫喷妥钠溶液 10mL,根据入睡程度适量增加,这样肌松药作用集中,硫喷妥钠也不易过量,效果满意。加拉碘铵对呼吸抑制虽差,但用量较大时(成人达 80mg),也可使呼吸抑制,应予注意。

(3)注意事项:硫喷妥钠静脉麻醉时,其深、浅变化较为迅速,应严密观察,以免发生意外。常见的意外为呼吸抑制,主要决定于注射速度。所以麻醉时应准备麻醉机,以便进行人工呼吸或辅助呼吸。对心血管功能不良者可引起血流动力学改变,可使用小浓度(1.25%)、小剂量缓慢注入或改用其他静脉麻醉药。

虽然麻醉过程极平稳,但偶尔可出现反流或舌后坠造成窒息,所以,麻醉中头部不应垫枕头。此麻醉本身不会产生喉痉挛,但却使副交感神经处于敏感状态,一旦给以局部或远隔部位如直肠刺激,可造成严重喉痉挛导致窒息,应高度警惕。如药液漏至皮下,可引起局部皮肤坏死,一旦发生药液外漏时,应迅速用 1% 普鲁卡因溶液 10mL 进行局部浸润,并做热敷,使局部血管扩张,加速药液吸收,以免皮肤坏死。如误注入动脉内,可造成动脉痉挛和肢体缺血性挛缩或坏死,临床表现为剧烈疼痛,注射的肢体末梢苍白、发冷,应立即停止注药,改用 2% 普鲁卡因溶液 5mL 动脉注入,并做臂神经丛阻滞等。

2.羟丁酸钠静脉麻醉

(1)适应证:临床上可与吸入或其他静脉麻醉药进行复合麻醉,适用于大部分需要全身麻醉的手术。因其对循环、呼吸干扰较小,更适合小儿或体弱及休克患者的麻醉。单独应用镇痛效果太差,常需辅以硫喷妥钠基础麻醉或给一定剂量的哌替啶或吩噻嗪类药强化麻醉。也可与局部麻醉或硬膜外麻醉复合应用。对精神过度紧张的患者,还可在入手术室前给药,达到基础麻醉的效果。近年来还用于重危患者或心脏病患者手术的麻醉诱导。更适宜于气管插管困难不能用肌松药,并需保持自主呼吸的患者麻醉插管。用表面麻醉配合羟丁酸钠,既可松弛咬肌,又能避免患者插管痛苦。如患者嗜酒已显示乙醇慢性中毒、肌肉不时抽搐、癫痫患者及原因不明的惊厥患者,皆应禁忌。恶性高血压、心动徐缓、低钾血症、完全性房室传导阻滞或左束支传导阻滞的患者应慎用。

(2)实施方法:麻醉前用药多选用哌替啶 1～2mg/kg 及阿托品 0.5mg 肌内注射。羟丁酸钠首次用量成人为 0.06～0.08g/kg,小儿 0.1～0.125g/kg,缓慢滴注后 5 分钟左右患者逐渐入睡,10 分钟左右进入睡眠状态,睫毛及角膜反射消失,瞳孔不大,眼球固定,下颌松弛,咽喉反射抑制,如配合气管黏膜表面麻醉,可顺利进行气管插管。麻醉后 20～30 分钟,血压中度升高,脉搏稍缓。由于羟丁酸钠镇痛作用微弱,疼痛刺激偶尔可引起心律失常或锥体外系反应,因此,羟丁酸钠在临床上已很少单独应用,宜与麻醉性镇痛药或氯胺酮等复合应用才能产生满意的麻醉效果。

羟丁酸钠一次用药可维持 60 分钟左右,再次用药量为首次剂量的 1/2。一般在首次用药后 1 小时左右补充为宜。如待苏醒后再予补充,需加大剂量,且易出现躁动。长时间手术可以多次反复给药,很少出现耐药现象,最大用量以不超过 10g 为宜。

(3)注意事项:起效较慢,剂量过大或注射过快,可出现屏气、呕吐、手指不自主活动和肌肉抽动现象,多可自动消失。必要时用硫喷妥钠静脉注射。也可出现呼吸抑制,需行辅助呼吸或控制呼吸。

3.氯胺酮静脉麻醉

(1)适应证:氯胺酮静脉麻醉用于各种短暂的体表手术,例如烧伤创面处置、骨折复位、脓肿切开、外伤或战伤的清创及各种诊断性检查,例如心血管、脑血管、泌尿系统造影等操作,尤其适合于小儿麻醉。也可作为局麻、区域性麻醉的辅助用药,以达到完全镇痛。近年来国内已广泛应用氯胺酮、地西泮、肌松药进行复合麻醉,扩大了临床各科手术的适应证,而且不受年龄限制。还可用于心血管功能不全、休克及小儿等患者。未经控制的高血压、颅内高压患者,胸或腹主动脉瘤、不稳定性心绞痛或新近发生的心肌梗死、心力衰竭、颅内肿瘤或出血、精神分裂症等患者,均应禁忌使用。又因氯胺酮保持咽喉反射、增强肌张力,所以在口腔、咽喉、气管手术时应慎用。

(2)实施方法:麻醉前用药需用东莨菪碱抑制分泌,用地西泮或氟哌利多减少麻醉后精神异常。根据给药方式不同,可分为下列两种方法。

①单次注入法:除小儿可应用肌内注射外,一般多采用静脉注射,平均剂量为 0.5～3mg/kg,30～90 秒显效,维持 5～15 分钟。肌内注射平均剂量为 4～10mg/kg,3～5 分钟后入睡,维持 10～20 分钟,镇痛效果可达 20～40 分钟,多次追加时,剂量有递减趋势。用药后先出现脉搏增快,继而血压上升,即为进入外科麻醉期的体征,有时出现无意识的活动,肌张力增强,常与手术操作无关。

②连续静脉滴注法:单次注入诱导后,用 0.1% 浓度的氯胺酮溶液静脉滴注维持,滴速为 2～5mg/(kg·h),适合不需肌肉松弛的手术。氯胺酮总量不宜超过 20mg/kg,手术结束前提前停药,以免苏醒延迟。

(3)注意事项

①前饱食患者,仍有发生误吸的可能,应予重视。

②麻醉中有时出现一过性呼吸抑制,也为剂量过大所致,在重症、衰弱患者较为多见。偶尔出现喉痉挛现象,给予氧气吸入及停止刺激即可缓解。

③单独应用氯胺酮,苏醒时常有精神异常兴奋现象,甚至有狂喊、躁动、呕吐或幻觉、噩梦等现象。因此,麻醉前并用适量巴比妥类、氟哌利多、吗啡或丙嗪类药,多能减轻精神异常,地西泮对减少噩梦的发生率有效。同时术后应避免机械刺激,保持安静也很重要。苏醒前偶尔有舌后坠及喉痉挛现象,均应妥善安置体位,保持气道通畅。

4.丙泊酚静脉麻醉

丙泊酚是一种新型速效静脉麻醉药,作用快,维持时间短,恢复迅速平稳,易于控制,使静脉麻醉扩大了使用范围。

(1)适应证:丙泊酚用药后起效快,苏醒迅速且无困倦感,定向能力可不受影响,故适于非住院患者手术。也可用于2小时以上的较长时间麻醉。丙泊酚可使颅内压、眼压下降,术后很少发生恶心、呕吐。抑制咽喉部位反射,可减轻喉部手术操作时的不良反应,且使声带处于外展位。其保护性反射在停药后可很快恢复。随着人们对丙泊酚研究的日益深入,应用领域越来越广泛。

丙泊酚用于心脏手术具有很好的效果。多采用连续静脉滴注,给药逐步达到麻醉所需深度,且多与麻醉性镇痛药合用。并且丙泊酚可降低脑的等电位,对脑的保护作用更优于硫喷妥钠。对心肌收缩性的影响也较后者少。但尽量避免单次快速注射。

丙泊酚用于小儿麻醉中是安全有效的。但也有研究表明,小儿注药部位疼痛发生率很高,占20%～25%。选用肘部大静脉给药能明显减少这一不良反应。

颅脑手术麻醉,丙泊酚可有效地降低颅内压、脑代谢及脑血流,并可保持脑灌注量。丙泊酚还用于ICU的危重患者。对需长时间机械呼吸支持治疗的气管插管患者具有良好镇静效应。长时间滴注很少蓄积,停药后不像咪达唑仑延续镇静而很快清醒,必要时可迅速唤醒患者。

在危重患者应用丙泊酚可降低代谢和需氧量及增加混合静脉血氧饱和度。在高动力型患者可减少扩血管药及G受体阻滞药。由于镇痛效果差,常需与阿片类镇痛药配伍使用。恶心、呕吐患者用10mg丙泊酚会显著好转。孕妇及产妇禁用。

(2)实施方法

①麻醉诱导:静脉注射丙泊酚2.5mg/kg,于30秒推入,患者呼吸急促;78%出现呼吸暂停。2mg/kg于40秒推入,呼吸暂停明显低于上述报道,故芬太尼5μg/kg静脉注射后再静脉注射丙泊酚0.8～1.2mg/kg效果更好。同时丙泊酚对心血管系统有一定抑制作用。表现为血压下降、心率减慢,但能维持正常范围。丙泊酚对心率、动脉压的影响比等效剂量的硫喷妥钠弱,但作用强于硫喷妥钠,能有效抑制插管时的应激反应。

②麻醉维持:丙泊酚维持麻醉滴注开始量140～200μg/(kg·min);10分钟后100～140μg/(kg·min);2小时后80～120μg/(kg·min);手术结束前5～10分钟停药。如用于心脏手术,则用芬太尼20μg/kg诱导后,以6mg/(kg·h)输入丙泊酚,10分钟后减为3mg/(kg·h)维持。丙泊酚的血脑平衡时间短,更便于随手术刺激的强弱随时调整镇静强度。如果整个手术过程都需要镇静,可用丙泊酚持续滴入。而当术中需患者清醒与其合作或病情需要精确控制镇静深度时,随时停药或减量,可迅速唤醒患者。这是其他镇静药所不能比拟的优点。

③镇静维持:在ICU用于镇静时开始5分钟滴注5μg/(kg·min);每5～10分钟逐渐增加5～10μg/(kg·min)直至达到镇静的目的。维持轻度镇静的滴速为25～50μg/(kg·min);深度镇静为50～75μg/(kg·min)。

④复合麻醉:丙泊酚问世以来已用于全凭静脉麻醉。如将丙泊酚与氯胺酮合用于全凭静脉麻醉,发现此种配伍能提供稳定的血流动力学状态。且患者不伴有噩梦及异常行为发生,认为丙泊酚能有效地减少氯胺酮的不良反应。此二药用于全凭静脉麻醉是一种较理想的结合。

(3)注意事项:丙泊酚虽有许多优点,但应强调它有较强的呼吸抑制作用。因此,对使用丙泊酚的患者应进行SpO₂监测,并由麻醉医生使用。另外,丙泊酚不应和任何治疗性药物或液体混用,可混于 5% 葡萄糖溶液中行静脉滴注。在清醒状态下做静脉注射时,为减轻注射部位疼痛,可于溶液中加入 1% 利多卡因溶液 1~2mL。

5.依托咪酯静脉麻醉

适应证:当患者有心血管疾病、反应性气道疾病、颅高压或合并多种疾病要求选用不良反应较少或对机体有利的诱导药物时,最适合选择依托咪酯,具有血流动力学稳定性。其主要用于危重患者的麻醉。诱导剂量 0.2~0.3mg/kg,可用到 0.6mg/kg,既无组胺释放,又不影响血流动力学和冠状动脉灌注压。对心脏外科冠脉搭桥手术、瓣膜置换手术,冠心病患者、心复律患者,神经外科手术、外伤患者体液容量状态不确定时,可用依托咪酯诱导。依托咪酯持续输注时,血流动力学稳定,可维持自主通气。

6.咪达唑仑静脉麻醉

咪达唑仑是常用的苯二氮䓬受体激动剂。可用于术前镇静用药以及区域麻醉或局部麻醉术中镇静和术后应用。其优点是抗焦虑、遗忘和提高局麻药致惊厥阈值,但咪达唑仑更适于麻醉诱导,用量 0.2mg/kg,老年患者咪达唑仑剂量宜小,要降低 20% 以上。若与阿片类药物和(或)吸入性麻醉药合用时,先 0.05~0.15mg/kg 诱导,再以 0.25~1mg/kg 速度持续输注。足以使患者产生睡眠和遗忘作用,而且术毕可唤醒。注意事项:咪达唑仑主要问题是呼吸抑制,用于镇静或麻醉诱导时,可能发生术后遗忘及镇静过深或时间过长,可用氟马西尼拮抗。

7.右旋美托咪定

右旋美托咪定是高度选择性的 α_2 受体激动剂,具有镇静、催眠和镇痛作用。右旋美托咪定目前被批准用于短时间(<24 小时)术后镇静。它主要作用于蓝斑的 α_2 受体,对呼吸影响小。右旋美托咪定对血压有双相作用:血药浓度较低时,平均血压降低;血药浓度较高时,血压则升高。心率和心排血量呈剂量依赖性降低。镇静时先给予负荷剂量 2.5~6.0μg/kg(超过 10 分钟),然后以 0.1~1μg/(kg·min)输注。

8.阿片类静脉麻醉

自大剂量吗啡静脉麻醉用于临床心脏手术以来,阿片类静脉麻醉引起普遍的重视。特别是对心血管抑制极轻,镇痛效能显著,非常适宜于严重心功能不全患者的心脏手术。近年来又有不少新型强效麻醉性镇痛药也已陆续用于静脉麻醉。阿片类静脉麻醉由于肌肉紧张,术中又可能知晓及术后不遗忘,临床上多复合肌松药及镇静安定药,实际上也是静脉复合麻醉。有时也可复合吸入麻醉,明显地降低吸入麻醉药的 MAC。

(1)吗啡静脉麻醉:吗啡静脉麻醉主要指大剂量吗啡(0.5~3.0mg/kg)静脉注入进行麻醉。突出的优点为对心肌抑制较轻,术中及术后镇痛效果很强,抑制呼吸效应,便于控制呼吸或应用呼吸机。其缺点除了一般性阿片类静脉麻醉的缺点外,静脉注入过快,剂量大于 1mg/kg 容易出现周围血管阻力下降及释放组胺引起血压下降,虽持续时间不长,但对个别心功能不全患者可能引起危险,需及时输液或用缩血管药。注入过快也可能兴奋迷走神经,出现心动过缓,需用阿托品拮抗。另一个突出的缺点为剂量过大(多见于 1.5mg/kg 以上),注射后偶尔出现周围血管收缩,血压剧升,可能为代偿反应,促使去甲肾上腺素释放。且不能用追加吗啡剂量以降低血压,必须用恩氟烷或七氟烷吸入、静脉注射氯丙嗪或扩血管药来拮抗。此外,吗啡剂量超过 3mg/kg,常使术后引起暂时性精神失常、消化道功能紊乱及尿潴留等,所以,近年来已逐渐被芬太尼静脉麻醉所代替。

(2)芬太尼静脉麻醉:大剂量芬太尼静脉注入对血流动力学的影响多与剂量及心脏功能有关。睡眠剂量个体差异很大,常需要 $6\sim40\mu g/kg$,一般动脉压、肺动脉压及心排血量均不改变,术后 $3\sim6$ 小时即可苏醒。超过 3mg 可使心率变慢,但只轻度降低心排血量、血压、体血管阻力及增加每搏量。缺血性心脏病患者给予 $20\mu g/kg$ 时可使平均压轻度下降。芬太尼 $5\mu g/kg$ 静脉注射后再注射地西泮 10mg 可引起血压显著下降,主要是由于降低体血管阻力所引起,特别对心脏病患者更明显。同样,在芬太尼静脉麻醉后再给 N_2O 吸入,也可显著减少心排血量及增加体血管阻力、肺血管阻力及心率。且其机制不明,应予注意。总之,单纯芬太尼静脉注入对血流动力学影响不大,也不释放组胺及产生扩血管作用,更不抑制心肌。还能降低心肌耗氧量。血浆中消除半衰期及维持时间也比吗啡短,遗忘作用及抗应激作用也比吗啡强,如全麻诱导时气管插管引起心动过速及高血压反应的发生率也远较吗啡少。所以,近年来已取代吗啡麻醉。由于麻醉时间不但决定于芬太尼的药代动力学,而且还决定于剂量、注药次数及与其他药的相互作用,如辅用咪达唑仑可增强及延长芬太尼抑制呼吸的时间,因此,麻醉设计时根据不同的病情及手术方法确定剂量及复合用药。

①适应证:与吗啡静脉麻醉适应证相类似。

②实施方法:a.基本方法以 $40\sim100\mu g/kg$ 静脉注射诱导,注入半量后即给泮库溴铵 $0.08\sim0.12mg/kg$,然后将余下芬太尼注入,进行气管插管。术中如出现瞳孔稍有变大、结膜或颜面充血、流泪、皱眉、微动或轻度血压上升、心排血量增加等麻醉变浅改变时,应随时追加芬太尼及肌松药。肌松药也可用加拉碘铵或维库溴铵代替泮库溴铵。此法最适于体外循环下心内手术,特别对心功能不全的患者术后又需要用呼吸机辅助呼吸者。b.芬太尼复合神经安定药静脉麻醉,一般芬太尼剂量可以显著减少,如先用咪达唑仑 2mg 静脉注射,再用芬太尼 $10\sim30\mu g/kg$ 及琥珀胆碱或泮库溴铵静脉注射,进行气管插管,术中随时追加 $1/3\sim1/2$ 剂量或吸入七氟烷、异氟烷。如心功能良好,成人可用 2.5% 硫喷妥钠溶液 $5\sim10mL$ 代替咪达唑仑静脉注射。心功能不全者应以羟丁酸钠 $40\sim60mg/kg$ 代替地西泮。c.辅助其他全身麻醉,早期就已有 N_2O 全身麻醉时补充静脉注射芬太尼的报道,目前广泛应用的吸入麻醉药如氟烷、七氟烷等镇痛效果稍差,更常辅用小剂量芬太尼 $0.1\sim0.2mg$ 静脉注射。各种静脉复合麻醉也常补充芬太尼 $0.1\sim0.3mg$。由于对呼吸抑制程度个体差异很大,所以术中应注意呼吸管理,术后也应注意呼吸恢复情况。

(3)阿芬太尼静脉麻醉:阿芬太尼能够迅速穿透脑组织,所以,阿芬太尼在血浆中的浓度比舒芬太尼和芬太尼稍高即可达到血浆和中枢神经系统的平衡。这种特性可以解释在应用镇静-催眠药前或与其同时应用,小剂量阿芬太尼 $10\sim30\mu g/kg$ 静脉注射有效。阿芬太尼 $25\sim50\mu g/kg$ 静脉注射和较小睡眠剂量的镇静-催眠药配伍使用,常可有效预防喉镜检查及气管插管时明显的血流动力学刺激。对于短小手术,可通过阿芬太尼 $0.5\sim2.0\mu g/(kg\cdot min)$ 输注或间断单次静脉注射 $5\sim10\mu g/kg$ 补充应用。在同时应用强效吸入麻醉药的平衡麻醉中,相对较低的血浆阿芬太尼浓度可降低异氟烷 MAC 50%。为避免残余的呼吸抑制作用,在手术结束前 $15\sim30$ 分钟,应减少阿芬太尼的输注或重复给药剂量。

(4)舒芬太尼静脉麻醉：诱导更为迅速，在术中和术后能减轻或消除高血压发作，降低左室搏功、增加心排血量且血流动力学更稳定。舒芬太尼诱导剂量 $2\sim20\mu g/kg$，可单次给药或在 $2\sim10$ 分钟输注。在大剂量用法中，舒芬太尼的总剂量为 $15\sim30\mu g/kg$。麻醉诱导期间大剂量阿片类药引起肌肉强直，可导致面罩通气困难。这表明用舒芬太尼 $3\mu g/kg$ 行麻醉诱导期间的通气困难是由于声门或声门以上的呼吸道关闭所致。

同时补充应用的药物可显著影响对舒芬太尼的需要。如对于行冠状动脉手术的患者，丙泊酚诱导剂量 $(1.5\pm1)mg/kg$ 和总维持量 $(32\pm12)mg/kg$ 可减少舒芬太尼诱导剂量 $(0.4\pm0.2)\mu g/kg$ 和总维持量 $(32\pm12)mg/kg$。依托咪酯和阿片类药联合应用能提供满意的麻醉效果，且血流动力学波动较小。应用舒芬太尼 $0.5\sim1.0\mu g/kg$ 和依托咪酯 $0.1\sim0.2mg/kg$ 行麻醉诱导能保持血流动力学稳定性。在平衡麻醉中，用舒芬太尼 $1.0\sim2.0\mu g/(kg\cdot h)$ 持续输注维持麻醉，既保持了阿片类药麻醉的优点，又避免了术后阿片作用的延长。

(5)瑞芬太尼静脉麻醉：瑞芬太尼作用时间很短，为了维持阿片类药作用，应该在初始单次给药之前或即刻，即开始输注 $0.1\sim1.0\mu g/(kg\cdot min)$。可有效抑制自主神经、血流动力学以及躯体对伤害性刺激的反应。瑞芬太尼麻醉后苏醒迅速，无不适，最具有可预测性。

瑞芬太尼的应用使苏醒迅速，且无术后呼吸抑制。以 $(0.1\pm0.05)\mu g/(kg\cdot min)$ 的速度输注，自主呼吸及反应性可恢复，且其镇痛作用可维持 $10\sim15$ 分钟。一项随机、双盲、安慰剂对照研究证实，在局部麻醉下进行手术的门诊患者，瑞芬太尼以 $0.05\sim0.1\mu g/(kg\cdot min)$ 持续输注，同时单次给予咪达唑仑 2mg，可产生有效的镇静及镇痛作用。在开颅术中以瑞芬太尼 $(1\mu g/kg)$ 静脉注射后继续以维持量 $0.5\mu g/(kg\cdot min)$ 输注，复合丙泊酚及 66% 氧化亚氮应用，可提供满意的麻醉效果及稳定的血流动力学，且术后可迅速拔管。在瑞芬太尼麻醉苏醒期，应考虑到在麻醉苏醒前或即刻应用替代性镇痛治疗。有报道用瑞芬太尼麻醉做腹部大手术，围术期应用吗啡 0.15mg/kg 或 0.25mg/kg 静脉注射或芬太尼 0.15mg，并不能立即完全控制术后疼痛。氯胺酮 0.15mg/kg 静脉注射，维持 $2\mu g/(kg\cdot min)$ 的应用，可以减少腹部手术中瑞芬太尼及术后吗啡的应用，且不增加不良反应的发生。

小剂量瑞芬太尼输注缓解术后疼痛也已取得成功。在腹部或胸部手术，应用丙泊酚 $75\mu g/(kg\cdot min)$ 和瑞芬太尼 $0.5\sim1.0\mu g/(kg\cdot min)$ 行全身麻醉后，持续输注瑞芬太尼 $0.05\mu g/(kg\cdot min)$ 或 $0.1\mu g/(kg\cdot min)$，可提供充分的术后镇痛。

(二)静脉复合麻醉

任何一种静脉麻醉药很难达到全身麻醉的基本要求，即神志消失、镇痛完全、肌肉松弛及抑制神经反射，且不少静脉麻醉药常有蓄积作用，不能用于长时间手术，会刺激血管引起疼痛及形成血栓，甚至还可出现过敏反应。但近年来静脉麻醉用药还出现了不少具有高选择性的强效镇痛药、速效催眠药、新型肌肉松弛药及各种抑制神经反射的神经阻滞药、神经节阻滞药，均可使麻醉者有可能充分利用各药的长处，减少其剂量，以补足不足之处。这种同时或先后使用多种全麻药和辅助用药的方法统称为复合麻醉，也有称平衡麻醉或互补麻醉。所有麻醉用药全经静脉径路者，也可称为全凭静脉复合麻醉。

1.静脉复合麻醉药的选择及配方

静脉复合麻醉需要经静脉应用多种静脉麻醉药及辅助用药。静脉麻醉药进入静脉,不易迅速清除。停药后不像吸入麻醉药可经气道排出或迅速洗出。因此,应选择短效、易排泄、无蓄积的静脉麻醉药,同时满足全麻四要素的基本原则。静脉复合麻醉的配方应该因人而异。要尽量少用混合溶液滴注,以避免因不同药代动力学的麻醉药出现不同的效应,致消失时间不同,从而使调节困难,容易混淆体征。也可持续滴注一种药物,再分次给其他药物较易控制。一旦出现不易解释的生命体征改变,首先应停止静脉麻醉用药,必要时可改吸入麻醉,以明确原因,便于处理。

2.静脉复合麻醉深度的掌握

静脉复合麻醉的麻醉深度已很难按常用的全麻分期体征进行判断。需根据药代动力学、药效动力学及剂量,结合意识、疼痛、肌松及血流动力反应分别调整相关用药。首先要熟悉各药的最低有效滴速(简称 MIR),即此滴速可使半数受试者对疼痛刺激有运动反应。切忌单纯加大肌松药剂量,掩盖疼痛反应及恢复知晓。并可因手术产生过度应激反应,使患者遭受极大痛苦。这种情况已屡见不鲜,应从中吸取教训。还要避免大量应用有蓄积作用的麻醉药,如长期应用硫喷妥钠或地西泮可使术后数天不醒。所以,麻醉者必须具备丰富的全麻经验及深知用药的作用时间。

3.静脉麻醉过程中的管理

静脉复合麻醉处理得当,对机体影响极小,但麻醉管理常比吸入麻醉复杂,处理不当,同样引起较严重并发症。首先应用套管针穿刺静脉并保持静脉径路通畅。持续滴注时更应保持滴速稳定并避免输液过多。此外,应密切注意气道通畅及呼吸管理,并遵循吸入麻醉时应注意的事项。几种麻醉药复合应用还应注意交互作用。需依赖于麻醉者的经验、过硬的技术及扎实的基本功。

4.神经安定镇痛麻醉及强化麻醉

神经安定镇痛麻醉也是复合麻醉。法国学者拉波里提出一种麻醉方法,这种方法不但阻断大脑皮质,而且也阻断某些外来侵袭引起机体的应激反应,如自主神经及内分泌引起的反应,并称之为"神经节阻滞"或"神经阻滞",配合人工低温曾称之为"人工冬眠",主要应用以吩噻嗪类为主的"神经阻滞剂",即冬眠合剂。临床麻醉时并用神经阻滞剂,可增强大脑皮质及自主神经的抑制,所以称为强化麻醉。由于吩噻嗪类药对机体的作用机制过于广泛,对血流动力学影响又较大,常混淆临床体征及增加麻醉与麻醉后处理的困难。有学者提出神经安定镇痛术概念,并用于临床麻醉,也称神经安定麻醉。主要用神经安定药及强效镇痛药合剂,使患者处于精神淡漠和无痛状态,后来开始应用依诺伐(即氟哌利多、芬太尼合剂),迅速得以推广,也属于静脉复合麻醉范畴。

(1)强化麻醉:主要应用吩噻嗪类药增强麻醉效应,使全麻诱导平稳,局麻患者舒适。

①适应证:强化麻醉多适于精神紧张而施行局部麻醉的患者,尤其对甲状腺功能亢进症和颅脑手术时可降低代谢,还有促进降温的优点。应用东莨菪碱麻醉或氧化亚氮麻醉时,常采用强化麻醉,以增强其麻醉效果。

②实施方法：主要用药为氯丙嗪 1mg/kg 或冬眠合剂 1 号（M_1）即氯丙嗪 50mg、异丙嗪 50mg 及哌替啶 100mg（6mL），也有用二氢麦角毒碱 0.9mg 代替氯丙嗪，称冬眠合剂 2 号（M_2）。此外，还有乙酰丙嗪、二乙嗪等代替氯丙嗪者。一般多在麻醉前 1 小时肌内注射或入手术室后麻醉前将合剂或氯丙嗪置于 5％葡萄糖溶液 250mL 中快速滴入或分次从滴壶内输入。然后再进行各种麻醉。

③注意事项：a.强化麻醉常使全麻患者术后苏醒迟缓，而且意识清醒后保护性反射又不能同时恢复。一旦出现呕吐，可能误吸而造成窒息的危险。此外，强化麻醉后过早地翻动患者，容易引起直立性低血压，增加了麻醉后护理的困难，也是近年来应用逐渐减少的原因。b.由于强化麻醉后周围血管扩张，头部受压过久，易产生麻醉后头部包块，即局部水肿，继而脱发。因此，术中、术后应不断变换头部位置，并对受压处给以按摩。c.强化麻醉中氯丙嗪等用量，应不超过 2mg/kg。如麻醉失败或麻醉效果不确实时，应及时地改换麻醉方法，切不要盲目增加冬眠合剂用量而增加术后并发症或意外。d.椎管内及硬膜外麻醉和腹腔神经丛阻滞时并用氯丙嗪等合剂，可使血压明显下降，偶尔遇到升压困难者，可造成死亡。主要由于氯丙嗪、乙酰丙嗪等具有抗肾上腺素作用，脊椎及硬膜外麻醉或腹腔神经丛阻滞可使交感神经阻滞，二者并用后一旦血压剧降，有可能使肾上腺素类药无效而出现意外。为安全起见，椎管内及硬膜外麻醉时禁用氯丙嗪等药。

(2)神经安定麻醉：基本上类似强化麻醉，是增强麻醉效应的辅助措施，并能减少术后的恶心、呕吐等不适反应。

①适应证：类似强化麻醉，更常作为复合麻醉中重要辅助用药，偶尔也可用于创伤或烧伤换药时的镇痛措施。有帕金森病（震颤麻痹症）、癫痫史者及甲状腺功能低下患者等禁用。

②实施方法：麻醉时肌内注射或静脉注射神经安定类药及强效镇痛药，目前最常用的前者为氟哌利多 0.1～0.2mg/kg 或咪达唑仑 0.1～0.2mg/kg，后者为芬太尼 0.1～0.2mg 或喷他佐辛（镇痛新）30～60mg。也有用氟哌利多芬太尼合剂依诺伐，但复合麻醉中应用仍根据需要以分开静脉注射为合理，因为氟哌利多作用时间长，而芬太尼作用时间较短。

③注意事项：芬太尼注入速度过快，偶尔出现胸腹壁肌肉僵硬引起呼吸抑制，则需用琥珀胆碱配合控制呼吸拮抗之。氟哌利多用量过大时，偶尔出现锥体外系反应，可经静脉注入异丙嗪 10mg 或氯丙嗪 5～10mg 即可制止，必要时可重复给予。术后适当应用哌替啶，常可起到预防作用。

术后出现呼吸抑制或呼吸暂停，多为芬太尼用量过多，可用纳洛酮 0.2mg 静脉注入即可解除。

（三）靶控输注静脉麻醉

近年来，随着计算机技术的飞速发展和在临床医学中的广泛应用，麻醉技术也朝着更加安全、可靠，易于管理，可控精确的目标发展。靶控输注静脉麻醉就是"数字化麻醉管理"的典型代表。靶控输注的发展使静脉麻醉更加方便，易于控制。

1.靶控输注的概念及基本原理

靶控输注（TCI）是指将计算机与输液泵相连，根据以群体药代-药效动力学参数编制的软件，通过直接控制"靶部位"——血浆或效应室的麻醉药物浓度，从而控制及调节麻醉深度的静脉输注方法。TCI 与传统用药方法最大的不同是不再以剂量为调整目标,而是直接调整靶浓度,使麻醉医师能像使用吸入麻醉药挥发器那样任意调节静脉麻醉药血药浓度成为可能。

TCI 的基本原理即 BET 方案根据药物的三室模型原理,为了迅速并准确维持拟达到的血药浓度,必须给予负荷剂量,同时持续输注从中央室消除的药物剂量,并且加上向外周室转运的药物剂量,这就是著名的 BET 输注方案。很显然,如果按照上述 BET 给药模式来计算非常复杂,只能通过计算机模拟。计算机控制的药物输注能够成功地达到相对稳定的靶浓度,麻醉医师可以根据临床反应来增加或降低靶浓度。

2.TCI 系统的组成及分类

完整的 TCI 系统主要有以下几个组成部分。①药动学参数:已经证明正确的药物模型以及药动学参数;②控制单位:计算药物输注速度,如控制输注泵的软件和微处理器;③连接系统:用于控制单位和输注泵连接的设备;④用户界面:用于患者数据和靶控浓度(血浆或效应室浓度)的输入。

目前,大多数 TCI 系统仍处于临床实验阶段,主要原因在于,这些输注设备对输注药物没有进行统一的标准化设置。此外,提供 TCI 的输液泵种类和安全功能也有待进一步研究。有学者设计的 Diprefusor 系统是首个面市的 TCI 系统,它是将计算机及其控制软件整合到输液泵的中央处理器,该系统结构紧凑、使用方便、可靠性高。但是,该系统仍具有一些缺陷:只能用于丙泊酚,不能用于 15 岁以下儿童,且只有一个适于年轻健康成年人的参数可以设定。

根据靶控部位的不同可以将 TCI 分为血浆 TCI 和效应室 TCI 两种模式。而根据是否依赖机体反馈信息还可将 TCI 系统分为开放环路系统和闭合环路系统。

血浆 TCI 模式是以药物的血浆浓度为靶控目标的输注方法,开始给予一定的负荷量,当血浆计算浓度达到预定的靶浓度时即维持在这一浓度。效应室浓度随之逐渐升高,将迟滞一定时间(相对于血浆浓度)后最终与血浆浓度平衡一致。这种方法适合于平衡时间较短的药物,同时也适合于年老体弱的患者,因其负荷量较小,循环波动较小。而对于平衡时间长的药物则会导致诱导缓慢。

效应室 TCI 模式则是以药物的效应室浓度为靶控目标的输注方法,给予负荷量后暂时停止输注,当血浆浓度与效应室浓度达到平衡一致时再开始维持输注。与血浆靶控相比,使用同一药物时平衡时间短、诱导快,负荷量较大而使循环波动较大。因此适合于年轻体健的患者。开放环路 TCI 是无反馈装置的靶控,仅由麻醉医师根据临床需要和患者生命体征的变化来设定和调节靶浓度。

闭合环路 TCI 则通过一定反馈系统自动调节靶控装置,根据反馈指标的变化自动调整输注剂量和速度。这样就提供了个体化的麻醉深度,克服了个体间在药代学和药效学上的差异,靶控目标换成了患者的药效反应而不是药物的浓度,最大限度地做到了按需给药,从而避免了药物过量或不足以及观察者的偏倚。例如通过脑电双频谱指数(BIS)指标来反馈调控丙泊酚的 TCI,是目前比较成熟的方法之一。在使用闭合环路 TCI 时要注意反馈指标是否真实、准确,不可盲目相信单一指标而忽略综合评估,避免由于干扰因素造成麻醉深度不当。

3.TCI 技术的临床应用

与传统的静脉麻醉技术相比,TCI 有如下优点。

1.操作简单,易于控制、调整麻醉深度,安全、可靠;理论上能精确显示麻醉药物的血中或效应器(大脑)部位的浓度。

2.提供平稳的麻醉,对循环和呼吸的良好控制,降低了麻醉意外和并发症。

3.能预知患者的苏醒时间,降低术中知晓和麻醉后苏醒延迟的发生率。

鉴于 TCI 的给药模式,最适合应用起效时间和消退时间均很短的药物,即 $T_{1/2}$ keO 和 $T_{1/2}$ CS 值较小的药物。$T_{1/2}$ keO 是指恒速给药时,血浆和效应室浓度达平衡的时间(效应室药物浓度达到血浆浓度50%所需的时间),其意义是可以决定起效快慢。如果持续输注(或停止输注)5 个 $T_{1/2}$ keO,可以认为效应室的药物浓度达到稳态(或药物基本消除)。

时量相关半衰期($T_{1/2}$ cs)是指维持某恒定血药浓度一定时间(血药浓度达稳态后)停止输注后,血药浓度(作用部位药物浓度)下降50%所需的时间。它不是定值,而是随输注剂量、时间的变化而变化。其意义是可以预测停药后的血药浓度。采用这两个参数较短的药物才能达到诱导、恢复都十分迅速的目的,又利于在麻醉过程中根据需要迅速调节麻醉深度,真正体现出 TCI 的特点。

目前临床使用的麻醉药物中,以瑞芬太尼和丙泊酚的药代动力学特性最为适合。其他药物如咪达唑仑、依托咪酯、舒芬太尼、阿芬太尼、芬太尼也可以用于 TCI,但其效果不如前二者。至于肌肉松弛药,由于其药效与血浆浓度关系并不密切,而且药代动力学并非典型的三室模型,因此,目前不主张使用 TCI 模式,而以肌松监测反馈调控输注模式为宜。

TCI 适用的手术种类:TCI 技术可以应用于目前大多数手术的临床麻醉。TCI 的特点是起效快、维持平稳且可控性好、恢复迅速彻底,因此更加适用于时间短而刺激强度大且变化迅速的手术,例如支撑喉镜下手术、眼科手术、口腔科手术、腹腔镜检查及手术、气管镜检查及手术、胃镜检查、肠镜检查、胆管镜手术、门诊日间手术等。

TC 临床应用的注意事项:

(1)选择适合的患者和手术。

(2)尽量选择 $T_{1/2}$ keO 和 $t_{1/2}$ CS 小的药物。

(3)要结合患者的具体情况选择 TCI 模式(血浆靶控或效应室靶控)。

(4)手术过程中不要以单一靶浓度维持,而应根据手术刺激强度和患者的反应来及时调节靶控浓度。

(5)一定要从麻醉开始就使用靶控输注,而不要中途加用靶控输注(由于靶控输注有负荷量)。

(6)靶控装置具有自动补偿功能(即换药后可以自动补充换药期间的药量),不需要手动追加或增大靶浓度。

(7)手术结束前根据手术进程和药物的 $T_{1/2}$ CS 选择停止输注的时机,不宜过早。

(8)注意静脉通路的通畅和注射泵的工作状态,一旦静脉阻塞或注射泵有故障,患者会发生术中知晓。

4.TCI 系统性能的评估

计算机预期浓度与实际血药浓度的一致性反映了 TCI 系统的性能。影响系统性能的因素如下。

（1）系统硬件：主要指输液泵的准确性。目前临床上大多数输液泵的机电化设计已经比较完善，因此来源于系统硬件的误差率很小。

（2）系统软件：主要指药代动力学模型数学化的精度。因为药代模型涉及极为烦琐的运算，运用计算机模拟运算则可以大大提高精确度，而且目前迅猛发展的计算机处理器已经完全可以精确到位。

（3）药代动力学的变异性：这是影响 TCI 系统准确性的最主要来源。包括两个部分：一是所选择的药代模型本身有其局限性，表现为所使用的药代模型（如开放型三室模型）并不能说明药物在机体中的药代学特征，即使运用个体的药代学参数也不能对浓度进行准确的估计。虽然三室模型是 TCI 系统应用最为广泛的药代模型，但是也有其应用的局限性。如模型假设药物进入房室内即均匀分布，而事实上并非如此。个体的生物学变异性或患者生理状态的不同均能改变药代学特性，从而导致模型对浓度预测值的误差。二是 TCI 系统的药代参数只是对群体的平均估计，与个体实际的药代参数之间有着相当的差距。目前已证实生物学的差异性使 TCI 系统的误差不可能低于 20%。

由于缺少静脉麻醉药物浓度的快速测定方式，缺乏广泛接受的针对不同性别、年龄及生理状态的国人的药代模型和药代参数以及缺乏对静脉麻醉药及阿片类药物敏感而可靠的药效学监测指标，目前的 TCI 仍有诸多不足之处。但其实现了麻醉药由经验用药到定量化用药的跨越，从而提高了麻醉质量及麻醉用药的安全性和合理性。随着计算机辅助麻醉的理论基础及相关知识的发展和进一步完善，TCI 的临床应用范围必将越来越广。

二、吸入全身麻醉

吸入麻醉是指麻醉药经呼吸道吸入肺内，经肺泡进入血液循环，到达中枢神经系统而产生全身麻醉的方法。其特点是麻醉深浅易于控制，用药较单纯，药物在体内分解代谢少，大多以原形的形式从呼吸道排出，安全性较静脉麻醉可靠。但诱导不如静脉麻醉迅速，若无排污措施易造成手术室环境污染。

（一）吸入全身麻醉实施方法

传统的吸入麻醉按重复吸入程度及 CO_2 吸收装置的有无分为开放、半开放、半紧闭、紧闭法四种；现今，由于计算机技术在麻醉领域的应用，产生了计算机自动控制的吸入麻醉方法。

1.开放法

用带边槽的金属网面罩，覆以 $4\sim8$ 层纱布，直接将挥发性麻醉药（如乙醚）滴至纱布上或用金属口钩挂于患者口唇内侧，将 O_2 和吸入麻醉药的混合气体直接吹入口腔、咽部或气管内。这种方法所用的设备简单，操作简便，但不易有效控制麻醉药量及麻醉深度，且造成环境污染，目前已很少应用。

2.半开放法

半开放法装置的特点：不用吸入活瓣，无 CO_2 吸收装置，输出麻醉药与氧气的混合气体，进入贮气囊和螺纹管内供患者吸入。呼出气体大部分通过"逸气活瓣"排至外界大气，仅很小部分被再次吸入。这种装置称"不用 CO_2 吸收的半紧闭法"，又称"半开放法"。

3.半紧闭法

半紧闭法指呼出气体的一部分排入大气中,另一部分通过 CO_2 吸收装置吸收 CO_2 后,再重新进入到吸入气流中。由于环路中安装 CO_2 吸收装置, CO_2 潴留的可能性比半开放式更小。这是目前最常用的麻醉方法之一,使用的环路为循环式呼吸环路。

4.紧闭法

紧闭法指呼出的麻醉气体被患者再吸收而反复利用, CO_2 经吸收装置被全部吸收, O_2 流量小于 $1L/min$ (仅略大于或等于患者麻醉期间的代谢需要),此法的优点是吸入气体温度及湿度接近体内,不会造成气道黏膜干燥;因麻醉药重复吸入、浪费较少,且不污染室内空气;便于施行辅助或控制呼吸。

5.计算机全自动控制吸入麻醉

计算机全自动控制吸入麻醉是一种闭合环路的麻醉,是将现代微型电子计算机技术,流量控制技术,现代呼吸、循环、药物监测技术及多年来的吸入麻醉技术相结合,以重要生命体征(EEG、脉搏、血压等)、挥发性麻醉药浓度及肌松程度为效应反馈信息来自动控制吸入麻醉药输入的技术。可有效提高麻醉安全性,减轻麻醉医师的脑力和体力工作,代表了吸入全身麻醉的发展方向。

(二)吸入麻醉药的吸收、分布与清除

1.吸入麻醉药物的影响因素

吸入麻醉药在肺泡被吸收后由血液循环带入中枢神经系统,作用于一些关键部位而产生全身麻醉作用。因此,吸入麻醉药在脑内的分压是决定其麻醉深度的主要因素。脑组织内麻醉药的分压又取决于麻醉药在肺泡气中的浓度。肺泡气麻醉药物浓度的高低是进入肺泡的麻醉药与血液从肺泡中所摄取的麻醉药相平衡的结果。其决定因素与以下几点有关。

(1)麻醉药吸入的浓度:吸入气麻醉药浓度越高,进入肺泡的吸入麻醉药越多,肺泡气麻醉药浓度上升越快。

(2)每分钟肺泡通气量的大小:肺泡通气量越大,则在单位时间内进入肺泡内的吸入麻醉药浓度愈高。

(3)血/气分配系数:吸入麻醉药的血/气分配系数越大,流经肺毛细血管单位体积的血液能从肺泡中摄取的吸入麻醉药越多,肺泡气中的麻醉药浓度上升越慢;吸入麻醉药的可控性与血气分配系数的大小成反比。

(4)每分钟肺灌流量的大小:理想的肺通气/灌流比率为 0.82,心输出量越大,单位时间里流经肺泡的血液越多,则血液从肺泡摄取的吸入麻醉药总量越多,肺泡气的麻醉药浓度上升越慢。

(5)肺泡气混合静脉血麻醉药分压差:分压差越大,吸入麻醉药从肺泡气向血中转运的速度越快,肺泡气的麻醉药浓度上升越慢。

2.吸入麻醉药的分布

(1)吸入麻醉药在血液和组织之间也存在分压差,其决定因素为组织/血气分配系数,组织的体积、组织的血流量以及动脉血与组织中的吸入麻醉药的分压差。

(2)前两者之积是组织对吸入麻醉药的容量,后两者是决定血液向组织供应吸入麻醉药速度的因素。总容量与供药速度之间的平衡是决定血液和组织间分压差的主要因素。

(3)混合静脉血吸入麻醉药分压决定了组织从动脉血对吸入麻醉药的摄取量,组织/血分配系数越大,组织血流量越大,动脉血组织的吸入麻醉药分压差越大,则组织从动脉血中摄取麻醉药物越快,该组织的静脉血中吸入麻醉药分压越低。

3.吸入麻醉药的清除

吸入麻醉药的清除大部分从肺以原型呼出,仅有很少部分由皮肤黏膜和肠道排出体外或在体内进行代谢。其在体内代谢的程度随不同的麻醉药物而有很大的差别。从肺呼出的速度也基于吸入麻醉药吸收时的几个因素。通气量越大,则吸入麻醉药的清除越快。吸入麻醉药溶解度越大,则清除率越慢。吸入麻醉维持的时间越长,则清除率越慢。

(三)吸入麻醉的管理

吸入全麻分为诱导、维持和苏醒三个阶段,为了做到安全麻醉,每个阶段都应仔细观察患者。

1.吸入麻醉的诱导

麻醉诱导是指使用药物使患者从清醒状态转入深度意识抑制状态。在麻醉诱导之前,要对患者进行吸氧去氮(即让患者吸入高流量纯氧 3～5 分钟),目的是增加体内的氧储备,去除氮气,提高血红蛋白氧饱和度,血浆中氧溶解量及肺泡功能残气量中的氧含量。

(1)静脉快速诱导法:静脉快速诱导是最常用的诱导方法,本法诱导迅速、平稳,患者感觉舒适,乐于接受。静脉诱导常以顺苯磺酸阿曲库铵 1.5mg/kg,丙泊酚 2～2.5mg/kg,芬太尼 3μg/kg,进行快速诱导。

(2)吸入麻醉诱导法

①主要适用于不能建立静脉通路的患者的诱导。目前已较少用于成人。

a.小儿诱导期间较成人更容易缺氧,也常出现躁动、喉痉挛和喉水肿等并发症。要求诱导期更加平稳、快速且无痛。

b.小儿吸入诱导多采用肺活量法和潮气量法,不能配合的小儿仅能使用潮气量法。

c.相关研究表明,七氟醚更适合用于小儿吸入诱导。

d.将呼吸回路预充麻醉气体能够加快诱导速度。

e.对于不使用肌松药的小儿吸入诱导,可以在 8%七氟醚吸入 4 分钟后直接气管插管。气管插管前需要开放静脉通路。

②诱导顺序

a.设新鲜气流量 5～8L/min,七氟醚蒸发罐打开至 8%。

b.当呼气末浓度达到 4%～5%时,患儿通常意识消失。此时可以置入声门上通气装置。

c.当小儿双目凝视、眼球固定的时候需要将蒸发器刻度调整到 4%,此时可行外周静脉穿刺。

d.行气管插管者需辅助小剂量的阿片类药,如芬太尼 1.5μg/kg 或舒芬太尼 0.1~0.2μg/kg 和非去极化肌松药物。

2.吸入麻醉的维持

(1)吸入麻醉的维持

①麻醉维持是指麻醉诱导结束至减浅麻醉患者逐渐清醒为止。术中麻醉深度维持在适当的水平以保证手术刺激时不会发生体动反应、维持无意识和血流动力学稳定。

②有脑电监测者应维持适宜的麻醉镇静深度:BIS 在 40~60 或 Narcotrend 指数在 D1-E2 范围内。尽管吸入麻醉药是唯一的既能引起意识消失又具有镇静、肌松、止痛作用的麻醉药。但单独使用维持麻醉时,即全凭吸入麻醉维持期间,其呼气末吸入气体浓度通常要达到1.3~1.4MAC,方能满足抑制手术应激的需要。这样不仅药物消耗量大,体内药物蓄积多,苏醒时间长,而且由吸入麻醉药代谢产物引起的不良反应的发生率也明显增加。因此,临床上仍需联合应用其他麻醉药。

③手术中联合使用肌松药和阿片类药物,既能够保证吸入麻醉维持的平稳,又可避免单一药物使用产生的不良反应。

(2)静脉吸入联合技术,同时使用静脉吸入麻醉药物时需要相应降低各自剂量,避免麻醉过深。在手术结束前停吸入麻醉药并改为全静脉麻醉维持至手术结束。

(3)麻醉维持期要特别注意呼吸、循环的情况,观察手术部位的出血颜色,麻醉机、呼吸机各部件是否工作正常。

3.苏醒期的管理

(1)苏醒期管理是保证患者安全、舒适地由麻醉状态转为清醒状态的重要环节。吸入麻醉患者的苏醒是吸入麻醉药洗出的过程,吸入麻醉药洗出越干净越有利于苏醒过程的平稳和患者的恢复,过多的残余不仅可能导致患者烦躁、呕吐,甚至抑制清醒状态和呼吸。

(2)吸入麻醉苏醒期管理的要点。

①适时关闭吸入麻醉药蒸发器,在手术结束前静脉可给予一定的止痛药,拮抗肌松药作用,在适当深度麻醉下拔管。

②拔管的主要标准是自主呼吸恢复。当患者自主呼吸恢复,节律规则,呼吸次数小于 20 次/分,呼吸空气条件下,SpO$_2$ 始终大于 95%,P$_{ET}$CO$_2$ 小于 6.0kPa,P$_{ET}$CO$_2$ 曲线正常,有正常肺泡平台,且循环功能稳定,即可拔管。

(3)患者转送至麻醉恢复室前,应符合如下条件。

①患者血压、心率稳定,在运送中没有监护的情况下,不会有明显改变。

②患者呼吸恢复良好,潮气量足够。

③运送途中出现问题能妥善处理(如呼吸道不畅,呕吐等)。

④患者生理功能稳定,护士每隔 10 分钟观察一次而不会发生严重变化。

第二节 喉罩和气管内插管

一、喉罩通气的临床应用

(一)喉罩分类

1.普通喉罩(第一代)

(1)经典喉罩。

(2)一次性使用普通喉罩。

(3)可弯曲喉罩。

2.插管喉罩(第二代)

(1)气管内插管型喉罩。

(2)可视插管喉罩。

(3)Cookgas 喉罩。

(4)Ambu Aura-i 喉罩。

(5)BlockBuster 喉罩。

3.气道食管双管喉罩(第三代)

(1)复用性双管喉罩 Proseal 喉罩。

(2)一次性使用双管喉罩。

(二)喉罩分类特点

1.普通喉罩(第一代)特点

(1)经典喉罩

①经典喉罩罩囊由硅橡胶材料制成,口咽部密封压为 $16\sim24cmH_2O$,没有食管引流管,主要用于择期空腹患者的四肢、体表短小手术,可保留自主呼吸。短时间的正压通气是安全的,不推荐长时间的正压通气。

②推荐使用 40 次,需要清洗和消毒。合理选择患者配合良好的术中管理,喉罩麻醉发生误吸的风险是非常低的。有学者分析了 35630 例经典喉罩使用的数据,发现仅有 3 例报道发生误吸。有研究指出使用经典喉罩发生误吸的概率约为 1/11000。

③由于经典喉罩消毒步骤复杂,并且即使在消毒后仍可被检测出残存有血及蛋白类物质,因此一次性使用喉罩越来越受到关注。

(2)一次性使用普通喉罩(LMA-Unique)

①LMA-Unique 是一次性使用的普通喉罩,罩囊由 PVC 材料制成,在一次置入成功率、总体置入成功率、口咽部漏气压、置入耗时、术后并发症(咽痛、吞咽痛和声嘶)的发生率均与经典喉罩相近。

②LM-Ambu AuraOnce 喉罩,它的通气管被预塑成一定角度以便于置入喉罩;通气道末端无栅栏。与经典喉罩相比,Ambu 喉罩一次置入成功率与经典喉罩相当,置入时间短,口咽

部漏气压高,可用于保留自主呼吸和 IPPV 的麻醉管理。

(3)可弯曲喉罩

①可弯曲喉罩主要应用于口咽部、头部、颈部和上部躯干手术的喉罩。

②可弯曲喉罩的罩囊由硅橡胶材料制成,其平均密封压 20cmH$_2$O,由一个与普通喉罩相同的通气罩和一个可弯曲的钢丝加强通气管构成,它的通气管比普通喉罩的通气管长且细。通气管长度的增加是为了使麻醉回路远离手术野;通气管口径较细,是为了行口腔内手术时,减少通气管占用口腔内的空间;通气管使用钢丝加强管是为了减少打折的机会。

③可弯曲喉罩不适用于需置入器械到呼吸道、肺和胸廓的顺应性不好、饱胃或需要长时间保留自主呼吸的患者。

2.插管喉罩(第二代)特点

(1)气管内插管型喉罩

①可用的型号有 3 号、4 号和 5 号,最大可通过 ID 8.0mm 的 ETT。

②通气管与引导手柄连为一体,由不锈钢制成,弯度更大,会厌提升栅栏降低了 ETT 插入时受阻的概率,出口的 V 形凹槽引导坡道使 ETT 始终处于中间位置而易于通过声门。

(2)可视插管喉罩

①LMA-CTrach 是一种改良型插管喉罩,含有内置式光导纤维和一个可拆卸的屏幕,可以提供 ETT 通过声门的实时影像。

②CTrach 喉罩是唯一可以同时通气、气管插管和可视的工具,与 Fastrach 喉罩相比,CTrach 喉罩在正常气道的患者首次插管成功率更高(96%)。

(3)Cookgas 喉罩

①Cookgas 喉罩兼具 Classic 喉罩管壁柔软、变形能力强和 Fastrach 喉罩管腔大、引导插管简单且喉罩退出容易的特点。

②Cookgas 喉罩材质较软,罩体较大,置入的条件较低,其至可经 1cm 张口度完成喉罩置入,插管成功后可以继续保留原处并在紧急情况下辅助拔除 ETT。

(4)Ambu Aura-i 喉罩

①Ambu Aura-i 喉罩是 Ambu 公司推出的一款插管型喉罩,有 8 种型号可供选择,可用于新生儿、儿童和成人,最大可通过 ID 8.0mm 的 ETT。

②喉罩弯曲度符合解剖弯曲,置入方便,可采用普通 PVC 导管插管。无会厌栅栏,纤支镜检查和引导插管方便,亦可使用配套的可弯曲可视工具 aScope,一般不建议盲探插管。

(5)BlockBuster 喉罩(鸣人喉罩)

①BlockBuster 喉罩是一款多功能插管型喉罩,兼具 Classic 喉罩管壁柔软、Su-preme 喉罩置入方便、ProSeal 喉罩食管引流功能、密封性能出色以及 Fastrach 喉罩引导插管简单的特点。

②BlockBuster 喉罩通气管短粗且无会厌栅栏的设计方便纤支镜等可视工具检查,插管成功后易于退出喉罩。

③扁圆形通气管可避免出现过度弯曲和打折,双管喉罩的设计则有助于减少误吸。

④通气管出口带有斜坡,ETT 与喉罩通气管角度较大,有助于引导 ETT 指向声门。与其配套的特制 ETT 采用直型钢丝加强型设计,尖端较长且非常柔软,无论导管如何旋转尖端始终居于中心位置,具有自身引导插管的功能。

3.气道食管双管喉罩(第三代)特点

(1)与单管喉罩相比,双管喉罩有与通气管完全隔离的食管引流管,口咽部密封压高于单管喉罩,有效性和安全性提高,适用手术类型更广,可应用于腹腔镜、剖宫产等腹压较高、反流风险较大的患者,并可满足较长时间的机械通气。

(2)复用性双管喉罩 Proseal 喉罩(LMA-Proseal)

①LMA-Proseal 是最早出现的复用型双管喉罩,罩囊由硅橡胶材料制成,其最大特点是口咽密封压高达 $30cmH_2O$,具有完全分开的气管通路和食管通路,可经食管通路置入胃管,降低了反流误吸的风险,具有里程碑的意义。

②与经典喉罩相比,Proseal 喉罩主要有以下改进:

a.设置有单独的食管引流管,可减少反流误吸的风险。通过置入胃管,可检查喉罩对位是否良好、吸引胃内容物、减少胃胀气及吸引胃反流物。

b.通气罩背面附加气囊,可将通气罩推向喉部组织,其口咽部密封压比经典喉罩增加50%,因此减少术中漏气发生概率,保证有效的通气量;同时提高气道安全性。

c.通气罩罩体较深,减少会厌阻塞通气罩远端开口的机会。

d.通气管远端无栅栏,但引流管可起到一定栅栏的作用。

e.已有内置牙垫。

f.如位置不正确,很容易识别。与经典喉罩相比,Proseal 喉罩首次置入成功率比经典喉罩低,但总体成功率相近。

③置入双管喉罩建立有效气道耗时比经典喉罩长。

④除经典喉罩的适应证外,Proseal 喉罩还可应用于剖宫产、腹腔镜等较高反流误吸风险的手术,还可用于侧卧位及俯卧位等特殊体位的手术,可耐受较长时间的正压通气。

(3)一次性使用双管喉罩(LMA-Supreme、I-gel 喉罩、Guandian 喉罩)

①Supreme 喉罩

a.Supreme 喉罩具有 ProSeal 喉罩、一次性使用喉罩和插管型喉罩的特点,由 PVC 材料制成,N_2O 不能透过 PVC 进入罩囊。

b.Supreme 喉罩平均气道密封压为 $24cmH_2O$,通气管切面呈椭圆形,预塑有符合人体口咽部解剖的弧度,以便于喉罩置入。通气管有内置牙垫,设有与通气管独立的食管引流管,可放置胃管进行胃减压。

c.与 Proseal 喉罩相比,Supreme 喉罩在置入耗时、口咽部漏气压和术后并发症(咽痛、吞咽痛及声嘶)等方面均无明显差异。

②I-gel 喉罩

a.I-gel 喉罩是免充气的一次性双管喉罩,气道密封压为 $28\sim30cmH_2O$。整个喉罩由硅酮材质所制,硬度适中,不需充气,应用较为简单快捷。

b.通气管呈椭圆形,可防止置入后移位或扭曲。通气管较粗且通畅,可用于无痛纤支镜检查和经 I-gel 喉罩行气管插管。

③Guardian 喉罩

a.Guardian 喉罩是国产一次性使用的双管喉罩,罩囊由硅橡胶材料制成,气道密封压平均为 30cmH$_2$O,通过食管引流管可置入 14F 的胃管。

b.有罩囊压力指示器,可监测罩囊内压力,避免或减少因罩囊内压力过高引起的咽部不适的发生率。

(三)主要优点

1.使用简便,迅速建立人工气道(自主、控制)。

2.插管成功率高,未训练 87%,总成功 99.81%。

3.通气可靠,取代面罩效果更好。

4.可避免咽喉、声带及气管损伤。

5.刺激小、心血管反应小。

6.急救(紧急通气)。

(四)缺点

1.封闭效果不好,可发生胃胀气(尤其 IPPV),不宜过高正压通气。

2.喉罩比面罩易发生食管反流,饱胃患者禁用。

3.口腔分泌物增多。

4.部分类型喉罩不能使用普通吸痰管通过喉罩吸引气管内的分泌物。

(五)临床中的应用

1.作为通气工具用于全麻术中的气道管理,可保留自主呼吸,也可行 IPPV。

2.当发生插管困难和面罩通气困难时,插入喉罩,进行 IPPV。

3.对困难气道患者,先插入喉罩,后经喉罩行气管插管。

4.用于急救和心肺复苏的气道管理。

(六)适应证

1.门诊及短小手术全麻患者。

2.全麻下行成人和儿童的短小体表和四肢手术。

3.需要紧急建立人工气道的患者。

4.需要气道保护而不能气管插管的患者。

5.CT 检查及介入治疗镇静或全麻的气道管理。

6.颈椎不稳定全麻患者。

7.危重患者 MRI 检查。

8.腹腔镜手术。

9.眼科手术适宜使用喉罩,较少引起眼压升高,术后较少呛咳、呕吐,喉罩拔出反应小,眼压波动幅度小,利于保证眼科手术治疗,尤其利于闭角型青光眼患者,喉罩可列为首先。

下列特殊情况可应用 LMA:

(1)合并有心血管疾病的患者

①LMA 可用于有冠心病患者需要在全麻下行短小的体表和四肢手术。

②LMA 的插入对心血管的影响比在直接喉镜下行气管内插管要小。

(2)神经外科手术患者:在颅内动脉瘤夹闭手术患者和颅内压升高的患者,手术操作结束后,在较深麻醉下拔出 ETT,插入 LMA,这样可减少全麻患者在拔管时出现的高血压和咳嗽,避免颅内压升高。

(3)头颈外科和眼科手术

①LMA 非常适用于全麻下行头部、颈部的短小手术。包括:眼科手术、耳鼻喉手术和整容手术。

②LMA 通气道可弯曲,可减少对手术野的影响。对眼内压升高的患者行眼内手术,麻醉诱导后在直接喉镜下行气管内插管操作和术后拔出 ETT 将明显增加 IOP,而 LMA 的插入和拔出对 IOP 的影响较小。

(4)呼吸内科和胸外科

①在表面麻醉加镇静或全麻下,插入喉罩,保留自主呼吸,用静脉麻醉或吸入麻醉维持。

②通过喉罩行纤维喉镜和纤维支气管镜检查。

③通过喉罩用 Nd-YAG 激光切除气管内和隆突上肿瘤。

④通过喉罩放置气管和支气管扩张器。

(5)在 ICU

①可通过喉罩放入纤维支气管镜,在纤维支气管镜指导下行经皮气管造口术。

②由于在困难气道患者硬气管镜放置困难和气管插管困难或由于气管肿瘤靠近声门而不宜行气管插管患者,通过喉罩行纤维喉镜、纤维支气管镜检查或行激光切除气管内和隆突上肿瘤是唯一选择。

(七)禁忌证

1.绝对禁忌

(1)未禁食及胃排空延迟患者。

(2)有反流和误吸危险:如食管裂孔疝、妊娠、肠梗阻、急腹症、胸腔损伤、严重外伤患者和有胃内容物反流史。

(3)气管受压和气管软化患者麻醉后可能发生的呼吸道梗阻。

(4)肥胖、口咽病变及 COPD、妊娠超过 14 周。

(5)张口度小,喉罩不能通过者。

2.相对禁忌

(1)肺顺应性低或肺阻力高的患者:此类患者通常正压通气($25\sim30cmH_2O$),常发生通气罩周围漏气和麻醉气体进入胃内。

(2)咽喉部病变:咽喉部脓肿、血肿、水肿、组织损伤和肿瘤的患者。喉部病变可能导致上呼吸道梗阻时。

(3)呼吸道不易接近或某些特殊体位:如采用俯卧、侧卧和需麻醉医师远离手术台时。因 LMA 移位或脱出及呕吐和反流时,医师不能立即进行气管插管和其他处理。

(八)插入方法

1.喉罩置入麻醉同气管插管麻醉,麻醉不能过浅,等下颌松弛,咽喉反射消失,可置入喉罩,但绝对不能用硫喷妥钠静脉诱导,因极容易引起严重喉痉挛,选用氯胺酮时注意术前选用止分泌物的药物。

2.喉罩置入法

(1)盲探法:较常用的有两种方法。

①常规法:头轻度后仰,操作者左手牵引下颌以展宽口腔间隙或是麻醉助手双手提起下颌,操作者右手持喉罩,罩口朝向下颌,沿舌正中线贴咽喉壁向下置入,直至不能再推进为止。

②逆转法:置入方法与常规方法基本相同,只是将喉罩口朝向硬腭置入口腔至咽喉底部后,轻巧旋转180°,再继续向下推置喉罩,直至不能推进为止。

(2)喉罩置入的最佳位置

①最佳位置是指喉罩进入咽喉腔,罩的下端进入食管上口,罩的上端紧贴会厌腹面的底部,罩内的通气口正对声门,如果位置不正,可以轻轻按压甲状腺软骨可以方便调整位置。

②小于 10 岁的患儿置入喉罩的平均深度=10cm+0.3×年龄(岁)。

(3)鉴定喉罩位置是否正确方法

①置入喉罩后施行正压通气,观察胸廓起伏的程度,听诊两侧呼吸音是否对称清晰,听诊颈前区是否漏气和杂音。

②观察呼吸机,气道压力设定是否在 $25cmH_2O$,否则易发生漏气或气体入胃。

(4)喉罩的型号与套囊充气范围及患者体重关系见表 3-2-1。

表 3-2-1　喉罩的型号与套囊充气范围及患者体重关系

喉罩型号	喉罩充气范围(mL)	患者体重(kg)
1	4~6	<5
1.5	7~10	5~10
2	10~15	10~20
2.5	14~21	20~30
3	20~30	30~50
4	30~40	50~70
5	40~60	70~100
6	55~75	>100

(九)喉罩麻醉注意事项

1.小潮气量 6~8mL/kg,呼吸频率 10~14 次/分。

2.罩囊内压<60cmH_2O。

3.如使用硅橡胶罩囊的喉罩,N_2O 可透过硅橡胶进入罩囊内,可增加罩囊内的压力,需要监测罩囊内压,避免罩囊内压>$60cmH_2O$。

4.如使用双管喉罩,建议常规经食管引流管置入胃管,先主动吸入,后开放胃管,不需要用负压吸引器持续吸引胃管。

5.喉罩置入的原则是下颌关节松弛,根据手术的需要来决定是否给予肌松剂,如不给予肌松剂,可以做保留自主呼吸的全身麻醉。

6.喉罩下面涂上润滑油,前面尽量少涂或不涂以免插入后诱发咳嗽;置入喉罩要轻柔,避免暴力引起的气道损伤。

7.麻醉术中需要适当的睡眠、镇痛和肌松,避免麻醉过浅。

8.手术结束,成人可在清醒后拔出喉罩,儿童可在深麻醉、右侧卧位下拔出喉罩。

9.喉罩在困难气道中的应用

(1)喉罩作为通气工具或插管引导工具,可用于颈椎病、使用颈托、产科、强直性脊柱炎、睡眠呼吸暂停、肥胖、先天性疾病和有反流误吸风险等多种困难气道的患者,Mallampitti 分级和 Cormack-Lehane 分级与喉罩置入的难易程度无关。

(2)当遇到不能插管,又不能通过面罩通气(CICV)时,首先置入喉罩进行通气,并通过喉罩行气管插管。

二、气管内插管技术

(一)适应证、禁忌证和优缺点

气管或支气管内插管是实施麻醉的一项安全措施,因此不论成人或小儿,只要初步具备适应证,就可选用,其优点多于缺点。

1.适应证

(1)绝对适应证:指患者的生命安危取决于是否采用气管内插管,否则禁忌在全麻下手术。绝对适应证有:①全麻颅内手术。②胸腔和心血管手术。③俯卧或坐位等特殊体位的全麻手术。④湿肺全麻手术。⑤呼吸道难以保持通畅的患者(如颌、面、颈、五官等全麻大手术,颈部肿瘤压迫气管患者,极度肥胖患者等)。⑥腹内压增高频繁呕吐(如肠梗阻)或饱胃患者。⑦某些特殊麻醉,如并用降温术、降压术及静脉普鲁卡因复合麻醉等。⑧需并用肌松药的全麻手术。

(2)相对适应证:取决于麻醉医师个人技术经验和设备条件,一般均为简化麻醉管理而选用,如时间长于 2 小时的任何全麻手术;颌面、颈、五官等中、小型全麻手术等。

2.禁忌证

(1)绝对禁忌证:喉水肿、急性喉炎、喉头黏膜下血肿,插管创伤可引起严重出血,除非急救,否则禁忌气管内插管。

(2)相对禁忌证:呼吸道不全梗阻者有插管适应证,但禁忌快速诱导插管。并存出血性血液病(如血友病、血小板减少性紫癜症等)者,插管创伤易诱发喉头声门或气管黏膜下出血或血肿,继发呼吸道急性梗阻,因此宜列为相对禁忌证。主动脉瘤压迫气管者,插管可能导致动脉瘤破裂,均宜列为相对禁忌证。如果需要施行气管插管,动作需熟练、轻巧,避免意外创伤。鼻道不通畅鼻咽部纤维血管瘤、鼻息肉或有反复鼻出血史者,禁忌经鼻气管内插管。麻醉者对插管基本知识未掌握、插管技术不熟练或插管设备不完善者,应列为相对禁忌证。

3.优缺点

(1)可有效保持呼吸道通畅,便于清除气管支气管系分泌物。

(2)对呼吸功能不全或喉反射不健全患者,可有效施行辅助呼吸或控制呼吸,避免胃膨胀并发症。

(3)对胸腔内手术患者或需要呼吸治疗患者,可按需施行各类正压通气。

(4)允许手术者将患者安置在任何体位(俯卧、侧卧、坐位和头低脚高位等),患者不致产生过分的通气障碍。

(5)允许麻醉科医师远离患者继续有效操作麻醉与通气。

(二)气管内插管方法的分类

气管内插管方法有多种,见表3-2-2。临床上常规的插管方法是明视经口插管法,其他方法主要为病情需要或为插管可能患者而设计,可酌情选用。

表 3-2-2 气管内插管方法分类

根据插管途径分类	1.经口腔插管法	经口明视气管内插管法
	2.经鼻腔插管法	经鼻明视气管内插管法
	3.经气管造口插管法	
根据插管前的麻醉方法分类	1.诱导插管法	慢诱导气管内插管法
		快速诱导气管内插管法
	2.清醒插管法	清醒经口或鼻明视插管法
	3.半清醒插管法	安定半清醒状态明视插管法
根据是否显露声门分类	1.明视插管法	直接喉镜明视插管法
		纤维光导喉镜引导插管法
	2.盲探插管法	经鼻盲探气管内插管法
		经口手指探触引导插管法
		经气管逆行细导管引导插管法

(三)插管前检查与估计

插管前应常规施行有关检查,并对下列问题做出决定:①选用何种插管途径(经口或经鼻)和麻醉方法(全麻或清醒)。②是否存在插管困难问题,需采取何种插管方法解决。

插管前常规检查项目包括以下五个方面:

1.鼻腔

拟经鼻插管者,需测试每侧鼻道在捏住对侧鼻孔后的通气状况,有无阻塞或不通畅,有无鼻中隔偏歪、鼻息肉或鼻甲肥大等病理改变,过去是否有鼻外伤史、鼻出血史、鼻病变史、鼻呼吸困难史以及鼻咽部手术史。

2.牙齿

(1)有无松动龋齿或新近长出的乳齿或恒齿,其齿根均浅,缺乏周围组织的有力支持,易被碰落。乳齿一般于出生后6个月长出;恒齿于6岁时长出,至12岁全换。因此,在6~12岁期间要特别重视保护牙齿。牙周膜炎可致齿槽骨疏松和牙龈萎缩,由此会导致牙齿松动,原则上均应于手术前拔除。

(2)有无固定牙冠或牙桥,注意其部位,多数用瓷釉制作,质地较脆易碎,操作喉镜时要重点保护。

(3)有无活动性牙桥或假牙,术前应摘下留在病房。

(4)有无异常牙齿,如上门齿外突或过长、上下齿列错位、缺牙碎牙或断牙等,注意其部位。异常牙齿易在喉镜操作过程中遭损伤(松动、折断或脱落),应注意避免。

3.张口度

正常最大张口时,上下门齿间距介于 3.5～5.6cm,平均 4.5cm(相当于 3 指宽);如果仅 2.5～3.0cm(2 指宽),为Ⅰ度张口困难,但一般尚能置入喉镜接受慢诱导或快速诱导插管;如果为 1.2～2.0cm(1 指宽)者,为Ⅱ度张口困难;小于 1cm 者,为Ⅲ度张口困难。Ⅱ度以上张口困难者,见于颞颌关节病变(炎症、强直);颌面部瘢痕挛缩(炎症、外伤或烧伤后遗症);颌面、舌或口内肿瘤以及先天性疾病(如巨舌小颌症小颌伴小口畸形)等。此类患者无法置入喉镜,明视经口插管均属不可能,多数需采用经鼻盲探或其他方法插管。

4.颈部活动度

正常人颈部能随意前屈后仰、左右旋转或侧弯。从上门齿到枕骨粗隆之间划连线,取其与身体纵轴线相交的夹角,正常前屈为 165°,后仰大于 90°。如果后仰不足 80°,提示颈部活动受限,插管可能遇到困难,见于颈椎病变(类风湿性关节炎、颈椎半脱位或骨折、颈椎椎板固定术后等)、颈部病变(颈部巨大肿瘤、瘢痕挛缩、颈动脉瘤等)、过度肥胖(颈粗短、颈背脂肪过厚)或先天性疾病(斜颈、颈椎骨性融合等)。此类患者可有正常的张口度,但不能充分显露声门,多采用盲探或其他插管方法,以经口手指探触引导插管较为实用。

5.咽喉部情况

咽腔炎性肿物(扁桃体肥大、扁桃体周围脓肿、咽后壁脓肿)、喉病变(喉癌、喉狭窄、喉结核、声带息肉、会厌囊肿、喉外伤、喉水肿)及先天性畸形(喉结过高、喉蹼、喉头狭窄、漏斗喉)等患者,可有正常的张口度和颈部活动度,但因插管径路的显露有阻挡,无法经声门做气管插管,需考虑先做气管造口后插管。

插管前对上述五方面问题进行常规检查的目的主要在于掌握插管的难易程度。气管插管困难是指声门不能完全显露或无法完成常规插管的情况。如果因估计不足而遇到困难,不仅会因插管失败而使某些手术无法进行,更有威胁患者生命甚至死亡的潜在危险。有时尽管检查结果都基本正常的患者,也可能出现意想不到的插管困难。因此,插管前应仔细检查,客观估计插管难易程度具有重要意义。

有学者介绍一种简单易行的估计分类法:让患者端坐,嘱张口伸舌在手电筒照射下观察咽部,根据能看到的咽部结构,判断插管的难易程度。其分类标准见表 3-2-3。对Ⅰ、Ⅱ类患者一般不存在插管困难;对Ⅲ、Ⅳ类患者需警惕发生插管困难。首先应禁忌采用快速诱导插管,以清醒插管为安全;其次需考虑插管对策,可酌情选用经鼻盲探插管、经口手指探触引导插管、导引管引导插管、纤维光导喉镜引导插管或逆行引导插管等法。

表 3-2-3　插管难易程度的简易分类法

	能见到的咽部结构	实际能显露声门的程度
Ⅰ类	软腭、咽峡弓、悬雍垂、扁桃腺窝、咽后壁	声门可完全显露
Ⅱ类	软腭、咽峡弓、悬雍垂	仅能见到声门后联合
Ⅲ类	软腭、悬雍垂根部	仅能见到会厌顶缘
Ⅳ类	软腭	看不到喉头任何结构

(四)明视经口气管内插管法

明视经口气管内插管法为麻醉科医师必须熟练掌握的一项基本技能,为临床最常用的插管方法,要求做到安全、正确、无损伤。不论在清醒、镇静状态或全麻肌松药作用下,都能迅速完成经口明视气管内插管。清醒插管需要患者合作,可能出现恶心、呕吐反应,但呼吸道反射仍然保存,心血管、呼吸和神经系统抑制最轻为其优点。全麻诱导插管可提供肌肉松弛,呼吸道反射消失的有利插管条件,但可能出现药物不良反应,有时可能遇到插管困难。

1.插管前准备与思考

为显露声门要求全麻达到咬肌完全松弛和咽喉反射消失,即 3 期 3 级麻醉深度,显然对老年、休克、危重、消瘦衰弱患者很不安全。目前绝大多数采用浅全麻并用肌松药施行气管内插管,即快速诱导插管法,但必须具备人工通气装置和技术。

(1)导管的选择

①成人:a.导管内径(ID)的选择。经口腔气管导管在男性成人一般需用内径 8.0～9.0mm 的导管;女性成人需用内径 7.0～8.0mm 的导管。经鼻腔气管导管的内径则需分别各减少 1mm。b.导管插入长度。自牙槽嵴计算起,在女性导管插入长度为 20～22cm;在男性导管插入长度为 22～24cm;如系经鼻腔插管,需分别增加 2～3cm。

②儿童:气管导管内径需根据年龄和发育大小来选择,见表 3-2-4,其中列出较适中的导管内径,据此尚需常规准备比其大一号和小一号的导管各一根,在喉镜下直视声门大小,再最后选定内径最适合的导管用于插管。

表 3-2-4　小儿气管导管选择的最适中尺寸推荐

小儿年龄	导管的内径(mm)	小儿年龄	导管的内径(mm)
新生儿	3.0	6 岁	5.5
6 个月	3.5	8 岁	6.0
18 个月	4.0	12 岁	6.5
3 岁	4.5	16 岁	7.0
5 岁	5.0		

③6 岁以内小儿:气管导管内径的选择,已如前述,也可利用公式做出初步估计。

$$导管内径(mmID)=4.0+(岁\div4)$$

$$导管内径(mmID)=(16～18+岁)\div4$$

一根 ID 满意的导管允许在 20～25cmH_2O 气道压力下不出现漏气现象;如果在气道压力<10cmH_2O 时即出现漏气,提示需要更换为较大的下一号导管(例如 ID 从 4.0mm 增至 4.5mm)。

(2)导管插入深度的估计:可根据年龄用公式估计从牙槽或鼻孔至导管尖端的插管长度,导管尖端的位置相当于气管的中段位。

$$经口插管的深度(cm)=12+(岁\div2)$$

$$经鼻插管的深度(cm)=15+(岁\div2)$$

(3)套囊充气:选择恰当的导管内径与插入长度具有重要性,特别对小儿更为重要。导管过粗可引起喉、气管损伤或致插管失败;术后声嘶、喉损伤和气管狭窄等并发症的发生率增高。导管过细,插入操作虽较为容易,但在选用无套囊导管时可出现严重漏气;在选用有套囊导管时,为保证不漏气,套囊需充入大量气体,这样就形成高压套囊,压迫气管壁对毛细血管血流灌注不利;此外,气管导管阻力将显著增加。呼吸做功和气道阻力与导管的内径呈反比。气管导管内径每减小 1mm,呼吸做功将由 34% 增加至 154%;气道阻力将由 25% 增加至 100%,提示不应选择过细的气管导管。

(4)气管导管前端的位置

①在成人,安置气管导管前端的正确位置应在气管隆突之上约 5cm 处。但导管的位置容易受头位的活动而影响。颈过伸位时,气管导管前端可向咽喉方向移动平均 1.9cm;颈过屈位时气管导管前端可向隆突方向移动;颈向侧方旋转时导管前端可向咽喉方向移动 0.7cm。

②小儿,气管长度随年龄而变化。新生儿从声带至隆突的距离仅约 4cm。因此,导管随头位活动而影响的问题具有突出的重要性。判断导管插入深度是否合适的最好方法是:插入气管导管后,随即用听诊法对头处于过伸位或过屈位时的呼吸音进行鉴别,以确定导管的位置是否适宜或太深(有支气管内插管可能)或不够深(有脱管可能)。

2.插管前的麻醉

(1)气管插管前的麻醉方法分类

①诱导插管法:诱导插管法指在全麻达到一定深度后,进行插管操作。

②清醒插管法:清醒插管法指在咽喉气管内表面麻醉下,施行气管内插管操作。诱导插管法是目前临床上应用最多的插管前麻醉方法,且多数选用静脉快速诱导插管(或称浅全麻插管)法。

(2)注意事项:采用静脉快速诱导插管之前,需注意以下事项:

①要求麻醉者具有熟练的插管操作技术,并具备呼吸管理技能,否则不宜贸然采用。

②注射硫喷妥钠之前,应先用麻醉机面罩施行高流量纯氧去氮操作 3 分钟。注射琥珀胆碱之后,一定要施行数次过度通气,以提高机体氧储备,抵消插管无通气期的缺氧和 CO_2 蓄积。为切实做到此点,必须保持麻醉面罩与患者面部紧贴不漏气,事先需认真检查。

③从注射硫喷妥钠和琥珀胆碱起至插管操作之前,必须保持呼吸道绝对通畅。于此期间最易发生舌根后坠,可利用头后仰姿势并托起下颌来克服。

④琥珀胆碱的有效作用仅 2～3 分钟,故应掌握插管操作的时机,一般以琥珀胆碱去极化的肌颤作用消失为最佳时机。插管过早,肌肉尚未完全松弛,声门未开全;插管过晚,肌肉张力开始恢复,声门转为活跃。两者均容易导致插管失败或插管损伤。

⑤遇重危或心肺功能不全患者,应避用硫喷妥钠诱导或予应用时剂量必须减小,注速应极缓慢,以不使血压下降为原则,为安全计,宜改用咪达唑仑、氯胺酮、羟丁酸钠等对心血管抑制较弱的镇静催眠药施行麻醉诱导。也可吸入氟烷、恩氟烷或异氟烷,待达到 3 期 1 级麻醉,继以静脉注射肌松药后插管。

⑥凡估计插管困难症患者,严禁采用快速诱导插管,因显露声门费时,极易导致严重缺氧、CO_2 蓄积和继发心搏骤停事故。

3.插管操作方法

(1)浅全麻插管:以单次静脉注射 2.5%硫喷妥钠 4~16mL 最为常用,也可改用羟丁酸钠、异丙酚、咪达唑仑或地西泮,待患者入睡后,继以静脉注射琥珀胆碱 0.8~1mg/kg 及芬太尼 4~8μg/kg,使患者达到神志消失、肌肉完全松弛、呼吸停止和镇痛良好的状态,然后在几次纯氧过度通气后,应用喉镜明视声门下施行气管内插管。

注意事项如下:

①在显露声门过程中,患者的自主呼吸已停止,为防止患者缺氧,在使用喉镜前应强调常规应用面罩施行纯氧吸入去氮操作,以提高体内氧的储备量和肺内氧浓度,纠正潜在的低氧血症,缓冲插管无通气期的缺氧,延长插管期呼吸停止的时限,显然其安全性显著提高。

②肌松药最常用琥珀胆碱,注药后即出现全身性肌颤,持续 40~50 秒停止,同时自主呼吸也完全消失,故必须予施行过度通气后方可插管。肌松药可换用潘库溴铵(0.1mg/kg)、维库溴铵(0.1mg/kg)或阿曲库铵(0.4~0.6mg/kg)等,静脉注射 50~60 秒后即可插管。

(2)插管时的头位。插管前安置一定的头位,以使上呼吸道三轴线重叠成一条轴线,具体有两种头位:

①经典式喉镜头位,又称悬挂式喉镜头位。患者取仰卧,肩部齐手术台前端边缘,肩下垫沙袋,由助手支托枕部,达到头顶指向地、枕部低于颈椎水平线的程度,此时三条轴线的改变使舌部和会厌被推向前下,在上提喉镜的配合下,三条轴线较易重叠成一线。本体位的安置较费事、复杂,仅适用于颈项细长的病例,且门齿损伤的机会较多,今已罕用。

②修正式喉镜头位。头垫高 10cm,肩部贴于手术台面,这样可使颈椎呈伸直位,颈部肌肉松弛,门齿与声门之间的距离缩短,咽轴线与喉轴线重叠成一线,有人称此头位为嗅花位或士兵立正敬礼位。在此基础上再使寰枕关节部处于后伸位,利用弯型喉镜将舌根上提,即可使三条轴线重叠成一线而显露声门。本头位的安置较简单,轴线的重叠较理想,喉镜着力点在舌根会厌之间的脂肪组织,无需用门齿作支点,故较为通用。

(3)喉镜和插管操作法:直形与弯形喉镜的操作法有所不同。常用的弯形喉镜操作步骤如下:

①麻醉者站在患者的头端,升高手术床以使患者的头位相当于麻醉者的剑突水平。

②喉镜显露声门与插入气管导管。使用弯形喉镜显露声门,必须掌握循序渐进、逐步深入的原则,以看清楚下列三个解剖标志为准则:第一标志为悬雍垂;第二标志为会厌的游离边缘;第三标志为双侧杓状软骨突的间隙。看到第三标志后,上提喉镜,即可看到声门裂隙;若一时仍看不到第三标志及声门,可请助手在喉结部位向下做适当按压,往往有助于看到第三标志及声门。

③弯形喉镜片的着力点:应正确掌握着力点在喉镜片的顶端,并用上提喉镜的力量来达到显露声门的目的。切忌以上门齿作为喉镜片的着力点,用撬的力量去显露声门,否则极易造成门齿脱落损伤。a.左手握喉镜,右手轻轻推伸头部以使患者的口腔自动开启。有时为开大患者的口腔,需麻醉者施行一定的手法,将右手拇指深入患者口腔内的下臼齿部位,握住下颌向前推并向上提起下颌,即可使患者的口腔充分开大,同时拨开下唇。b.用左手持喉镜沿口角右侧置入口腔,将舌体推向左,使喉镜片移至正中位,此时可见到悬雍垂(为显露声门的第一个标志),慢慢推进喉镜使其顶端抵达舌根,稍上提喉镜,可看到会厌的边缘(为显露声门的第二

标志)。

④直形喉镜片的着力点:看到会厌边缘后应继续稍推进喉镜,使其顶端越过会厌的喉侧面,然后上提喉镜,以挑起会厌的方式显露声门。此与弯形喉镜片在其顶端抵达舌根与会厌交界处,用上提喉镜以翘起会厌而显露声门的方式完全不同。

⑤右手以握毛笔式手势持气管导管,斜口端对准声门裂,如果患者自主呼吸尚未消失或有所恢复时,在患者吸气末(声门外展最大位)顺势将导管轻柔地插过声门而进入气管,此时应强调在直视下缓缓推入导管。导管插入气管内的长度,成人一般以见不到套囊后再往前推进 $1\sim2cm$ 即可(约 5cm 长);小儿插入长度以 $2\sim3cm$ 为准。如果使用导管芯,在导管斜口进入声门 1cm 时,要及时抽出。

⑥导管插入气管后,要立即塞入牙垫,然后退出喉镜,套充气囊,证实导管确在气管内后,将导管与牙垫一起妥加固定,并立即加深麻醉。如果出现呛咳或屏气,应将牙垫、导管和颏部一并握住,以防脱管。需警惕导管误插入食管或导管插入过深而误入一侧主支气管;并检查导管是否通畅,有无扭曲,随时吸出气管内分泌物,一次吸痰时间不应超过 20 秒,吸痰应严格掌握无菌操作技术。

4.确诊导管在气管内的方法

导管插入气管后,应立即确诊导管确实在气管内,而不会误插在食管内。通过呼吸囊压入气体,同时做如下观察即可做出确诊:

(1)听诊腋窝和剑突上的肺呼吸音,双侧肺应完全一致。

(2)观察胸廓起伏活动,双侧应均匀一致。

(3)观察呼出气的 CO_2 参数,应为阳性。

上述指标都属正常时,即可确定气管导管位置正确,导管误入食管或深入支气管可以排除。气管导管被插入右侧主支气管,正压通气时只有一侧胸廓起伏和呼吸音,需及时拔出导管少许加以调整,直至双侧呼吸音恢复和双侧胸廓同时起伏方称满意。

5.注意事项

(1)显露声门是气管内插管术的关键,必须根据解剖标志循序推进喉镜片,防止顶端推进过深或太浅。

(2)显露声门的操作要迅速正确,否则麻醉转浅,插管即不易成功。如果麻醉已经转浅,必须重新加深麻醉或追喷表面麻醉药,不应勉强插管,否则易造成插管损伤。

(3)应将喉镜的着力点始终放在喉镜片的顶端,并采用上提喉镜的手法,严禁将上门齿作为支点,利用撬的手法,否则极易碰落门齿。

(4)导管插入声门必须轻柔,最好采用旋转导管作推进的手法,避免使用暴力;如遇阻挡,可能为声门下狭窄(漏斗喉)或导管过粗所致,应更换较细的导管,切忌勉强硬插管。

(5)肥胖、颈短或喉结过高的患者,有时喉头虽已显露,但无法看清声门,此时可请助手按压喉结部位,可能有助于看清声门或利用导管芯将导管变成"L"形,用导管前端挑起会厌,施行盲探插管。

(6)插管完成后,要核对导管的插入深度,并要及时判断是否有误插入食管的可能性。导管外端有温热气流呼出,能听到呼吸气流声,两肺呼吸音左、右、上、下均匀一致,挤压贮气囊两侧胸廓同时均匀抬起,无上腹部膨隆,提示导管位置合适,否则表示导管已经进入一侧总支气管或误入食管,必须立即调整或重插。

(7)插管期间常见的错误与纠正方法,见表 3-2-5。

表 3-2-5　插管期间常见的错误

步骤	错误	纠正
患者的体位	进行呼吸道三轴线的调整	将患者置于嗅花味
口腔张开度	口腔未能最大程度张开	稍推伸头位或用拇指伸入口腔辅助张口
窥视片选择	尺寸、型号选择不恰当	换用恰当的窥视片
	窥视片未能从舌的右侧插入	拔出窥视片再从舌右侧插入
声带显露	借用喉镜片撬的杠杆作用	改用手腕上提喉镜的力量
导管插入	导管未能达到预期弯度,插入困难	借用导管探条调整导管的弯度
	未能在直视下插入导管	在窥视片直视下重新插入
	喉镜上提过度使气管成角移位	减轻喉镜上提的力量
导管位置	误入支气管或食管	听诊呼吸音判断与纠正或重插
	术中导管不慎脱出	胶布紧固导管

(五)明视经鼻气管内插管法

1.适应证

适用于某些场合,如颈椎不稳定、下颌骨折、颈部异常、颞颌关节病变、口咽感染、拟行口腔或颌面手术的患者。本法操作较费事,比经口插管的创伤较大,常会引起鼻出血。

2.禁忌证

经鼻插管禁用于颅底骨折、出血缺血、正在使用抗凝药、鼻腔闭锁、鼻骨骨折、菌血症倾向(如心脏置换或瓣膜病)等患者。

3.操作方法

本法可盲探插管,也可在喉镜或纤支镜明视下插管,基本上与明视经口插管法相同,但有下列几点不同之处:

(1)插管前先滴液体石蜡入鼻腔,导管前端外涂以滑润剂。清醒插管者还需用表面麻醉药(如 1‰丁卡因)喷雾鼻腔。

(2)掌握导管沿下鼻道推进的操作要领,即必须将导管与面部做垂直的方向插入鼻孔,沿鼻底部出鼻后孔至咽腔,切忌将导管向头顶方向推进,否则极易引起严重出血。

(3)鼻翼至耳垂的距离相当于鼻孔至咽后腔的距离。当导管推进至上述距离后,用左手持喉镜显露声门。右手继续推进导管入声门,如有困难,可用插管钳夹持导管前端送入声门。

(4)经鼻导管容易在鼻后孔位置出现曲折不通,处理困难。为此,对导管的质地应事先检查,选用坚韧而有弹性、不易折屈和压扁的导管。

(六)盲探经鼻气管内插管法

本法适用于张口度小、无法置入喉镜的患者,基本方法与明视经鼻插管法者相同,不同之处在于:

1.宜在较浅的全麻下插管或采用清醒插管,必须保留较大通气量的自主呼吸。

2.需依靠导管内的呼吸气流声强弱或有无，来判断导管斜口端与声门之间的位置和距离；导管口越正对声门，气流声音越响；反之，越偏离声门，声音越轻或全无。此时术者一边用左手调整头位，并触诊颈前区的皮肤以了解导管前端的位置；一边用右手调整导管前端的位置，同时用耳倾听气流声响。当调整至声响最强的部位时，缓缓推进导管入声门。

3.推进导管中如遇阻挡，同时呼吸气流声中断，提示导管前端已触及梨状窝或误入食管或进入舌根会厌间隙，有时还可在颈前区皮肤感触到导管端，此时应稍退出导管并调整头位后再试插。总之，必须根据呼吸气流声进行试探插，不应盲目从事。根据实践经验，经左鼻孔插管者，头部宜偏右斜；经右鼻孔插管者偏左斜。

（七）盲探经口气管内插管法

本法多采用清醒插管方式，最适用于部分张口障碍、呼吸道部分阻塞、颈项强直、颈椎骨折脱臼、颈前瘢痕挛缩、喉结过高、颈项粗短或下颌退缩的患者，其基本方法有两种。

1.鱼钩状导管盲探插管法

插管前利用导管芯将气管导管弯成鱼钩状，经口插入，利用呼吸气流声做引导进行插管，方法与经鼻盲探插管者基本相同。本法成功的关键在良好的表面麻醉和恰如其分的导管弯度。

2.手指探触引导经口插管法

术者运用左手示指插入口腔，通过探触会厌位置以作为插管引导。此法适用于多数插管困难病例。本法要求术者有一定长度的示指，提示需要完善的表面麻醉和患者的合作。具体操作方法如下：

（1）利用导管芯将气管导管弯成鱼钩状。

（2）施行口咽喉头及气管黏膜表面麻醉。

（3）患者取仰卧自然头位，术者站在右侧，面对患者。

（4）嘱患者张口，牵出或伸出舌体，作深慢呼吸，并尽量放松颈部、口底和咬肌肌肉。

（5）术者用左手示指沿右口角后臼齿间伸入口腔抵达舌根，探触会厌上缘，并尽可能将会厌拨向舌侧，如果术者示指不够长，则可改做轻柔按压舌根的手法。

（6）用右手持导管插入口腔，在左示指引导下对准声门，于深吸气之末插入声门。

（八）清醒气管内插管法

利用1%丁卡因喷雾咽喉、气管施行黏膜表面麻醉，在患者神志清醒的状态下进行气管内插管，称清醒气管内插管（清醒插管）。

1.适应证

对患者在全身麻醉下插管考虑不够安全时，可选用清醒插管，具体适应证为：

（1）估计在全身麻醉诱导期间有误吸胃内容物危险者，如消化道梗阻、幽门梗阻、肠梗阻、饱食（如急诊创伤、临产妇等）。

（2）气道不全梗阻，如痰多、咯血、颈部肿块压迫气管等。

（3）患者的咽、喉、颈或纵隔存在病理情况，估计在全麻诱导或面罩通气时会发生困难者。

（4）口腔或咽腔存在炎症水肿时。

（5）下颌骨或面颊部外伤、缺损、炎症、瘢痕、肿瘤等。

（6）启口障碍、颞颌关节强直、上门齿突出、门齿松动残缺、头颈部烧伤或手术瘢痕挛缩等。

（7）上呼吸道先天性畸形，如小下颌或退缩畸形、喉结过高前突等。

（8）颈项粗短、颈后仰困难、颈部强直者（如颈椎骨折、颈椎畸形、颈椎病理性融合、颈背部脂肪过厚以及极度肥胖等）。

（9）老年、虚弱、休克、垂危等不能接受深麻醉的患者。

2.禁忌证

小儿（新生儿例外）；清醒紧张或神志不清、估计无能力合作的患者；丁卡因过敏的患者；频发支气管哮喘的患者。

3.方法

（1）插管前的准备

①表面麻醉：清醒插管前要求对上呼吸道必须有完善的黏膜表面麻醉，方法有喷雾和棉片贴敷局麻药；喉镜直视下喷雾咽喉腔黏膜；气管内注入局麻药；上喉神经阻滞；经环甲膜穿刺气管注射局麻药等。喷雾表面麻醉的先后程序依次是口咽腔、舌根、会厌、梨状窝、声门、喉及气管内。采用经鼻清醒插管，要求有良好的全鼻表面麻醉。对呼吸道施行表面麻醉虽简单易行，但必须警惕局麻药吸收过快造成中毒反应的危险，故应尽量控制使用最小有效剂量局麻药，4%利多卡因总量不应超过4mL，1%丁卡因总量不超过6mL。

②镇静：施行经口或经鼻清醒插管，要求患者充分镇静，全身肌肉松弛，这样不仅有助于插管的施行，也可基本避免术后不愉快的回忆。

③患者的准备：a.对患者必须做好适当的解释，重点说明配合的事项，如放松全身肌肉，特别是颈、肩、背部肌肉，不使劲，不乱动；保持深慢呼吸，不屏气，不恶心等，尽量争取患者全面合作。b.使用适当的麻醉前用药，如氟哌啶、哌替啶和异丙嗪及阿托品，可使患者镇静，咽喉反射减弱和分泌物减少，以利于施行清醒插管。

（2）气道表面麻醉：全面完善的咽喉气管表面麻醉是保证清醒插管成功的最重要关键，包括以下步骤和方法。

①咽喉黏膜表面麻醉：用1%丁卡因或4%利多卡因，掌握循序渐进、分3次喷雾的程序。a.先喷舌背后半部及软腭2~3次。b.隔1~2分钟后，嘱患者张口发"啊"声，做咽后壁及喉部喷雾。c.隔1~2分钟后，用喉镜片当作压舌板轻巧提起舌根，将喷雾器头对准喉头和声门，在患者深吸气时做喷雾。3次喷雾所用的1%丁卡因或4%利多卡因总量以2~3mL为限。

②气管黏膜表面麻醉有两种方法。

a.经环甲膜穿刺注药法：在完成咽喉表面麻醉后，患者取头后仰位，在甲状软骨与环状软骨之间，摸出环甲膜，在其正中位做穿刺，用盛有1%丁卡因或4%利多卡因2mL、带有23号注射针头的注射器，按垂直方向刺过环甲膜进入气管内0.5cm。经抽吸有气证实针尖位置正确后，嘱患者深呼吸，在呼气末、吸气始之际做快速注入表面麻醉药或嘱患者暂时屏气，做缓慢注入表面麻醉药。此时患者往往呛咳，为避免刺伤气管黏膜和其后壁，需迅速退针。经环甲膜穿刺有可能刺伤声门下组织或声带，故有人主张将穿刺针下移至环状软骨与第二气管环之间的间隙。本法的表面麻醉效果确实可靠，适用于张口困难，但易激惹患者呛咳和支气管痉挛，为避免此类痛苦，可改用下法。

b.经声门注药法:在完成咽喉表面麻醉后,术者用左手持喉镜显露声门,右手持盛有1%丁卡因或4%利多卡因2mL、前端带有截断成8~10cm的旧硬膜外导管的注射器,在直视下将导管前端插过声门送入气管上段,然后边旋转注射器、边缓慢注入麻醉药。注毕后嘱患者咳嗽数次,即可获得气管上段、声门腹面及会厌腹面黏膜的表面麻醉。本法的优点在避免环甲膜穿刺注药所引起的剧咳和支气管痉挛等不适的痛苦。

c.鼻腔黏膜表面麻醉:用于经鼻清醒插管,最好用4%~5%可卡因,因兼有局部血管收缩作用。先用1mL滴鼻,再用可卡因棉片填塞鼻后腔。也可用0.5%~1%丁卡因麻黄碱混合液,按上法施行表面麻醉。也可将表面麻醉药做鼻腔直接喷雾。

(3)咽喉气管黏膜表面麻醉:完成后1~2分钟,即可按经口明视气管内插管方法施行清醒气管插管。

(九)半清醒气管内插管法

清醒插管实施过程中,患者不免出现紧张和恐惧心理,易诱发恶心呕吐和呛咳等反应,偶尔患者因痛苦难忍而拒绝接受插管。如果在咽喉气管表面麻醉之前,根据病情先静脉注射氟芬合剂(氟哌利多5mg、芬太尼0.1mg)2~4mL,分2~3次静脉注射,每次间隔5分钟,可使患者处于闭目安静、镇痛、降低和遗忘恶心呕吐的敏感性,而同时又能被随时唤醒、并能高度配合的半清醒状态。在此种状态下施行表面麻醉和插管操作,患者不仅不会感到插管痛苦,事后对插管过程也多无回忆,插管应激反应也基本被解除。有人在清醒插管前适量应用地西泮、咪达唑仑和芬太尼以产生安静合作的效果。鉴于本法是在患者镇静、镇痛、镇吐和遗忘状态下进行,与单纯清醒插管有区别,故暂称之为半清醒插管法或称为神经安定镇痛遗忘插管法。

本法的不足在:①插管操作全程需时较长,一般需10~15分钟。②对全身情况不佳的患者可能引起血压下降。如果恰当掌握氟芬合剂剂量及诱导麻醉用药量,同时给予适量补液扩容,一般不致出现血压下降并发症。③有人对镇静结合清醒插管的方法提出异见,认为镇静药和阿片类药以及表面麻醉都使喉保护性反射消失,这样反流和误吸的危险依然存在。有人认为对饱胃患者实施镇静药下清醒插管期间,还必须常规施行Sellick手法,有条件时以选用纤维光导支气管镜下清醒插管较为安全。

(十)纤维光导喉镜引导插管法

本法特别适用于插管困难病例施行清醒插管,以后又有纤维光导支气管镜引导插管。具体方法如下:

1.施行口鼻咽喉气管黏膜表面麻醉,取自然头位,术者面对患者站立。

2.拟经鼻插管者,先将F34气管导管经鼻插至口咽腔,然后将纤维光导喉镜杆经导管插入声门抵达气管中段,然后在喉镜杆的引导下,将气管导管慢慢推入气管后退出喉镜。

3.拟经口插管者,将气管导管套在纤维光导喉镜杆上,术者用左手牵出舌体,用右手将喉镜杆沿舌背正中线插入咽喉腔,窥见声门后将喉镜杆前端插至气管中段,然后再引导气管导管进入气管,退出喉镜。为提高本插管法的成功率,下列事项可供参考:

(1)纤维光导喉镜杆的外径一般约为6mm(相当于F26),在滑润剂配合下,能顺利通过内径8mm(相当于F34)的气管导管。如果导管口径小于F34,纤维喉镜的操作有困难,选用时应加以注意。

(2)在选用纤维光导喉镜前,对其接物镜选用防腐剂作处理,以保证视物清楚。

(3)术前需用足量抗胆碱药,操作中要随时吸除分泌物。

(4)在自然头位下,会厌在咽喉腔中的位置相当高,需注意正确寻找。

(5)梨状窝易与声门裂混淆,需仔细鉴别,保持喉镜始终处于正中线位置便于寻找声门裂。

(6)有时真声带处于深陷位而不能窥见,需通过喉镜杆前端通过假声带后始能窥见。

(7)喉镜杆进入气管后,可看到光彩鲜艳的气管环,如果误入食管或梨状窝等处,则景像暗黑无光。

4.如果应用纤维光导支气管镜也可以进行引导插管,还可判断和校正单侧支气管内插管的位置以及用作诊断和处理麻醉中发生的气管导管梗阻或呼吸道阻塞等意外。

(十一)导引管引导插管法

对插管困难病例在不具备纤维光导喉镜的条件下,可采用本法,主要适用于声门显露不全的Ⅱ、Ⅲ类插管困难病例,在表面麻醉清醒或半清醒状态下进行导引插管。本法需准备一根专用的导引管(也可用光棒或换管器等替代),其规格为 F12 或 F14 粗细、50～60cm 长、富有弹性可塑性橡胶或塑料制,插入气管的一端钝圆稍细,另一端磨光封口。导管的表面每隔 5cm 有一刻度标记。

应用方法:在口鼻咽喉气管黏膜表面麻醉下,将导引管经口或经鼻插至咽腔,在明视(可借助于插管钳)或盲探下置入声门,继续推进直至遇到阻力,提示导引管的前端已抵达隆突或总支气管,刻度在 20～40cm 处(平均 31.9±3.68cm)处,然后将气管导管套入导引管,顺沿导引管用轻柔的手法推进气管导管经声门而入气管,确诊无误后退出导引管,气管内插管即告完成。本法也适用于术中气管导管受折梗阻而需更换新导管的场合;也适用于甲状腺手术或口、鼻、咽喉手术后拔管,估计有上呼吸道阻塞或气管塌陷。拔管前先在气管导管腔内置入导引管,待其前端进入气管后再拔除气管导管。一旦出现阻塞现象,可立即顺沿导引管重新插入气管导管。

(十二)逆行导管引导插管法

当经喉气管内插管失败,而声门未完全阻塞的情况下,有指征施行逆行气管内插管术。可在清醒、药物镇静状态或全身麻醉状态下完成经口或经鼻插管。尽管其成功率较高,但操作费时,创伤较大,患者较痛苦,有时还会遇到困难。因此,麻醉科医师一般不喜欢采用此法,只是将它用作其他插管方法(如纤维光导支气管镜引导插管或经皮环甲膜穿刺造口插管术)失败后的最后一个插管手段。

操作方法:首先用粗注射针穿刺环甲膜,继以经穿刺针往喉方向置入细导引丝或细导引管(也可用硬膜外导管替代),使之进入咽腔。当在后咽腔看到导引管时,嘱患者咳嗽,使硬膜外导管逆行通过声门抵达口或鼻咽腔,再用小钩将它从口或鼻孔牵出或用钳夹出口腔,顺导引管套入气管导管,顺势推入声门,然后一边谨慎慢慢推出导引管,一边送气管导管进入气管内。

并发症包括插入导引管不成功,穿刺出血、血肿形成,气压伤;其他潜在并发症与经皮环甲膜穿刺术和标准经喉气管内插管术相同。

(十三)气管造口术插管法

紧急气管造口手术要求喉损伤的程度最低,原则上只能由专科手术医师操作,特别对婴幼儿气管造口术应予严格强调。

气管造口术应严格掌握适应证,有紧急或选择性造口两类,目的仅为解除上呼吸道阻塞或主动控制呼吸道,以改善气道吸引的条件、减少呼吸做功、创造长时间机械呼吸条件、帮助临近呼吸功能衰竭患者逐步脱离机械呼吸机、减少呼吸道无效腔和解除患者不适。

本法不适用于胸骨切开手术患者,因有口腔细菌扩散至手术伤口的危险;也应避用于紧急呼吸道处理的病例,因并发症率和病死率较高,有报告其并发症率可高达 42%,病死率达 2%～5%,同样选择性气管造口术的并发症率也较高。

1.早期并发症

包括气胸、皮下气肿、出血、误吸和吞气。气管造口术的最主要潜在并发症是首次导管插入气管造口的位置不正确,而试图再盲探换插管的场合,因极易引起气管压迫和上呼吸道完全阻塞,有时可发生生命危险。如果对导管是否已经插入气管造口不够明确,应试做经喉气管插管术,以尽早控制呼吸道畅通,必要时可用小儿喉镜经口谨慎地插入较细的、带套囊的气管内导管,待患者情况稳定后再试行气管造口换置导管。

2.晚期并发症

包括下呼吸道感染(发生率可高达 50%);气管狭窄;气管闭塞;头臂动脉腐蚀而形成气管头臂动脉瘘;气管出血。气管造口导管的套囊充气过度或使用尺寸不匹配的气管造口导管,可能形成气管环坏死和气管食管瘘。

3.其他的慢性并发症

包括:吞咽困难;导管阻塞;误吸;口腔感染;渐进性瘢痕形成导致气管狭窄。

第三节　椎管内麻醉

一、蛛网膜下隙阻滞麻醉

蛛网膜下隙阻滞系把局麻药注入蛛网膜下隙,使脊神经根及脊髓表面部分产生不同程度的阻滞,简称脊麻。脊麻已有近百年历史,只要病例选择得当,用药合理,操作准确,脊麻不失为一简单易行、行之有效的麻醉方法,对于下肢及下腹部手术尤为可取。

(一)蛛网膜下隙阻滞作用

局麻药注入蛛网膜下隙作用于脊髓和脊神经前后根,产生阻滞作用,是脊麻的直接作用;脊麻时发生了自主神经麻痹,它所产生的生理影响,是脊麻的间接作用,分别叙述如下:

1.直接作用

脊神经后根需局麻药浓度要高于前根,脊神经根内无髓鞘的感觉神经纤维和交感神经纤维对局麻药特别敏感,相反有髓鞘的运动神经纤维敏感性就较差,所以低浓度局麻药只能阻滞感觉冲动的传导,而只有高浓度局麻药才能阻滞运动神经纤维。

局麻药作用脊髓的途径是:①脑脊液中局麻药透过软膜直达脊髓,这种扩散是由于脑脊液-软膜-脊髓之间存在药物浓度梯度。②局麻药沿 Virchow-Robin 间隙穿过软膜到达脊髓的深部。③被阻滞的顺序:自主神经→感觉神经→运动神经→本体感觉纤维。消退顺序则相反。④阻滞平面之间差别:一般交感神经与感觉神经阻滞平面不相同,交感神经阻滞平面比感觉神经阻滞平面高 2~4 个神经节段,而运动神经阻滞平面又比感觉神经阻滞平面低 1~4 个节段。⑤局麻药不同浓度,可阻滞不同神经纤维。如普鲁卡因浓度 0.2mg/mL 时,血管舒缩纤维被阻滞;达到 0.3~0.5mg/mL,感觉纤维被阻滞;达到 0.5~0.75mg/mL,运动纤维被阻滞(脑脊液内药物浓度)。

2.间接作用

(1)对循环的影响。对循环影响主要取决于交感神经纤维被阻滞平面高低,被阻滞平面越高,对循环影响就越大,相反被阻滞平面较低,对循环影响就较少。

(2)对呼吸的影响。脊麻对呼吸影响相对于循环影响较小,它对呼吸影响也主要取决于麻醉平面高低,平面越高影响就越大,当阻滞平面达颈部时,由于膈神经阻滞,发生呼吸停止。当麻醉平面高达使肋间肌麻痹,就可引起通气不足,而致缺氧和 CO_2 蓄积,低位脊麻对呼吸影响很小。

(3)对胃肠道影响。系交感神经节前纤维被阻滞结果,交感神经功能消失,而迷走神经功能占主导地位,所以患者胃肠蠕动增强,胃液分泌增多,胆汁反流,肠收缩增强,所以术中、术后脊麻患者可发生恶心、呕吐、肠痉挛。

(4)对肾及膀胱的影响。由于肾血管阻力不受交感神经调节,所以脊麻对肾的影响是间接的,当血压降至 10.6kPa(80mmHg)时,肾血流量和肾小球滤过率均下降,当平均动脉压低于 4.7kPa(35mmHg)时,肾小球滤过终止。膀胱受副交感神经调节,因此,当脊麻时副交感神经被阻滞,膀胱平滑肌松弛,患者发生尿潴留。

(二)蛛网膜下隙阻滞穿刺技术

1.脊麻穿刺时一般取侧卧位

应用重比重溶液时,手术侧向下;应用轻比重溶液时,手术侧向上;鞍区麻醉均采取坐位。

2.常规消毒

铺巾后选择 $L_{3\sim4}$ 棘突间隙为穿刺点,理由是因为脊髓到此处已形成终丝,穿刺时没有损伤脊髓的顾虑,$L_{4\sim5}$ 间隙也可以。

3.穿刺方法

分直入法和旁正中穿刺法 2 种。

(1)直入法:穿刺点用 0.5%~1% 普鲁卡因或 0.5% 利多卡因做皮内、皮下、棘上、棘间韧带逐层浸润麻醉后,固定穿刺点皮肤,应用 26G 穿刺针(或 25G),在棘突间隙中点刺入,针与患者背部垂直,并且针的方向应保持水平,针尖略向头侧,缓慢进针,仔细体会各解剖层通过的变化。当针尖刺破黄韧带时,有阻力突然消失的"落空"感觉,针继续推进时可有第 2 次"落空"感,此时提示针已穿破硬脊膜和蛛网膜,进入蛛网膜下隙。

(2)旁正中穿刺法:定点在间隙中点旁开 1.5cm 处穿刺,麻醉同上,穿刺针向中线倾斜,与皮肤成 75°对准棘突间孔方向进针。本穿刺法不经过棘上和棘间韧带层次,经黄韧带和硬脊膜刺入蛛网膜下隙。此法适用于老年人脊椎畸形、因肥胖间隙摸不清的患者,直入法未成功时,可改用本法。针尖进入蛛网膜下隙拔出针芯,即有脑脊液流出,如未流出脑脊液则应考虑患者颅内压过低所致,可试用压迫颈静脉或让患者屏气、咳嗽等迫使颅内压增高措施,以促使脑脊液流出。考虑针头斜口被阻塞,可旋转针干180°～360°并用注射器缓慢抽吸,仍无脑脊液流出,应重新穿刺。

4.注药

当穿刺成功后将盛有局麻药的注射器与穿刺针紧密衔接,用左手固定穿刺针,右手持注射器轻轻回抽见有脑脊液回流再开始以10～30秒注射速度注完药物。一般注完药后5分钟内即有麻醉现象。注完药5分钟后患者取平卧位,根据手术所需麻醉平面给予调整。

(1)穿刺部位:脊柱有四个生理曲度,仰卧时,L_3 最高,T_6 最低。如果经 $L_{2～3}$ 间隙穿刺注药,患者平卧后,药液将沿着脊柱的坡度向胸段移动,使麻醉平面偏高。如果在 $L_{3～4}$ 或 $L_{4～5}$ 间隙穿刺注药,患者仰卧后,药液大部分向骶部扩散,使麻醉平面偏低。

(2)患者体位和麻药比重:这是调节麻醉平面的2个重要因素,重比重药液向低处流动,轻比重药液向高处流动。注药后5～10分钟,调节好患者体位,以获得手术所需麻醉平面,因为超过此限,局麻药液和脊神经结合后,体位调整就会无效。如果平面太高造成对患者的影响也是严重的。

(3)注射药物速度:一般而言,注射速度愈快,阻滞平面愈广。相反注射速度愈慢,药物愈集中,麻醉范围愈小。临床上常以 1mL/5s 药液为适宜,鞍区给药 1mL/30s 以便药物集中于骶部。麻醉平面调节应结合多因素而不是单因素,把麻醉调节好。

(三)麻醉中管理

1.若是血管扩张致血压下降,应用麻黄碱 15～30mg 静脉注射,同时加快输液速度以恢复正常,如仍反应不良,可应用 5～10mg 间羟胺静脉滴注或应用多巴胺 4～10μg/(min·kg),微泵输注,直至血压恢复正常为止。

2.若是血容量不足病例,应快速加压输注血浆代用品 300～500mL,同时应用麻黄素10～20mg 静脉注射,尽快使血压回升至正常。

3.如系心功能代偿不佳所致低血压,注意输液速度,应用西地兰 0.2～0.4mg+5%葡萄糖20mL 静脉注射或应用多巴胺 5～6μg/(min·kg)微泵静脉输注。对心率减慢者应用阿托品0.3～0.5mg 静脉注射,以降低迷走神经张力。

(四)适应证和禁忌证

1.适应证

(1)下腹及盆腔手术:如阑尾切除术、疝修补术、膀胱手术、子宫附件手术等。

(2)肛门及会阴手术:如痔切除术、肛瘘切除术等。

(3)下肢手术:如骨折复位、内固定、截肢等。

2.禁忌证

(1)中枢神经系统疾病,特别是脊髓或脊神经根病变,麻醉后有可能长期麻痹,应列为绝对禁忌。对于脊髓的慢性病变或退行性病变,如脊髓前角灰白质炎,也列为禁忌,颅内高压患者禁忌。

(2)全身严重感染,穿刺部位有炎症或感染者,穿刺时都可能使致病菌带入蛛网膜下隙,故应禁忌。

(3)严重高血压、心功能不全患者。高血压心脏代偿功能良好,并非绝对禁忌。高血压合并冠心病,则禁用脊麻。收缩压超过 21.28kPa(160mmHg)和(或)舒张压超过 14.63kPa(110mmHg),一般慎用或不用脊麻。

(4)休克、血容量不足患者禁用脊麻。

(5)慢性贫血,应用低平面脊麻可以,禁用中、高位脊麻。

(6)有凝血机制障碍或接受抗凝治疗者。

(7)脊椎外伤、脊椎畸形或病变。

(8)精神病,不能合作的小儿等患者(小儿应用基础麻醉后可慎用)。

(9)老年人血管硬化并合并心血管疾病,循环储备功能差,不易耐受血压波动,只能适合低位脊麻,禁用中高位脊麻。

(10)腹内压明显增高病例,如腹腔巨大肿瘤、大量腹水或中期以上妊娠,脊麻的阻滞平面难以控制,并易引起循环较大变化,应禁用。

(五)蛛网膜下隙阻滞常用局部麻醉药

1.普鲁卡因

因用于蛛网膜下隙阻滞的普鲁卡因,为纯度高的白色晶体,麻醉临床应用时,开瓶用脑脊液溶解,溶解后为无色透明液。常用浓度为 5%,最高不宜超过 6%,最低有效浓度为 2.5%。成年人常用剂量为 100~150mg,极量为 200mg,鞍区麻醉为 50~100mg,小儿可按年龄和脊柱长度酌减。麻醉起效时间为 1~5 分钟,因此麻醉平面调节必须在 5 分钟内完成,否则阻滞平面已固定,再调整无效。维持时间仅 45~90 分钟。配制方法:普鲁卡因 150mg 溶解于 5% 葡萄糖液或脑脊液 2.7mL 中,再加 0.1%肾上腺素 0.3mL,配成 5%重比重溶液。

2.丁卡因

丁卡因是脊麻常用药物之一,常用浓度为 0.33%,最低有效浓度为 0.1%。常用配制与配方:1%丁卡因 1mL、10%葡萄糖 1mL、3%麻黄碱 1mL,配成 1:1:1 溶液,为丁卡因重比重液的配方,使用安全有效。常用剂量为 10~15mg,最高剂量为 20mg。此配方起效时间为 5~10 分钟,维持时间 2~3 小时。注意所用的注射器与穿刺针不宜和碱性物质接触或附着,以免减弱药物麻醉作用。

3.利多卡因

应用于脊麻,它的常用浓度为 2%~3%。常用量为 100mg,极量为 120mg(为成人量)。药物(2%~3%)加入 5%或 10%葡萄糖 0.5mL 即为配成重比重液。它的起效时间为 1~3 分钟,麻醉维持时间为 75~150 分钟。利多卡因在脊麻中使用的缺点是容易弥散,致麻醉平面不易控制。

4.布比卡因

应用于脊麻,常用浓度为 0.5%~0.75%,常用量为 8~12mg,最多不超过 20mg,配方:0.75%布比卡因 1.5~2mL,10%葡萄糖 1~1.5mL 配成重比重液,超效时间 5~10 分钟,维持 2~2.5 小时。

5.罗哌卡因

用法同布比卡因,更安全。

(六)蛛网膜下隙阻滞并发症及其处理

1.头痛

常见并发症之一。典型头痛可在穿刺后6～12小时发生,多数发病于脊麻后1～3天,术后2～3天最剧烈,多在5～12天消失,极个别病例可延至1～5个月或更长,脊麻后头痛发生率一般为3%～30%,发病机制由于脑脊液不断丢失使脑脊液压力降低所致。

(1)常用预防办法

①局麻药采用高压蒸气灭菌。

②严格注意无菌操作。

③穿刺针宜细,选用26G最佳。

④切忌暗示脊麻后头痛发生的可能性。

⑤手术当日输液量大于2500mL,术中及时纠正低血压。

(2)处理

①轻微头痛:卧床2～3天,口服去痛片,多能在第4天完全恢复。

②中度头痛:患者平卧头低位,每日输液2500～4000mL,并用镇静药、索米痛片(去痛片)、针刺镇痛,效果不佳时可应用小剂量镇痛药,如哌替啶50mg肌内注射或应用其他治疗头痛药物。

③严重者除上述方法外,可采用硬膜外腔充填血疗法,即先抽取自体血10mL,在10秒内应用硬膜外穿刺针注入硬膜外间隙,注完后患者平卧1小时,有效率可达97.5%。如果一次注血疗法后,头痛未完全消除,可行第二次注血,其成功率可达99%或应用右旋糖酐30～70mL或5%葡萄糖或生理盐水30～40mL行硬膜外腔注射,以增加脑脊液生成,治疗头痛。

2.尿潴留

尿潴留一般在术后1～2天恢复。如潴留时间过长可针刺三阴交、阴陵泉等穴位治疗或行导尿。

3.脑神经麻痹

极少发生,多以外展神经多见,术后2～21天后开始有脑膜刺激症状,继而出现复视和斜视,原因与脊麻后头痛机制相似,为脑脊液从硬膜外穿刺孔溢出,脑脊液量减少,降低了脑脊液对脑组织的"衬垫"作用,使外展神经在颞骨岩部受牵拉所致。一旦发生则对症治疗。50%以上患者可在1个月内恢复,极个别病例可持续1～2年。

4.假性脑脊膜炎

假性脑脊膜炎也称为无菌性或化学性脑脊膜炎,据报道发生率为1:2000,多在脊麻后3～4天发病,发病很急,临床症状为头痛及颈项强直,克尼格征阳性,并有时发生复视和呕吐。治疗方法同头痛,但必须加用抗生素治疗。

5.脊髓炎

此种炎性反应并非由细菌感染所致,而是局麻药对含髓磷脂组织的影响,症状为感觉丧失和松弛性麻痹,可自行恢复,也可发展成残废,无特殊疗法,只能对症处理,可试用针灸和理疗等治疗方法。

6.粘连性蛛网膜炎

此类反应主要与脊麻过程中带入具有刺激性异物及化学品、高渗葡萄糖、用错药物、蛛网膜下隙出血有关。此类反应为渗出性变化,继而出现增生及纤维化改变。它的症状开始是疼痛和感觉异常,然后出现运动无力,发展到完全松弛性瘫痪。处理:对症治疗,应用大剂量B族维生素、大剂量激素,配合理疗、针灸等疗法。

7.马尾神经综合征

发生原因与粘连性蛛网膜炎相同。症状是下肢感觉和运动功能长时间不能恢复,表现为感觉丧失及松弛性麻痹症状可自行消失,但恢复过程很慢,治疗同蛛网膜炎。

二、硬膜外间隙阻滞

(一)概述

硬膜外间隙阻滞是将局部麻醉药注入硬膜外间隙,阻滞脊神经根,使其支配的区域产生暂时性麻痹,简称为硬膜外麻醉。现代硬膜外麻醉主要是连续硬膜外麻醉,单次法已经使用很少,因为此法可控制性太差,易发生意外,根据病情手术范围和时间,分次给药,使麻醉时间得以延长,并发症明显减少。连续硬膜外阻滞是临床上常用的麻醉方法之一。

1.高位硬膜外阻滞

于 $C_{5\sim6}$ 之间行穿刺,阻滞颈部及上胸段脊神经,适应甲状腺、颈部和胸壁手术。

2.中位硬膜外阻滞

穿刺部位在 $T_6\sim T_{12}$ 之间,常用于胸壁和上中腹部手术。

3.低位硬膜外阻滞

穿刺部位在 $L_1\sim L_{4,5}$ 之间,常用于下腹、下肢、盆腔手术。

4.骶管阻滞

经骶裂孔穿刺阻滞神经,适合于肛门、会阴部手术。

(二)解剖

椎管内硬膜称为硬脊膜,在枕骨大孔处与枕骨骨膜相连,从此以下分为内、外两层,形成间隙。硬脊膜相当于内层及其在枕骨大孔向下延续部分,形成包裹脊髓的硬脊膜囊并抵止于骶椎。因此,通常所说的硬脊膜实际上是指硬脊膜的内层,俗称为硬膜。硬膜附着枕骨大孔的边缘,这可防止麻醉药从硬膜外腔进入颅脑。硬脊膜的外层是由椎管内壁的骨膜和黄韧带融合而组成。内、外两层之间的腔隙即为硬膜外腔。硬膜外腔包含有疏松的网状结缔组织、脂肪、动静脉、淋巴管和脊神经。其中血管以丰富静脉丛为主,这些静脉没有瓣膜,它们与颅内和盆腔的静脉相通,因而如将局麻药或空气注入这些静脉丛,可立即上升到颅内。硬脊膜外腔后方(背间隙)从背正中或黄韧带至硬脊膜之间的距离上窄下宽,下颈部 $1.5\sim2mm$;中胸部 $3\sim4mm$;腰部最宽 $5\sim6mm$,成人硬脊膜外腔容积约 $100mL$(骶部占 $25\sim30mL$)。

(三)硬脊膜外阻滞的机制及生理影响

1.作用方式

局麻药是经多种途径发生阻滞作用,其中以椎旁阻滞、经根蛛网膜绒毛阻滞脊神经根以及局麻药弥散过硬膜进入蛛网膜下隙产生"延迟"的脊麻为主要作用方式。

2.局麻药在硬膜外腔的扩散

(1)局麻药的容量和浓度:容量越大阻滞范围越广,所以容量是决定硬膜外阻滞的"量"的重要因素;浓度越高阻滞就越完善,所以浓度是决定硬膜外阻滞的"质"的重要因素。硬膜外阻滞麻醉要达到满意效果,既要有足够的阻滞范围,又要阻滞得完善(完全),质与量应并重,不能偏向一面。

(2)从理论上讲药物注射速度越快,就越有利于局麻药在硬膜外腔扩散,就可获得宽广的麻醉阻滞平面。在临床工作中大多数学者认为注药速度过快,增加血管对局麻药的吸收,易导致中毒,而且由于注入药物量受到限制,所以平面扩散节段增加也有限,普遍认为注药速度以 $0.3 \sim 0.75 \mathrm{mL/s}$ 为好。

(四)硬膜外腔压力

有关硬脊膜外腔穿刺时出现的压力的发生机制,虽然说法很多,但至今仍无一个明确定论。现归纳几种学说如下:

1.硬脊膜被穿刺针推向前方,间隙增大而产生负压。

2.胸膜腔内负压通过椎间孔或椎旁静脉系统传递至硬脊膜外腔。

3.脊柱屈曲使硬脊膜外腔增大产生负压。

4.穿刺时穿刺针尖顶黄韧带,黄韧带弹性回缩时形成负压。颈部和胸部硬膜外腔负压发生率为 96%,腰部发生率为 88%,骶管则不出现负压。

(五)硬膜外阻滞的影响

1.对中枢神经系统的影响

注药后引起一过性脑压升高,临床上患者感到头晕。局麻药进入血管内引起毒性反应,严重时患者抽搐或惊厥。局麻药长时间在体内积累,当它在血液中的浓度超过急性中毒阈值时,引起毒性反应。硬膜外麻醉对中枢神经系统间接影响是阻滞后低血压所引起的,如低血压引起脑缺氧,导致呕吐中枢兴奋从而发生呕吐。

2.对心血管系统的影响

(1)神经因素:①交感神经传出纤维被阻滞,致阻力血管和容量血管扩张。②硬膜外麻醉平面超 T_4 时,心脏交感纤维阻滞,心率减慢,心输出量减少。

(2)药理因素:①局麻药吸收入血后,对平滑肌产生抑制,对 β 受体进行阻滞,而导致心排出量减少。②肾上腺素吸收后,兴奋 β 受体,心排出量增加,周围阻力下降,因此在临床上局麻药液中加入肾上腺素,则肾上腺素的药理作用能对抗局麻药对机体造成的药理因素方面的影响。

(3)局部因素:局麻药注射过快,引起脑脊液压力升高(短时),而致血管张力和心输出量反射性升高。

3.对呼吸系统的影响

对呼吸的影响主要取决于阻滞平面高度,尤其是运动神经被阻滞范围更为重要。

(1)药物浓度的高低直接关系到运动神经是否被阻滞。在中低位硬膜外麻醉时可使用常规浓度,如利多卡因,浓度为 $1.5\% \sim 2\%$;在高位硬膜外麻醉时禁止使用正常或高浓度局麻药,否则必定会造成运动神经被阻滞,而使呼吸肌和辅助呼吸肌麻痹,致患者呼吸停止。临床应用药物中发现,0.8%～1%利多卡因和0.25%布比卡因对运动神经纤维影响最小,常使用在高位硬膜外麻醉中。

(2)老年人、体弱者、久病或过度肥胖患者,这些患者本身存在通气储备下降,如遇阻滞平面高,对呼吸影响就会更大,甚至不能维持正常通气,必须辅助或控制呼吸。

4.对内脏的影响

硬膜外麻醉对肝、肾功能没有直接影响,而是由于麻醉过程引起血压下降,间接影响到肝、肾功能,此轻微而短暂的影响对正常人来讲无重要临床意义。血压下降至 7.98～9.31kPa(60～70mmHg)以下时,肝血流量减少 26%,随着血压恢复,肝血流也恢复至正常;肾小球滤过率下降 9%,肾血流减少 15%,随着血压恢复,肾功能恢复至正常。

5.对肌张力发生影响的作用机制

(1)运动神经传入纤维被阻滞。

(2)局麻药选择性阻滞运动神经末梢,而使肌肉松弛,临床工作中腹部手术硬膜外麻醉时,肌肉松弛程度不比应用肌松药松弛腹肌的效果差,但是值得注意的是部分患者在硬膜外麻醉时,运动神经阻滞是不全的。

(六)临床应用

1.适应证

主要适用腹部手术,凡是适合于蛛网膜下隙阻滞的下腹部及下肢手术,均可采用硬膜外腔麻醉。颈部、上肢和胸部手术也可应用,但应加强对呼吸和循环的管理。

2.禁忌证

严重高血压、冠心病、休克及心脏代偿功能不全者,重度贫血、营养不良者,穿刺部位有感染者,脊柱严重畸形或有骨折、骨结核、椎管内肿瘤者,凝血障碍、中枢神经疾病者禁忌使用。

(七)穿刺技术

1.穿刺点的选择

根据手术切口部位和手术范围,取支配手术区范围中央的脊神经相应棘突间隙为穿刺点。各部位穿刺点的选择,为了确定各棘突间隙位置,可参考下列体表解剖标志:

(1)颈部最明显突起的棘突为第 7 颈椎棘突。

(2)两侧肩胛冈连线为第 3 胸椎棘突。

(3)两侧肩胛下角连线高于第 7 胸椎棘突。

2.体位

临床上常用侧卧位,具体要求与蛛网膜下隙阻滞相同。

3.穿刺方法

硬脊膜外腔穿刺可分为直入法和侧入法两种。

(1)直入法:在选定的棘突间隙做一皮丘,再做深层次浸润。目前临床上应用 16G 或 15G 硬膜外穿刺针,该针尖呈勺状,较粗钝,穿过皮肤有困难,可先用 15～16G 锐针破皮肤,再将硬膜外穿刺针沿针眼刺入,缓慢进针,针的刺入到达棘上韧带时,针应刺入其韧带中心位置,并固定穿刺针,是直入穿刺成功的重要因素。针的刺入位置及到达硬膜外腔位置必须在脊柱的正中矢状线上。穿刺针在经过皮肤→皮下组织→棘上韧带→棘间韧带→黄韧带→到达硬脊膜外腔。针尖到达硬脊膜外腔被确定后,即可通过穿刺针置入硬膜外导管并固定好。

(2)侧入法也称旁正中法:对直入法穿刺有困难,胸椎中下段棘突呈叠瓦状,间隙狭窄,老年人棘上韧带钙化等情况可应用侧入法。棘突间隙中点旁开 1.5cm 处进针,避开棘上韧带和棘间韧带,直接经黄韧带进入硬脊膜外腔,局部浸润麻醉后,用 15G 锐针刺破皮肤,硬膜外穿刺针眼进入,穿刺针应垂直刺入并推进穿刺针直抵椎板.然后退针约 1cm,再将针干略调向头侧,针尖指向正中线,沿椎板上缘经棘突间孔突破黄韧带进入硬膜外腔。

4.硬膜外腔的确定

当穿刺针刺破黄韧带时,阻力突然消失,负压同时出现,回抽无脑脊液流出,即能判断穿刺已进入硬膜外腔。具体判断方法如下。

(1)阻力骤减:穿刺针抵达黄韧带时,术者可感到阻力增大,并有韧性感。这时将针芯取下,接上盛有生理盐水和 1mL 左右空气的注射器;推动注射器芯,有回弹感觉,同时气泡缩小,液体不能注入。表明针尖已抵达黄韧带,此时可继续慢进针并推动注射器芯做试探,一旦突破黄韧带,即有阻力顿时消失的"落空感",此时注射器内空气即被吸入,同时注气或生理盐水没有任何阻力,表示针尖已进入硬脊膜外腔。值得注意的是针尖位于椎旁疏松组织中,阻力也不大,易误认为在硬膜腔。鉴别方法:注入空气时,手感到穿刺部位皮下组织肿胀,置入导管,如遇阻力就说明针尖不在硬膜外腔。

(2)负压现象:临床上常用负压现象来判断硬膜外间隙。当穿刺针抵达黄韧带时,拔除针芯,在针蒂上悬挂一滴局麻药或生理盐水。当针尖破黄韧带而进入硬膜外腔对,可见悬滴液被吸入,此即为悬滴法负压试验。此法试验缺点是妨碍顺利进针。

(3)其他。进一步证明针尖进入硬膜外腔的方法有:①抽吸试验,接上注射器反复轻轻抽吸,无脑脊液流出(吸出),证明针尖确已在硬膜外腔。②气泡外溢试验,接上装 2mL 生理盐水和 2mL 空气的注射器,快速注入后取下注射器,见针蒂处有气泡外溢则可证实。③置管试验,置入导管顺利,提示针尖确在硬膜外腔。

5.连续硬膜外阻滞置管方法

(1)皮肤至硬膜外腔距离是穿刺针的全长(成人用穿刺针长 10cm,小儿用穿刺针长 7cm)减去针蒂至皮肤距离。

(2)置管麻醉者以左手背贴于患者背部,以拇指和示指固定针蒂,其余 3 指夹住导管尾端;用右手持导管的头端,经针蒂插入针腔,进至 10cm 处,可稍有阻力,说明导管已达针尖斜面,稍用力推进,导管即可滑入硬膜外腔,继续插入 3~5cm,导管一般插至 15cm 刻度停止。不宜置管太深,除去针干长度(10cm),硬膜外腔实际留管一般 3~5cm,临床经验证明导管在硬膜外腔少于 2cm,药物扩散效果较差,导管在硬膜外腔长于 5cm 易在硬外腔打折或弯曲,影响药物扩散吸收。

(3)拔针:调整导管深度,应一手拔针,一手固定导管并保持导管往针干里推进,以免导管在拔针时被带出过多,而致置管失败。置管后,将导管尾端与注射器相连接,回吸无回血或脑脊液,注入少许空气或生理盐水无阻力表明导管通畅,位置正确,即可固定导管。

(4)注意事项:置管遇有阻力需重新置管时,必须将管连同穿刺针一并拔出,否则导管有被斜口割断的危险;如插入时觉得导管太软,不宜使用管芯作为引导,以免导管穿破硬膜外腔而进入蛛网膜下隙,置管过程中患者有肢体感觉异常或弹跳,提示导管已偏于一侧椎间孔刺激脊神经根,应重新穿刺置管。导管内有血流出说明导管进入静脉丛,少量出血可用含肾上腺素的生理盐水冲洗。如果无效,应避免注药,重新换间隙穿刺。

(八)硬膜外麻醉管理

1.常用麻醉药物

(1)利多卡因:作用迅速,穿透力和弥散力都较强,麻醉阻滞较完善,应用浓度为1%～2%,起效时间为5～12分钟,作用时效为60～80分钟,最大用量为400mg。该药的缺点是久用后易出现快速耐药性。临床应用利多卡因与丁卡因配成1.6%混合溶液(丁卡因0.2%),与布比卡因配成混合液(利多卡因1.5%～1.6%,布比卡因0.25%～0.3%)。

(2)丁卡因:常用浓度为0.2%～0.3%,用药后10～15分钟时产生镇痛作用,需20～30分钟时麻醉开始完善,作用时效为3～4小时,一次最大用量为60mg。因为该药毒性较大,临床上不单独应用于硬膜外麻醉,常与利多卡因混合应用,其浓度一般为0.2%～0.25%,最高浓度最好控制在0.33%以内,以免引起毒性增加。

(3)布比卡因:常用浓度为0.5%～0.75%,4～10分钟起效,可维持4～6小时,但肌肉松弛效果只有0.75%溶液才能满足。

(4)罗哌卡因:用法同布比卡因,但运动阻滞差,常用于硬膜外镇痛及无痛分娩。

2.局麻药浓度选择

硬膜外麻醉的深度和作用时间主要取决于麻醉药物浓度。对手术部位和手术要求不同,对局麻药浓度应做一定选择,并具有一定的原则性。颈部手术需选择1%利多卡因、0.25%布比卡因;胸部手术需选择1%～1.2%利多卡因、0.25%布比卡因,浓度不宜过高,否则膈神经被阻滞或其他呼吸肌受影响,而致通气锐减,严重者可致呼吸停止。为了达到腹肌松弛要求,腹部手术需较高药物浓度,如应用1.6%～2%利多卡因、0.5%～0.75%布比卡因;下肢手术镇痛需较高浓度局麻药,如0.75%布比卡因才能达到良好镇痛效果。此外,虚弱或年老患者浓度要偏低。

3.局麻药的混合使用

临床上是将长效和短效、起效慢和起效快的局麻药配成混合液,以达到起效快、作用时效长、减少局麻药毒性反应的目的。

4.注药方法

一般拟采用下列程序进行:

(1)试验剂量:注入局麻药3～5mL,观察5分钟,(排除误入蛛网膜下隙)。

(2)每隔5分钟注药3～5mL,直至12～18mL,此为初始剂量。药物首次总量以达到满意阻滞效果为止,用药量限制在最大用量范围内,争取以最少局麻药达到满意麻醉效果。

(3)根据每种药物作用时效,到时间按时追加首次总量1/2～1/3局麻药,直至手术结束。随着手术时间延长,用药总量增大,患者对局麻药耐受性将降低,临床工作中应慎重给药。

(九)硬膜外腔阻滞失败

1.阻滞范围达不到手术要求的原因

(1)穿刺点离手术部位太远,内脏神经阻滞不全,牵拉内脏出现疼痛。

(2)多次硬膜外阻滞致硬膜外腔出现粘连,局麻药扩散受阻等。

2.阻滞不全原因

(1)硬膜外导管进入椎间孔致阻滞范围受限。

(2)导管在硬膜外腔未能按预期方向插入。

(3)麻醉药物浓度和容量不够。

3.完全无效原因

(1)导管脱出或误入静脉。

(2)导管扭折或被血块堵塞,无法注入药物。

(3)导管未能插入硬膜外腔。

4.硬膜外穿刺失败原因

(1)患者体位不当,脊柱畸形,过度肥胖,穿刺点定位困难。

(2)穿刺针误入椎旁肌群或其他组织未能发现。

凡是遇有下列情况,从安全角度考虑,应放弃硬膜外麻醉:①多次穿破硬脊膜。②穿刺针误伤血管,致较多量血液流出。③导管被折断、割断而残留硬外腔。

(十)硬膜外麻醉的意外及并发症

1.穿破硬膜

硬膜外穿刺是一种盲探性穿刺,因此穿刺者应熟悉解剖层次,穿刺时缓慢进针,仔细体会各椎间韧带不同层次刺破感觉,并边进针边试阻力消失和负压现象,以避免穿破硬脊膜致发生全脊麻和脊髓损伤。麻醉者思想麻痹大意,求快而进针过猛,有时失误而致硬膜穿破。穿刺针斜面过长,导管质地过硬,都增加穿破硬膜可能性,这种穿破有时不易及时发现。多次施行硬膜外阻滞患者,硬膜外腔由于反复创伤出血,药物化学刺激硬膜外腔使其粘连而变窄,严重者甚至闭锁,易穿破硬膜。脊柱畸形或病变、腹内巨大肿瘤或腹水、脊柱不易弯曲、穿刺困难、反复穿刺,易穿破硬膜。老年人韧带钙化,穿刺时需用力过大,可致穿破。小儿硬膜外腔较成人窄,如小儿没施行基础麻醉或药量不足,穿刺时稍动,就可致硬膜穿破。

处理:一旦穿破应改用其他麻醉方法,如穿刺在 L_2 间隙以下,手术区域在下腹部、下肢或肛门、会阴区,改脊麻。

2.穿刺针或导管误入血管

硬膜外间隙有丰富血管,有时发生穿刺针或导管误入血管,发生率据文献报道为 $0.2\%\sim$ 0.3%,尤其是足月孕妇,因硬膜外腔静脉怒张故更易发生。若经针干或硬膜外导管里出血较少,经调整针和导管位置,用生理盐水冲洗后,再没血液流出,可注射 2% 利多卡因 $1\sim2mL$,观察有无局麻药毒性反应,$5\sim10$ 分钟后无毒性反应,可继续给药。如针干或硬膜外导管里出血量较多,应用 $1:400000$ 肾上腺素生理盐水冲洗硬膜外腔后,改另一间隙穿刺。若再发生出血应禁用硬膜外麻醉。

3.空气栓塞

硬膜外穿刺,利用空气行注气试验以利判断穿刺针是否进入硬膜外腔是常用的鉴别手段,但是空气常随损伤血管而进入循环,致空气栓塞的发生率为 20%～45%。临床上应用空气 1～2mL,不致引起明显症状,如注气速度达 2mL/(kg·min),进入血液空气超过 10mL,就可能致患者死亡。空气栓塞临床表现有气体交换障碍(肺动脉栓塞),缺氧和发绀,继而喘息性呼吸,意识迅速丧失,呼吸停止,随后血压下降,心跳停止。

(1)处理:取头低左侧卧位,防止气栓进入脑,又可使气栓停留在右心房被心搏击碎,避免形成气团阻塞。心跳停止患者可剖胸行心室内抽气,心脏复苏。

(2)预防:尽可能减少注入空气到硬膜外腔,限制在 2mL 以内。

4.广泛阻滞

硬膜外麻醉时常用量局麻药造成异常广泛阻滞平面,有以下三种可能性:①局麻药误入蛛网膜下隙产生全脊麻。②局麻药误入硬膜下间隙引起广泛阻滞。③局麻药在硬膜外腔出现异常广泛阻滞平面。

(1)全脊麻:发生率为 0.10%～0.05%,临床上表现为全部脊神经支配区域均被阻滞,意识消失,呼吸、心跳停止。

处理:维持患者循环和呼吸功能。气管插管行机械呼吸支持患者呼吸,循环以扩容和血管收缩药物支持,使循环稳定,患者可在 30 分钟后苏醒。心跳停止按心肺复苏处理。预防十分重要,硬膜外麻醉必须试验给药,用药量应不大于 3～5mL,注药后仔细观察病情 5～10 分钟,如出现麻醉平面广泛,下肢运动神经被阻滞现象应放弃硬膜外麻醉,并支持患者循环和呼吸至平稳为止。

(2)异常广泛阻滞:注入常规剂量局麻药以后,出现异常广泛的脊神经阻滞现象,但不是全脊麻。阻滞范围广,但仍有节段性,腰部和骶神经支配区域仍正常。特点:多发生于注入局麻药后 20～30 分钟,前驱症状有胸闷、呼吸困难、烦躁不安,然后出现呼吸衰竭甚至呼吸停止。血压多出现明显下降,有的病例血压下降不明显。脊神经被阻滞常达到 12～15 节段。

处理:支持呼吸和循环。预防:硬膜外麻醉应遵循分次给药方法,以较少用药量达到满意阻滞平面,忌一次注入大容量局麻药(8～15mL),以免造成患者广泛脊神经被阻滞。异常广泛的脊神经阻滞的两种可能性是硬膜外间隙广泛阻滞与硬膜下间隙广泛阻滞。

5.脊神经根或脊髓损伤

(1)神经根损伤:硬膜外阻滞穿刺都是在背部进行,脊神经根损伤主要为后根,临床症状主要是根痛,即受损伤神经根分布的区域疼痛,表现为感觉减退或消失。根痛症状的典型伴发现象是脑脊液冲击症,即咳嗽、喷嚏或用力憋气时疼痛加重。根痛以损伤后 3 天之内疼痛最剧烈,随时间推移,症状逐渐减轻,2 周左右大多数患者疼痛可缓解或消失,遗留片状麻木区可达数月以上。处理:对症治疗,预后均较好。

(2)脊髓损伤:损伤程度有轻有重,如导管直接插入脊髓或局麻药直接注入脊髓,可造成严重损伤,甚至贯穿性损害。临床患者感到剧痛并立即出现短时意识消失,随即出现完全性、松弛性截瘫,部分患者因局麻药溢出至蛛网膜下隙而出现脊麻或全脊麻,暂时不会出现截瘫症状。脊髓横贯性伤害时血压偏低并不稳定。严重损伤患者多死于并发症或残废生存。

脊髓损伤早期与神经根损伤的鉴别:①脊髓损伤时患者出现剧痛而神经根损伤当时有"触电"感或痛感。②神经根损伤后感觉缺失仅限于1～2根脊神经支配的皮区,与穿刺点棘突平面相一致;而脊髓损伤感觉障碍与穿刺点不在同一平面,颈部低1节段,上胸部低2个节段,下胸部低3个节段。脊髓损伤重点在于预防,但是一旦发生要积极治疗,重点在于治疗早期的继发性水肿。主要应用大剂量皮质类固醇,以防止溶酶体破坏,减轻脊髓损伤后的自体溶解;应用脱水治疗,减轻水肿对血管内部压迫,减少神经元的损害;应用大剂量B族维生素,以促进神经组织康复。中后期治疗可应用针灸、推拿按摩、理疗行康复治疗,经治疗后部分病例可望基本康复。

6.硬膜外血肿

硬膜外间隙有丰富的静脉丛,穿刺出血率为2%～5%,但出现血肿形成的患者并不多见。

(1)诊断:硬膜外麻醉出现背部剧痛基本可诊断。行椎管造影、CT或磁共振对于诊断及明确阻塞部位很有帮助。

(2)治疗:及早手术治疗,在血肿形成后8小时内行椎板切除减压,均可恢复。手术延迟必将导致永久性残废,故争取时间尽快采取手术减压是治疗关键。

(3)预防措施:对有凝血功能障碍患者和正在使用抗凝治疗的患者应避免应用硬膜外麻醉,穿刺时有出血病例应用生理盐水冲洗,每次5mL,待回流液颜色变浅后,改全身麻醉。

7.感染

硬膜外脓肿。患者除出现剧烈背部疼痛,还出现感染中毒症状如发热、白细胞总数和中性粒细胞明显升高。治疗早期(8小时内)行椎板切除减压引流,应用大剂量抗生素治疗,一般患者康复,延误治疗可致永久性截瘫。

三、腰硬联合麻醉

蛛网膜下间隙和硬膜外间隙联合阻滞简称腰硬联合麻醉。腰硬联合麻醉(CSEA)是脊麻与硬膜外麻醉融为一体的麻醉方法,优先用脊麻方法的优点是起效快、阻滞作用完全、肌松满意,应用硬膜外阻滞后阻滞时间不受限制并可行术后镇痛,同时减少局麻药的用药量和不良反应,降低并发症的发生率。CSEA已广泛应用于下腹部及下肢手术麻醉及镇痛,尤其是剖宫产手术。但CSEA也不可避免地存在脊麻和硬膜外麻醉的缺点。

(一)实施方法

1.穿刺针

常用的为蛛网膜下隙与硬膜外腔联合阻滞套管针,其硬膜外穿刺针为17G,距其头端1～2cm处有一侧孔,蛛网膜下隙穿刺针可由此通过。蛛网膜下隙穿刺针为25～27G的笔尖式穿刺针。

2.穿刺方法

穿刺间隙为$L_{2～3}$或$L_{3～4}$。先用硬膜外穿刺针行硬膜外腔穿刺后,再经硬膜外穿刺针置入25或26G的蛛网膜下隙穿刺针,穿破硬膜时有轻轻的突破感,拔出针芯后有脑脊液缓慢流出。蛛网膜下隙穿刺针的侧孔一般朝向患者头端,有利于脑脊液的流出。在蛛网膜下隙内注入局麻药后,拔出蛛网膜下隙的穿刺针。然后置入硬膜外导管,留置导管3～4cm,退针、固定导管。患者平卧测试和调整阻滞平面,同时注意监测血流动力学变化,低血压和心动过缓者应及时处理。待蛛网膜下隙阻滞作用开始消退,如手术需要,经硬膜外导管注入局麻药行硬膜外阻滞。

3.用药方法

由于蛛网膜下间隙阻滞作用开始消退时,开始硬膜外间隙注药。因此,无法观察硬膜外试验剂量及其效应,一般采用分次注药方法或持续注药方法(4～6mL/h)。同时严密观察是否有全脊麻的征象,及局麻药毒性反应。联合穿刺时,硬膜外导管可能误入蛛网膜下隙,通常有脑脊液从导管内流出。因此每次硬膜外腔注药时,须回抽无脑脊液后再注药。并且蛛网膜下间隙与硬膜外间隙的局麻药用药剂量均较小,阻滞平面容易扩散,可能有一部分局麻药经硬膜孔渗入蛛网膜下隙以及硬膜外间隙的压力改变后,局麻药易在蛛网膜下间隙扩散。

(二)注意事项

1.硬膜外导管可能会误入蛛网膜下间隙,有脑脊液从导管内流出。因此每次硬膜外间隙注药时,须回抽无脑脊液后再注药。

2.蛛网膜下间隙与硬膜外间隙的局麻药用药剂量均较小,但阻滞平面容易扩散。可能有一部分局麻药经硬膜破孔渗入蛛网膜下间隙(称为渗漏效应)以及注入局麻药后硬膜外间隙的压力改变,使蛛网膜下间隙的脑脊液容积相应减少,局麻药在蛛网膜下间隙容易扩散(称为容量效应)。多数研究认为容量效应是腰硬联合麻醉平面容易扩散的主要原因。

3.实施CSEA在蛛网膜下间隙注入局麻药后,如出现硬膜外导管置入困难,会导致蛛网膜下间隙注药后恢复仰卧体位延迟。如果患者侧卧头低位,重比重液将向头侧移动,使阻滞平面过高,可能发生严重低血压,应严密监测并及时处理。如侧卧头高位,重比重液将向尾侧移动,使阻滞平面较低。

4.穿刺成功后,患者转平卧位测试和调整阻滞平面,同时注意监测血流动力学变化,低血压和心动过缓应及时处理。脊麻布比卡因剂量一般12mg左右,最多用至15mg。待蛛网膜下间隙阻滞作用固定,根据手术需要,经硬膜外导管注入局麻药行硬膜外阻滞。

(三)风险和并发症

1.阻滞平面异常广泛

CSEA的阻滞范围较一般腰麻或硬膜外阻滞范围广,其原因:①注入硬膜外腔的局麻药经硬脊膜破损处渗入蛛网膜下隙;②硬膜外腔的负压消失,促使脑脊液中局麻药扩散;③硬膜外腔注入局麻药液容积增大,挤压硬脊膜,使腰骶部蛛网膜下隙压力增加,促使局麻药向头端扩散,阻滞平面可增加3～4个节段;④脑脊液从硬脊膜针孔溢出,使硬膜外腔的局麻药稀释、容量增加及阻滞平面升高;⑤局麻药在蛛网膜下隙因体位改变而向上扩散;⑥为补救腰麻平面不足,经硬膜外导管注入局麻药量过多。

临床上应尽量避免此类情况的发生,建议对策:①如蛛网膜下隙阻滞平面能满足整个手术需要,则术中硬膜外腔不需用药,仅作为术后镇痛;②硬膜外腔注药应在腰麻平面完全固定后再给予;③避免硬膜外腔一次注入大量局麻药,应分次给予。每次注药后都应测试阻滞平面,根据阻滞平面的高低决定是否继续注药及药量;④密切监测患者的生命体征,必要时加快血容量补充并适当应用升压药。

2.循环呼吸系统并发症

主要与麻醉平面过高有关。蛛网膜下隙注入局麻药后,如阻滞平面过高,交感神经受到广泛阻滞,易引起低血压,严重者导致心搏骤停。当腰麻平面过高,尤其是肋间肌和膈肌出现麻痹时,将引起患者严重的呼吸抑制甚至呼吸停止。这种情况多因腰麻作用已开始,而硬膜外置管困难,阻滞平面已经升高,麻醉医师又没能及时发现所致。对老年、全身状况较差或有相对血容量不足的患者后果更为严重。因此,在 CSEA 操作过程中,一定要加强生命体征监测,合理应用局麻药,及时调控腰麻平面。若硬膜外腔置管困难,应及时放弃硬膜外置管并拔除硬膜外穿刺针。

3.神经并发症

(1)马尾综合征(CES):CES 主要表现为不同程度的大便失禁及尿道括约肌麻痹、会阴部感觉缺失和下肢运动能力减弱。引起该综合征的原因包括:①局麻药对鞘内神经直接毒性,与注入局麻药的剂量、浓度、种类及加入的高渗葡萄糖液和血管收缩药有关。术后镇痛在硬膜外腔导管部位局麻药持续作用。国外有大量蛛网膜下隙应用 5% 利多卡因后引起马尾综合征的报道。②压迫型损伤:如硬膜外血肿或脓肿;③操作时损伤。

预防措施:①最小有效剂量的局麻药;②最低局麻药有效浓度,局麻药注入蛛网膜下隙前应适当稀释;③注入蛛网膜下隙的葡萄糖液的终浓度不得超过 8%。

(2)短暂神经症(TNS):TNS 表现为以臀部为中心向下肢扩散的钝痛或放射痛,部分患者同时伴有背部的疼痛,活动后疼痛可减轻,体格检查和影像学检查无神经学阳性改变。症状常出现在腰麻后的 12~36 小时,2 天至 2 周可缓解,非甾类抗炎药能有效缓解 TNS 引起的疼痛。病因尚不清楚,可能与注入蛛网膜下隙的局麻药剂量和浓度、穿刺时神经损伤以及手术体位等因素相关。

(3)穿刺时直接的神经根或脊髓损伤:应严格遵守操作规范,避免反复穿刺,硬膜外穿刺针刺到神经根或脊髓应立即放弃椎管内阻滞。

(4)硬脊膜穿破后头痛:腰硬联合麻醉因其独特的优点目前在临床上得到广泛应用,但仍要注意其可能的风险及并发症。因此,在操作时强调严格掌握适应证及操作规范,术中加强麻醉管理和监测,合理应用局麻药,及时发现和治疗并发症。

第四节 局部麻醉

一、局部浸润麻醉

沿手术切口线分层注射局麻药,阻滞组织中的神经末梢,称为局部浸润麻醉。

(一)常用局麻药

根据手术时间长短,选择应用于局部浸润麻醉的局麻药,可采用短时效(普鲁卡因或氯普鲁卡因);中等时效(利多卡因、甲哌卡因或丙胺卡因)或长时效局麻药(布比卡因或依替卡因)。

表 3-4-1 列出了各时效局麻药使用的浓度、最大剂量和作用持续时间。

表 3-4-1 局部浸润麻醉常用局麻药

	普通溶液			含肾上腺素溶液	
	作用时效(min)	浓度(%)	最大剂量(mg)	作用时效(min)	最大剂量(mg)
短时效					
普鲁卡因	0.5~1.0	800	15~30	1000	30~60
氯普鲁卡因	1.0~2.0	800	15~30	1000	30~90
中时效					
利多卡因	0.5~1.0	300	30~60	500	120~360
甲哌卡因	0.5~1.0	300	45~90	500	120~360
丙胺卡因	0.5~1.0	500	30~90	300	120~360
长时效					
布比卡因	0.25~0.5	175	120~240	225	180~410
依替杜卡因	0.5~1.0	300	120~180	400	180~410

(二)操作方法

具体操作方法为取 24~25G 皮内注射针,针头斜面紧贴皮肤,进入皮内以后推注局麻药液,造成白色的桔皮样皮丘,然后取 22G 长 10cm 穿刺针经皮丘刺入,分层注药,若需浸润远方组织,穿刺针应由上次已浸润过的部位刺入,以减少穿刺疼痛。注射局麻药液时应加压,使其在组织内形成张力性浸润,与神经末梢广泛接触,以增强麻醉效果。

(三)注意事项

1.注入局麻药要深入至下层组织,逐层浸润,膜面、肌膜下和骨膜等处神经末梢分布最多,且常有粗大神经通过,局麻药液量应加大,必要时可提高浓度。肌纤维痛觉神经末梢少,只要少量局麻药便可产生一定的肌肉松弛作用。

2.穿刺针进针应缓慢,改变穿刺针方向时,应先退针至皮下,避免针干弯曲或折断。

3.每次注药前应抽吸,以防局麻药液注入血管内。局麻药液注毕后须等待 4~5 分钟,使局麻药作用完善,不应随即切开组织致使药液外溢而影响效果。

4.每次注药量不要超过极量,以防局麻药毒性反应。

5.感染及癌部位不宜用局部浸润麻醉。

二、表面麻醉

将渗透作用强的局麻药与局部黏膜接触,使其透过黏膜而阻滞浅表神经末梢所产生的无痛状态,称为表面麻醉。表面麻醉使用的局麻药,难以达到上皮下的痛觉感受器,仅能解除黏膜产生的不适,因此表面麻醉只能对刺激来源于上皮组织时才有效果。黏膜细胞的指状突起与邻近细胞交错形成功能性表面,局麻药容易经黏膜吸收,皮肤细胞排列较密,外层角化,吸收缓慢而且吸收量少,故表面麻醉只能在黏膜上进行。但一种复合表面麻醉配方 EMLA 为 5%

利多卡因和 5％丙胺卡因盐基混合剂，皮肤穿透力较强，可用于皮肤表面，可以减轻经皮肤静脉穿刺和置管的疼痛，也可用于植皮，但镇痛完善需 45～60 分钟。

（一）表面麻醉药

目前应用于表面麻醉的局麻药分两类：羟基化合物和胺类。临床上应用的羟基化合物类表面麻醉药是芳香族和酯类环族醇，为苯甲醇、苯酚、间苯二酚和薄荷醇等，制成洗剂、含漱液、乳剂、软膏和铵剂，与其他药物配伍使用于皮肤病、口腔、肛管等治疗。胺类表面麻醉药，分为酯类和酰胺类。酯类中有可卡因、盐酸已卡因、哔哌卡因、对氨基苯甲酸酯和高水溶性的丁卡因。酰胺类包括地布卡因和利多卡因。另外尚有既不含酯亦不含酰胺的达克罗宁和盐酸丙胺卡因，达克罗宁为安全的可溶性表面麻醉药，刺激性很强，注射后引起组织坏死，只能作表面麻醉用。混合制剂 TAC 可通过划伤皮肤而发挥作用，由 0.5％丁卡因，10％～11.8％可卡因，加入含 1：200000 肾上腺素组成，在美国广泛用于儿童皮肤划伤须缝合时表面麻醉，成人最大使用安全剂量为 3～4mL/kg，儿童为 0.05mL/kg。TAC 不能透过完整皮肤，但能迅速被黏膜所吸收而出现毒性反应。为避免毒性反应及成瘾性，研究不含可卡因的替代表面麻醉剂，发现丁卡因-苯肾上腺素的制剂与 TAC 一样可有效用于皮肤划伤。

表面麻醉用的局麻药较多，但常见表面麻醉药主要有以下几种（表 3-4-2）：

表 3-4-2　常见的表面麻醉药

局麻药	浓度	剂型	使用部位
利多卡因	2％～4％	溶液	口咽、鼻、气管及支气管
	2％	凝胶	尿道
	2.5％～5％	软膏	皮肤、黏膜、直肠
	10％	栓剂	直肠
	10％	气雾剂	牙龈黏膜
丁卡因	0.5％	软膏	鼻、气管、支气管
	0.25％～1％	溶液	眼
	0.25％	溶液	
EMLA	2.5％	乳剂	皮肤
TAC	0.5％丁卡因、11.8％可卡因及 1：200000 肾上腺素	溶液	皮肤

（二）操作方法

1.眼科手术

角膜的末梢神经接近表面，结合膜囊可存局麻药 1～2 滴，为理想的给药途径。具体方法为患者平卧，滴入 0.25％丁卡因 2 滴，令患者闭眼，每 2 分钟重复滴药 1 次，3～5 次即可。麻醉作用持续 30 分钟，可重复应用。

2.鼻腔手术

鼻腔感觉神经来自三叉神经的眼支，它分出鼻睫状神经支配鼻中隔前 1/3；筛前神经到鼻侧壁；蝶腭神经节分出后鼻神经和鼻腭神经到鼻腔后 1/3 的黏膜。筛前神经及鼻神经进入鼻腔后都位于黏膜之下，可被表面麻醉所阻滞。

方法:用小块棉布先浸入 1:1000 肾上腺素中,挤干后再浸入 2%～4%利多卡因或 0.5%～1%丁卡因中,挤去多余局麻药,然后将棉片填贴于鼻甲与鼻中隔之间约 3 分钟。在上鼻甲前庭与鼻中隔之间再填贴第二块局麻药棉片,待 10 分钟后取出,即可行鼻息肉摘除,鼻甲及鼻中隔手术。

3.咽喉、气管及支气管表面麻醉

声襞上方的喉部黏膜,喉后方黏膜及会厌下部的黏膜,最易诱发强烈的咳嗽反射。喉上神经侧支穿过甲状舌骨膜,先进入梨状隐窝外侧壁,最后分布于梨状隐窝前壁内侧黏膜上,故梨状隐窝处施用表面麻醉即可使喉反射迟钝。软腭、腭扁桃体及舌后部易引起呕吐反射,此处可以使用喷雾表面麻醉,但应控制局麻药用量,还应告诫患者不要吞下局麻药,以免吸收后发生毒性反应。咽喉及声带处手术,施行喉上神经内侧支阻滞的方法是:用弯喉钳夹浸入局麻药的棉片,慢慢伸入喉侧壁,将棉片按入扁桃体后梨状隐窝的侧壁及前壁 1 分钟,恶心反射即可减轻,可行食管镜或胃镜检查。咽喉及气管内喷雾法是施行气管镜、支气管镜检查或施行气管及支气管插管术的表面麻醉方法。先令患者张口,对咽部喷雾 3～4 下,2～3 分钟后患者咽部出现麻木感,将患者舌体拉出,向咽喉部黏膜喷雾 3～4 下,间隔 2～3 分钟,重复 2～3 次。最后用喉镜显露声门,于患者吸气时对准声门喷雾,每次 3～4 下,间隔 3～4 分钟,重复 2～3 次,即可行气管镜检或插管。另一简单方法是在患者平卧头后仰时,在环状软骨与甲状软骨间的环甲膜做标记。用 22G 3.5cm 针垂直刺入环甲膜,注入 2%利多卡因 2～3mL 或 0.5%丁卡因 2～4mL。穿刺及注射局麻药时嘱患者屏气、不咳嗽、吞咽或讲话,注射完毕鼓励患者咳嗽,使药液分布均匀。2～5 分钟后,气管上部、咽及喉下部便出现局麻作用。

4.注意事项

(1)浸渍局麻药的棉片填敷于黏膜表面之前,应先挤去多余的药液,以防吸收过多产生毒性反应。填敷棉片应在头灯或喉镜下进行,以利于正确安置。

(2)不同部位的黏膜吸收局麻药的速度不同。一般说来在大片黏膜上应用高浓度及大剂量局麻药易出现毒性反应,重者足以致命。根据研究,黏膜吸收局麻药的速度与静脉注射相等,尤以气管及支气管喷雾法,局麻药吸收最快,故应严格控制剂量,否则大量局麻药吸收后可抑制心肌,患者迅速虚脱,因此事先应备妥复苏用具及药品。

(3)表面麻醉前须注射阿托品,使黏膜干燥,避免唾液或分泌物妨碍局麻药与黏膜的接触。

(4)涂抹于气管导管外壁的局麻药软膏最好用水溶性的,应注意其麻醉起效时间至少需 1 分钟,所以不能期望气管导管一经插入便能防止呛咳,于清醒插管前,仍须先行咽、喉及气管黏膜的喷雾表面麻醉。

三、区域阻滞

围绕手术区,在其四周和底部注射局麻药,以阻滞进入手术区的神经干和神经末梢,称为区域阻滞麻醉。可通过环绕被切除的组织(如小囊肿、肿块活组织等)做包围注射或在悬雍垂等组织(舌、阴茎或有蒂的肿瘤)环绕其基底部注射。区域阻滞的操作要点与局部浸润法相同。主要优点在于避免穿刺病理组织,适用于门诊小手术,也适于健康状况差的虚弱患者或高龄患者。

四、静脉局部麻醉

肢体近端上止血带,由远端静脉注入局麻药以阻滞止血带以下部位肢体的麻醉方法称静脉局部麻醉。静脉局部麻醉又称 Bier 阻滞,主要应用于成人四肢手术。

(一)作用机制

肢体的周围神经均有伴行血管提供营养。若以一定容量局麻药充盈与神经伴行的静脉血管,局麻药可透过血管而扩散至伴行神经而发挥作用。在肢体远端缚止血带以阻断静脉回流,然后通过远端建立的静脉通道注入一定容量局麻药以充盈肢体静脉系统即可发挥作用,通过这种方法局麻药主要作用于周围小神经及神经末梢,而对神经干作用较小。

(二)适应证

适用于能安全放置止血带的远端肢体手术,受止血带限制,手术时间一般在1～2小时为宜,如神经探查、清创及异物清除等。如果并发有严重的肢体缺血性血管疾患则不宜选用此法。下肢主要用于足及小腿手术,采用小腿止血带,应放置于腓骨颈以下,避免压迫腓浅神经。

(三)操作方法

1.在肢体近端缚 2 套止血带。

2.肢体远端静脉穿刺置管。据相关学者统计,选择静脉部位与麻醉失败率之间关系为肘前＞前臂中部、小腿＞手、腕、足。

3.抬高肢体 2～3 分钟,用弹力绷带自肢体远端紧绕至近端以驱除肢体血液。

4.先将肢体近端止血带充气至压力超过该侧肢体收缩压 13.3kPa,然后放平肢体,解除弹力绷带。充气后严密观察压力表,谨防漏气使局麻药进入全身循环而导致局麻药中毒反应。

5.经已建立的静脉通道注入稀释局麻药,缓慢注射(90 秒以上)以减轻注射时疼痛,一般在 3～10 分钟后产生麻醉作用。

6.多数患者在止血带充气 30～45 分钟以后出现止血带部位疼痛。此时可将远端止血带(所缚皮肤已被麻醉)充气至压力达前述标准,然后将近端止血带(所缚皮肤未被麻醉)放松。无论在何情况下,注药后 20 分钟内不可放松止血带。整个止血带充气时间不宜超过 1～1.5小时。若手术在 60～90 分钟尚未完成,而麻醉已消退,此时须暂时放松止血带,最好采用间歇放气,以提高安全性。恢复肢体循环 1 分钟后,再次充气并注射 1/2 首次量的局麻药。

(四)局麻药的选用与剂量

利多卡因为最常用的局麻药,为避免药物达到极量又能使静脉系统充盈,可采用大容量稀释的局麻药。以 70kg 患者为例,上肢手术可用 0.5％利多卡因 50mL,下肢手术可用 0.25％利多卡因 60～80mL,一般总剂量不要超过 3mg/kg。丙胺卡因和布比卡因也成功用于静脉局部麻醉。0.25％利比卡因用于 Bier 阻滞,松止血带后常可维持一定程度镇痛,但有报道因心脏毒性而致死亡的病例。丙胺卡因结构与利多卡因相似,且入血后易分解,故其 0.5％溶液亦为合理地选择。氯普鲁卡因效果亦好,且松止血带后氯普鲁卡因可被迅速水解而失活,但约 10％患者可出现静脉炎。

(五)并发症

静脉局部麻醉主要并发症是放松止血带后或漏气致大量局麻药进入全身循环所产生的毒

性反应。所以应注意。

1.在操作前仔细检查止血带及充气装置,并校准压力计。

2.充气时压力至少达到该侧收缩压 13.3kPa 以上,并严密监测压力计。

3.注药后 20 分钟以内不应放松止血带,放止血带时最好采取间歇放气法,并观察患者神志状态。

五、神经阻滞麻醉

神经阻滞亦称传导阻滞或传导麻醉,是将局麻药注射到神经干、丛或神经节旁,暂时地阻滞神经的传导功能,从而麻醉该神经支配的区域,达到手术无痛的方法。

(一)颈丛神经阻滞

1.生理解剖

颈神经丛由 $C_{1\sim4}$ 脊神经的前支组成,每一神经出椎间孔后,从后方越过椎动脉和椎静脉向外延伸到达横突尖端时分为前支和深支,在胸锁乳突肌后联结成网状,即为颈神经丛。颈神经丛浅支在胸锁乳突肌后缘中点穿出深筋膜,向前、向上及向下分布于颌下和锁骨以上整个颈部、枕部区域的皮肤及浅层组织。供应头颈及胸肩的后部,供应区如披肩状。颈深支多分布于颈前及颈侧方的深层组织中,主要支配颈侧面及前面的区域。

2.颈浅丛神经阻滞

(1)适应证:颈部浅表部位的手术。

(2)定位

①患者仰卧位、去枕,头偏向对侧,在胸锁乳突肌后缘中点做标记,即为穿刺点,若胸锁乳突肌摸不清,可先令患者抬头使胸锁乳突肌绷紧,则可清晰见其后缘。

②患者体位如前,同侧颈外静脉与胸锁乳突肌交点外上各 1～1.5cm 处做标记,定为穿刺点。

(3)操作:常规皮肤消毒,用 22G 穿刺针刺入皮肤,缓慢进针直至出现落空感后表示针尖已穿透肌筋膜,回抽无血,将 3～5mL 局麻药注射入肌筋膜下即可。也可再用 5～10mL 局麻药液在颈阔肌表面(胸锁乳突肌浅表面)再向乳突、锁骨上和颈前方向作局部浸润,以分别阻滞枕小、耳大、颈横和锁骨上神经。

3.颈深丛神经阻滞

(1)适应证:颈部较深手术。

(2)禁忌证:禁忌同时行双侧颈深丛阻滞,以防双侧膈神经或喉返神经阻滞发生呼吸困难。

(3)定位:患者仰卧,头偏向对侧,双上肢紧贴身体两侧,在乳突尖与锁骨中线中点做一连线,此线中点,即第 4 颈椎横突位置,该点一般在胸锁乳突肌后缘与颈外静脉交叉点附近,乳突尖下方 1～1.5cm 处为第二颈椎横突,2～4 横突间为第三颈椎横突,在 2、3、4 横突处分别做标记。

(4)操作:患者取平卧位,常规消毒皮肤,头去枕并转向对侧,充分暴露胸锁乳突肌,颈外静脉和甲状软骨。穿刺点选在胸锁乳突肌外缘与颈外静脉交叉点附近(相当于甲状软骨上缘水平),即第 4 颈椎横突处。常规皮肤消毒后,戴无菌手套,用左手拇指抵住第 4 颈椎横突结节,用 22G 穿刺针垂直于皮肤进针,直刺横突结节,碰到骨质,固定针头,回吸无血及脑脊液即可注射局麻药 3~5mL,即阻滞颈深丛。也可应用改良颈丛阻滞法,即以第 4 颈椎横突做穿刺点,当穿刺针抵达第 4 颈椎横突后,一次性注入局麻药 10~15mL。

颈丛神经阻滞常用局麻药有 0.25%布比卡因、0.25%罗哌卡因和 1%利多卡因,也可用混合液,总剂量不能超过所用局麻药的一次最大限量。

(5)注意事项

①在穿刺之前应备好各种抢救药品及设备。

②注药前一定要反复回吸,确认无血及脑脊液后再注药。如注药量较大,在注药过程中也要回吸几次,以防针的位置变动。

③进针方向尽量由上向下,避免与椎间孔相平行或由下向上穿刺。

④进针不要过深,最好是由左手拇指尖抵住横突结节来引导穿刺方向及深度。

⑤注药过程中应密切观察患者的反应,如出现异常,应立即停止注药,并紧急对症处理。

(6)常见并发症

①高位硬膜外阻滞或全脊髓麻醉:系局麻药误入硬膜外间隙或蛛网膜下隙所致。穿刺针误入椎管的原因,一是进针过深,二是进针方向偏内偏后。表现为呼吸抑制,严重者可发生心搏骤停。故应该使用短针,进针切勿过深。

②局麻药的毒性反应:主要因局麻药误注入血管所致,椎动脉在其邻近,易被误刺,穿刺时深度限定在横突,注药时反复抽吸,由于颈部血管丰富,局麻药吸收迅速,所以用药量应严格控制。

③膈神经阻滞:膈神经主要由第 4 颈神经组成,同时包括第 3 及第 5 颈神经的小分支,颈深丛阻滞常累及膈神经,出现呼吸困难及胸闷,应给予吸氧多能缓解。如若局麻药浓度过高,膈神经麻痹时,应进行人工辅助呼吸。

④喉返神经阻滞:患者发声嘶哑或失声,甚至呼吸困难,主要是针刺太深使迷走神经被阻滞所致。

⑤霍纳综合征:表现为阻滞侧眼睑下垂、瞳孔缩小、眼球下陷,眼结膜充血、鼻塞、面部微红及无汗,系交感神经阻滞所致。

⑥椎动脉损伤引起出血。

(二)臂丛神经阻滞

1.解剖

(1)臂丛神经是由 $C_{5\sim8}$ 及 T_1 脊神经的前支组成,是支配整个手、臂运动和绝大部分手、臂感觉的混合神经,有时亦接受 C_4 或 T_2 脊神经前支分出的小分支。其中 $C_{5\sim6}$ 神经合成上干,C_7 神经延续为中干,C_8 及 T_1 神经合成下干,各神经干均分成前、后两股,在锁骨中点后方进入腋窝。5 根、3 干、6 股组成臂丛锁骨上部。

臂丛的 5 条神经根在锁骨下动脉的上方,共同经过斜角肌间隙向外下方走行,各条神经根分别经相应椎间孔穿出,其中第 5、6、7 颈神经前支沿相应横突的脊神经沟走行,在椎动脉的后方通过斜角肌间隙。

　　三支神经干从斜角肌间隙下缘穿出,伴同锁骨下动脉一起向前、向外、向下延伸,行至锁骨与第一肋骨之间,每个神经干分成前后两股,在锁骨中点的后方,经腋窝顶进入腋窝,在腋窝各股神经又重新组合成束,三个后股在腋动脉的后侧形成后束,分出上、下肩胛神经、胸背神经、腋神经等分支,其末端延长为桡神经。

　　下干的前股延伸形成内侧束,位于腋动脉的内侧,分出臂内侧神经和前臂内侧神经及正中神经内侧头。上、中干的前股形成外侧束,分出胸前神经、肌皮神经及正中神经外侧头。三束和腋动脉共同包在腋血管神经鞘内。

　　(2)适应证:臂丛神经阻滞适用于上肢及肩关节手术或肩关节复位。

　　(3)臂丛包裹在连续相通的筋膜间隙中,故通过任何途径注入局麻药,只要有足够容量注入筋膜间隙,理论上都可使全臂丛阻滞,因此临床中可根据手术所需选择不同途径来进行臂丛阻滞。

　　2.阻滞方法

　　臂丛神经阻滞常用的方法有肌间沟阻滞法、腋路阻滞法、锁骨上阻滞法和锁骨下血管旁阻滞法。

　　(1)肌间沟阻滞法

　　①定位:患者去枕仰卧位,头偏向对侧,上肢紧贴体旁,手尽量下垂,显露患侧颈部。令患者抬头,显露胸锁乳突肌的锁骨头,在锁骨头的后缘平环状软骨处可触摸到一条肌肉即前斜角肌,前斜角肌后缘还可摸到中斜角肌,前、中斜角肌间的间隙即肌间沟,臂丛神经即从此沟下半部经过。斜角肌间隙上窄下宽呈三角形,该三角的下部即肩胛舌骨肌。在环状软骨水平线与肌间沟交汇处,即为穿刺点。在此点用力向脊柱方向压迫,患者可诉手臂麻木、酸胀或有异感,若患者肥胖或肌肉欠发达,肩胛舌骨肌摸不清,即以锁骨上 2cm 处的肌间沟为穿刺点。

　　②麻醉操作:颈部皮肤常规消毒,右手持 22G 穿刺针于穿刺点垂直进入皮肤,略向脚侧推进,直到出现异感或触及横突为止,出现异感为较为可靠的标志,可反复试探两到三次。以找到异感为好,若无异感只要穿刺部位及方向,深度正确,也可取得良好的阻滞效果。穿刺成功后,回抽无血及脑脊液,成人一次注入局麻药 20～25mL。

　　③优点:易于掌握,对肥胖及不易合作的小儿也适用,上臂、肩部及桡侧阻滞好,不易引起气胸。

　　④缺点:尺神经阻滞迟、需增大药量才被阻滞,有时尺神经阻滞不全;有误入蛛网膜下隙或硬膜外间隙的可能;有损伤椎动脉的可能;不易同时进行双侧阻滞,以免双侧膈神经及喉返神经被阻滞。

　　(2)腋路阻滞法

　　①定位:患者仰卧,头偏向对侧,患肢外展 90°,屈肘 90°,前臂外旋,手背贴床,呈“敬礼”状。先在腋窝处摸到动脉搏动,取腋动脉搏动最强处作为穿刺点。

　　②麻醉操作:皮肤常规消毒,左手示指按在腋动脉上作为指示,右手持 22G 穿刺针,斜向腋窝方向刺入,穿刺针与动脉呈 20°夹角,缓慢推进,直到刺破纸样的落空感,表明针尖已刺入腋部血管神经鞘,松开针头,针头随动脉搏动而摆动,说明针已进入腋鞘内。此时患者若有异感或可借助神经刺激器来证实,但无异感时不必反复穿刺寻找异感。穿刺成功后左手固定针

头,右手接注射器回抽无血液,即可一次注入局麻药 30～35mL。注射完毕后拔出穿刺针,腋部可摸到一梭状包块,证明局麻药注入腋鞘,按摩局部,帮助药物扩散。患者会诉说上肢发麻发软,前臂不能抬起,皮肤表面血管扩张。

③优点:腋路臂丛神经阻滞的优点在于臂丛神经均包在血管神经鞘内,因其位置表浅,动脉搏动明显,易于定位穿刺,不会发生气胸,不会阻滞膈神经、迷走神经或喉返神经;无药物误入硬膜外间隙或蛛网膜下隙的可能性,因此安全性较大。

缺点有上肢外展困难及腋部有感染或肿瘤患者不能使用,上臂阻滞效果较差,不适用于肩关节手术及肱骨骨折复位等。局麻药毒性反应率高,多因局麻药量大或误入血管引起,所以注药时要反复回抽,确保针不在血管内。

(3)锁骨上阻滞法:肩下垫一薄枕,去枕转向对侧,被阻滞侧手尽量下垂。于锁骨中线上方1～1.5cm 处刺入皮肤,向后、内、下方推进,直达第 1 肋,在肋骨上寻找异感,回抽无血无气体即注入局麻药 20～25mL,不宜超过 30mL。在寻找第一肋骨时针勿刺入过深,以免造成血气胸。

(4)锁骨下血管旁阻滞法:点在锁骨上方,先找到斜角肌肌间沟,在肌间沟最低处摸到锁骨下动脉搏动点并压向内侧,在锁骨下动脉搏动点的外侧进针,针尖朝脚方向直刺,沿中斜角肌内侧缘推进,出现落空感再稍深入即出现异感。此法容易出现气胸、星状神经节及膈神经阻滞等并发症。

3.臂丛神经的阻滞的常见并发症及处理

(1)气胸或张力性气胸:损伤胸膜或肺组织出现胸痛、咳嗽、呼吸困难或大气管偏向健侧,应立即胸腔穿刺抽气,并进行胸腔闭式引流。

(2)急性局部麻药中毒反应:应控制用药量,避免误入血管。阻滞过程应有急救措施准备,免出意外。

(3)出血及血肿:各种径路穿刺时避免损伤、刺破颈内外静脉、锁骨下动脉、腋动静脉等,引起出血,如伤及血管应立即拔针,局部压迫再试行改变方向进针或延期阻滞,密切观察患者。

(4)全脊髓麻醉:因肌间沟法阻滞时向内进针过深,致使针尖误入椎间孔而至椎管内,应指向对侧腋窝顶的方向,进针不易过深。

(5)膈神经阻滞:发生于肌间沟法或锁骨上法,当出现胸闷、气短、通气量减少时,应给氧并辅助呼吸。

(6)声音嘶哑:可能阻滞喉返神经。

(7)霍纳综合征:多见于肌间沟阻滞法,由于星状神经节阻滞所引起。

总之,在阻滞过程中宜密切观察监测呼吸、循环功能的变化。

(三)上肢神经阻滞

上肢神经阻滞主要适用于前臂或手部的手术,也可以作为臂丛神经阻滞不全的补助方法。主要包括正中神经阻滞、尺神经阻滞和桡神经阻滞。可以在肘部阻滞,亦可以在腕部阻滞。

1.正中神经阻滞

(1)解剖:正中神经主要来自颈 6～胸 1 脊神经根纤维,于胸小肌下缘处由臂丛的内侧束和外侧束分出,两根夹持腋动脉,在腋动脉外侧合成正中神经。支配手掌桡侧半及桡侧三个半手指的皮肤。

(2)肘正中神经阻滞

①定位:前臂伸直、肘面向上,在肱骨内外上髁之间划一横线,该线上肱二头内肌腱缘与内上髁之间的中点即为穿刺点。

②阻滞方法:皮肤消毒后,穿刺点做皮丘,取 22G 针经皮丘垂直刺入皮下,直到出现异感,可反复作扇形穿刺必能找到异感,出现异感后固定针头,注入局麻药 5mL。

(3)腕部正中神经阻滞

①定位:患者手掌向上平放,在桡骨茎突平面,横过腕关节划一横线,横线上桡侧腕屈肌腱和掌长肌之间即为穿刺点,让患者握拳屈腕时,该二肌腱更清楚。

②阻滞方法:皮肤消毒后,穿刺点做皮丘,取 22G 针垂直刺入皮肤,穿过深筋膜后,缓慢进针,直到出现异感,固定针头,注射局麻药 5mL。

2.尺神经阻滞法

(1)解剖:尺神经起源于臂丛的内侧束,主要由颈 8~胸 1 脊神经纤维组成。尺神经沿上臂内侧肱二头肌与肱三头肌间隔下行。支配手掌尺侧半及尺侧一个半手指掌侧面皮肤。

(2)肘部尺神经阻滞

①定位:前臂屈曲 90°,在肱骨内上髁与尺骨鹰嘴之间的尺神经沟内,可扪及尺神经,按压尺神经,患者多有异感,该处即为穿刺点。

②阻滞方法:皮肤消毒后,穿刺点做皮丘,取一 23G 针刺入皮肤,针与神经干平行,沿神经沟向心推进,出现异感后固定针头,注入局麻药 5mL。

(3)腕部尺神经阻滞

①定位:从尺骨茎突水平横过腕部划一横线,相当于第二条腕横纹,在此线上尺侧腕屈肌肌腱的桡侧缘即为穿刺点,患者握拳屈腕时此肌腱更清楚。

②阻滞方法:皮肤消毒后,穿刺点做皮丘,取一 23G 针自皮丘垂直刺入,有异感时固定针头注入局麻药 5mL,找不到异感时,可向尺侧腕屈肌腱深面注药,但不能注入肌腱肉。

3.桡神经阻滞法

(1)解剖:桡神经发自臂丛神经后束,缘于颈 5~8 及胸 1 脊神经。桡神经在腋窝内位于腋动脉后方,折向下后外方,走入肱骨桡神经沟内,于肱骨外上髁上方约 10cm 处,绕肱骨走向前方,至肘关节前方分为深浅两支。桡神经在手部分布于腕背、手背桡侧皮肤及桡侧三个半手指背面的皮肤。

(2)肘部桡神经阻滞

①定位:前臂伸直、掌心向上,在肱骨内外髁间做一横线,该横线上肱二头肌腱外侧 1cm 处即为穿刺点。

②阻滞方法:皮肤消毒后,穿刺点做皮丘,取一 23G 针垂直刺向肱骨,寻找到异感,必要时做扇形穿刺寻找,有异感后注入局麻药 5mL。

(3)腕部桡神经阻滞:腕部桡神经并非一支,分支多而细,在桡骨茎突前端处做皮下浸润,并向掌面及背面分别注药,在腕部形成半环状浸润即可。

(四)下肢神经阻滞

1.坐骨神经阻滞

(1)解剖:坐骨神经为骶神经丛的重要分支,是全身最大的神经,大多数以单一干出梨状肌下孔至臀部,位于臀大肌的深面、股方肌浅面,经坐骨结节与股骨大转子之间入股后区,在股后下 1/3 处分为腓总神经和胫神经,坐骨神经在股骨大转子和坐骨神经结节之间定位和阻滞。

(2)定位:患者侧卧,患肢在上,自股骨大转子到髂后上棘做一连线,再与此线的中点做一直线,该垂直线与股骨大转子到骶裂孔的连线相交处即为穿刺点。

(3)阻滞方法:皮肤消毒,穿刺点做皮丘,取长 8~10cm 22G 穿刺针,经皮丘垂直刺入,缓慢推进直到出现异感。若无异感可退针少许,向上或向下斜穿刺,出现异感后注入局麻药。

2.股神经阻滞

(1)解剖:股神经发自腰丛,于髂筋膜深面经肌腔隙入股三角。在腹股沟韧带处,于股动脉外侧下行,与股动脉之间有髂耻筋膜相隔。

(2)定位:患者平卧,髋关节伸直,在腹股沟韧带下方摸到股动脉搏动,股动脉的外侧缘处即为穿刺点。

(3)阻滞方法:患者取仰卧位,在腹股沟韧带中点下缘,股动脉搏动点的外侧 1cm 处进针,垂直刺入即可找到异感,回吸无血即可注入 0.5% 利多卡因或 0.25% 布比卡因 10~15mL。

(五)肋间神经阻滞

肋间神经的皮支,在胸腹壁皮肤的分布有明显节段性。第 2 肋间神经分布于胸骨角平面,第 4 肋间神经分布于乳头平面,第 6 肋间神经分布于剑突平面,第 8 肋间神经分布于肋弓平面,第 10 肋间神经分布于脐平面,第 12 肋下神经分布于脐与耻骨联合上缘连线中点平面。

1.操作

自肋骨下缘进针,针尖稍向上方刺到肋骨骨面后,改变方向使针尖沿肋骨下缘滑过,再进入 0.2~0.3cm 即到注药处。穿刺进针时务必谨慎小心,以防刺破胸膜造成气胸。

2.适应证

适用于肋间神经痛、胸部手术后痛、腹部手术后痛、肋骨骨折疼痛、带状疱疹疼痛等的治疗。

(六)星状神经节的阻滞

1.操作

(1)取仰卧位,颈下垫薄枕,稍伸展颈部,令患者轻轻张口,以消除肌紧张。

(2)穿刺点,在胸锁关节上方 2.5cm 处,即两横指处,离正中线 1.5cm 外侧。

(3)穿刺针,长约 3.5cm,7 号针或 5 号针。

(4)用左手示指和中指在胸锁乳突肌内缘,把颈总动脉挤向下侧,与气管分开,用中指触及第 6 颈椎横突的前结节,由此向尾侧 1.3cm 处稍向内侧 C_7 横突基底部刺入。

(5)将针尖推进至横突基底部,碰骨质后,固定针,抽吸实验后,注入 1% 利多卡因 10mL 或 0.25% 布比卡因 10mL。

(6)如果针尖未碰骨质而通过横突之间进入时,可刺激脊神经,因而疼痛向上肢等处放散,表示针尖过深。

(7)随意用破坏药是很危险的,若有需要,应行胸交感神经节阻滞为好。

2.适应证

(1)头、颈面部:脑血管痉缩、脑血栓、血管性头痛、肌收缩性头痛、非典型性面部痛等。

(2)上肢、胸肩部:带状疱疹、颈肩臂综合征、胸廓出口综合征、外伤性血管闭塞、反射性交感神经萎缩症、上肢神经麻痹、肩周炎、多汗征。

(3)肺、气管:肺栓塞、肺水肿、支气管哮喘。

(4)心脏:心绞痛、心肌梗死、冠状动脉搭桥术后高血压。

3.并发症

(1)药物误入血管。

(2)血气胸。

(3)喉返神经阻滞导致声音嘶哑、无声。

(4)臂丛被阻滞导致上肢麻痹。

(5)硬膜外、蛛网膜下隙阻滞。

第五节　神经阻滞

一、适应证、禁忌证和注意事项

周围神经阻滞是临床常用的麻醉方法之一,除了手术部位局限于某一或某些神经干(丛)所支配范围并且阻滞时间能满足手术需求者即可采用;还取决于手术范围、手术时间、患者的精神状态及合作程度。神经阻滞既可单独应用,亦可与其他麻醉方法如基础麻醉、全身麻醉等复合应用。穿刺部位有感染、肿瘤、严重畸形以及对局麻药过敏者应作为神经阻滞的绝对禁忌证。

神经阻滞过程中的注意事项如下:①做好麻醉前病情估计和准备:不应认为神经阻滞是小麻醉而忽视患者全身情况。以提高神经阻滞的效果,同时减少并发症。②神经阻滞的成功有赖于相关的解剖知识、正确定位穿刺入路、局麻药的药理及常见并发症的预防及处理。③明确手术部位和范围,神经阻滞应满足手术要求。④某些神经阻滞可以有不同的入路和方法,一般宜采用简便、安全和易于成功的方法。但遇到穿刺点附近有感染、肿块畸形或者患者改变体位有困难等情况时则需变换入路。⑤施行神经阻滞时,神经干旁常伴行血管,穿刺针经过的组织附近可能有体腔(如胸膜腔等)或脏器,穿刺损伤可以引起并发症或后遗症,操作力求准确、慎重及轻巧。⑥常规评估注射压力以降低神经纤维束内注射的发生率,以小于 750mmHg 的压力注射可以显著减少神经纤维束内注射及高压导致的局麻药入血的发生。

二、定位方法

满意的神经阻滞应具备三个条件:①穿刺针正确达到神经附近;②足够的局麻药浓度;

③充分的作用时间使局麻药达到需阻滞神经的神经膜上的受体部位。

(一)解剖标记定位

根据神经的局部解剖特点寻找其体表或深部的标志,如特定体表标志、浅层的骨性突起、血管搏动、皮纹及在皮肤上测量到的定位点深层标志如筋膜韧带、深部动脉或肌腱孔穴及骨骼。操作者穿刺时的"针感",即感觉穿刺的深浅位置,各种深层组织的硬度、坚实感及阻力等。局麻药注入到神经干周围后可浸润扩散到神经干表面,并逐步达到神经干完全阻滞。但解剖定位只局限于较细的神经分支,如腕部和踝部神经阻滞成功率高,而较粗神经除了腋路臂丛通过穿透腋动脉定位外,其他很少使用。

(二)找寻异感定位

在解剖定位基础上,按神经干的走行方向找寻异感。理论上,获得异感后注药,更接近被阻滞神经,其效果应更完善。根据手术范围和时间等决定阻滞方法。应尽可能用细针穿刺,针斜面宜短,以免不必要的神经损伤。目前应用神经刺激器及超声引导神经定位,因此不需找寻异感定位。

(三)神经刺激器定位

1.工作原理

周围神经刺激器产生单个刺激波,刺激周围神经干,诱发该神经运动分支所支配的肌纤维收缩,并通过与神经刺激器相连的绝缘针直接注入局麻药,达到神经阻滞的目的。目前临床使用的神经刺激器都具有较大可调范围的连续输出电流,电流极性标记清晰。

2.绝缘穿刺针选择

尽可能选用细的穿刺针,最好用 22G。选用 B 斜面(19°角)或短斜面(45°角)的穿刺针。上肢神经阻滞通常选用 5cm 穿刺针,腰丛和坐骨神经阻滞选用 10cm 穿刺针。神经刺激器的输出电流 0.2～10mA,频率 1Hz。需一次注入大剂量局麻药时,用大容量的注射器与阻滞针相衔接,以确保在回吸和注药时针头位置稳定。

3.操作方法

将周围神经刺激器的正极通过一个电极与患者穿刺区以外的皮肤相连,负极与消毒绝缘针连接。先设置电流强度为 1～1.5mA,刺激频率为 2Hz。该强度下局部肌肉收缩程度最小。穿刺针靠近神经时,减少刺激器的输出电流至最低强度(低于 0.5mA)时仍能引起肌颤搐,可认为穿刺针尖最靠近神经,注入 2～3mL 局麻药,肌肉收缩立即消除。此时,增加电流至 1mA,若无肌肉收缩发生,逐渐注射完余下的局麻药。如仍有肌肉收缩,应后退穿刺针重新调整位置及方向。

4.神经刺激效应

使用神经刺激器刺激运动神经分支,观察其支配肌肉的运动有助于精确定位,刺激正中神经、尺神经、桡神经、腓总神经和胫神经支配的肌肉收缩的运动反应。又如用刺激股神经引发股四头肌颤搐及髌骨上下移动。

5.优缺点

使用周围神经刺激器定位无需患者诉说异感,可用于意识不清或儿童等不合作患者,提高阻滞成功率,减少并发症发生。但刺激神经可能引起损伤。

(四)超声定位

1.超声技术基础

(1)超声波的物理特性:声源振动的频率大于20000Hz的机械波,临床常用的超声频率在2~10MHz。超声波有三个基本物理量,即频率(f),波长(λ),声速(c),它们的关系是:$c = f \cdot \lambda$ 或 $\lambda = c/f$。波长决定图像的极限分辨率,频率则决定了可成像的组织深度。低频探头(1~6MHz)成像的极限分辨率为0.75~0.1mm,可成像的组织深度6~20cm;高频探头(6~15MHz)成像的极限分辨率为0.1~0.05mm,可成像的组织深度小于6cm。当目标结构表浅时,应选用高频探头,反之应选用低频探头。超声波在介质中传播时,遇到不同声阻的分界面,会产生反射。当超声波垂直于不同声阻抗分界面入射时,可得到最佳的反射效果。随着传播距离的增加,超声波在介质中的声能将随之衰减。根据图像中灰度不同,可分为强或高回声,中等回声,低或弱回声,无回声。

(2)超声成像:由于超声在不同组织中传播速度不同,各种组织介面上产生反射波,超声图像就是由超声探头接收到的各个介面反射波信号重造而成的。不同器官组织成分的显像特点:皮肤呈线状强回声;脂肪回声强弱不同,层状分布的脂肪呈低回声;纤维组织与其他成分交错分布,其反射回声强;肌肉组织回声较脂肪组织强,且较粗糙;血管形成无回声的管状结构,动脉常显示明显的搏动;骨组织形成很强的回声,其后方留有声影;实质脏器形成均匀的低回声;空腔脏器其形状、大小和回声特征因脏器的功能状态改变而有不同,充满液体时可表现为无回声区,充满气体时可形成杂乱的强回声反射。大部分外周神经的横截面呈蜂窝状,纵截面为致密高回声,有小部分外周神经则呈现低回声结构。

(3)超声探头:临床应用的超声频率为2.5~20MHz,频率越高分辨率越好,但穿透性越差;频率越低穿透性越好,但分辨率会下降。对于表浅的神经(<4cm),应选用7~14MH的探头,深度>6cm的目标神经,应选用3~5MHz的探头。4~6cm的目标神经应选用5~7MHz的探头。对于极为表浅的结构,可选用类似曲棍球棒的高频小探头。表浅的神经应选用高频线阵探头,图像显示更清楚,而深部的神经应选用低频率凸阵探头,可增加可视范围,有利于寻找目标神经。探头要先涂上超声胶,然后用已灭菌的塑料套或无菌手套包裹,并用弹性皮筋扎紧。在超声的使用不管是深部或浅部神经,应与周围局部解剖学相结合。目前脉搏波或彩色多普勒技术可以清楚地区分血管及血管中的血流,从而提高对于局部解剖的观察。

(4)多普勒效应:当声波向观察部位运动时,频率增加,远离时则频率减低。目标的移动可发生声波频率的变化,这就是多普勒效应,在医学方面的应用有赖于探测物的移动,如血流、血流方向、血液流量。在超声引导神经阻滞中探测目标神经附近的血管,区分动脉和静脉,作为引导神经阻滞的重要解剖标志。

2.超声仪简介

麻醉科使用超声引导的神经阻滞时,对超声仪的要求:①图像清晰,特别是近场的分辨率要高;②操作简单容易掌握;③携带方便;④能实时储存图像或片段。目前市场上有多种专为麻醉时使用而设计的便携式超声仪。超声仪的操作步骤如下:

(1)选择和安装超声探头:根据目标神经血管选择探头。一般6~13Hz的线阵探头可满足大部分要求。坐骨神经前路、腰丛一般选择凸阵探头。锁骨下臂丛神经、臀下水平以上的坐骨神经根据患者的胖度选择其中一种。线阵探头几乎适合儿童的各个部位。

（2）开机：机器有电源插头和可充电的备用电源。按电源开关开机。

（3）输入患者资料和更换检查模式：按患者信息输入键，出现患者信息输入屏幕，输入患者信息并选择适当的检查模式。检查模式有机器预设的神经、血管、小器官和乳腺等模式。

（4）选择超声模式：超声模式有二维模式、彩色模式、多普勒模式和 M 模式四种。神经阻滞用二维模式，鉴别血管时用彩色模式、多普勒模式。

（5）调节深度、增益：根据目标结构的深浅调节深度，并根据图像调节近场、远场和全场增益使目标结构显示清楚。

（6）存储和回放图像：欲储存图像时，先按冻结键冻结此图像，再按储存键储存。也可实时储存动态片段。按回放键可回放储存的图像。

（7）图像内测量和标记：按测量键可测量图像内任意两点的距离。按 Table 键可输入文本。

3.优缺点

①优点：超声技术可以直接看到神经及相邻结构和穿刺针的行进路线，如臂丛神经阻滞的肌间沟径路和股神经的腹股沟部位的超声显像十分清晰，此外，还可观察局麻药注射后的局麻药扩散，提高神经阻滞定位的准确性和阻滞效果。超声引导下神经阻滞能减少患者不适，避免局麻药注入血管内或局麻药神经内注射及其相关的并发症。②缺点：超声的使用要有一定的设备和人员培训，增加了操作步骤，且仪器价格昂贵，有待临床普及。

但随着超声设备影像水平不断提高和经济改善，超声定位会逐渐增多，尤其是原来神经阻滞相对禁忌证和患者，如肥胖、创伤、肿瘤等引起的解剖变异，意识模糊，无法合作，已经部分神经阻滞的情况下，超声引导下的神经阻滞有更广阔的临床应用前景。

4.超声引导下外周神经阻滞的准备

（1）环境和器械的准备：虽然神经阻滞可以在手术室进行，但在术前准备室开辟一个专门的空间十分必要。因为神经阻滞起效需要一定的时间，且起效时间因不同的患者、不同的目标神经和不同的局麻药物等因素而有较大变化。麻醉医师可从容地不受干扰地完成操作和效果评估。

可用屏风或帘子围住 5m×5m 大小的地方，这样创造一个光线相对暗的环境，更容易看清超声屏幕显示，同时也有利于保护患者隐私。必须备常规监护设备、供氧设备、抢救设备和药物。

（2）患者的准备：择期手术需禁食 8 小时，常规开放一外周或中心静脉通路。监测心电图、血压和脉搏氧饱和度。可给予咪达唑仑 $0.02\sim0.06$mg/kg，芬太尼 $1\sim2\mu$g/kg 进行镇静，对于小儿患者，可静脉注射 $0.5\sim1$mg/kg氯胺酮；对于呼吸障碍的患者使用镇静药物应谨慎。穿刺过程最好鼻导管或面罩吸氧。

（3）探头的选择和准备：对于表浅的神经（<4cm），应选用 $7\sim14$MH 的探头，对于深度>6cm 的目标神经，应选用 $3\sim5$MHz 的探头。对于（4~6cm），应选用 $5\sim7$MHz 的探头。对于极为表浅的结构，可选用类似曲棍球棒的高频小探头。表浅的神经应选用线阵探头，图像显示更清楚,而深部的神经应选用低频率凸阵探头,可增加可视范围,有利于寻找目标神经。探头要先涂上超声胶,然后用已灭菌的塑料套或无菌手套包裹,并用弹性皮筋扎紧。

(4)其他的用品:消毒液(碘伏、酒精)、无菌的胶浆、不同型号的注射器和穿刺针。最好准备一支记号笔,可根据解剖标志,大致标记目标结构的位置,有助于减少超声图像上寻找目标结构的时间。

(5)识别超声图像的基本步骤。①辨方向:将探头置于目标区域后,通过移动探头或抬起探头一侧,辨清探头和超声图像的方向。②找标志结构:辨清超声图像方向后,移动探头,寻找目标区域的标志性结构。如股神经阻滞时,先确定股动脉;锁骨上臂丛神经阻滞时,先确定锁骨下动脉。③辨目标神经:根据目标神经和标志性结构的解剖关系(如股神经在股动脉的外侧)和目标神经的超声图像特征,确定目标神经。

5.超声探头、穿刺针与目标神经的相对位置关系

(1)超声探头与目标神经的相对关系:当超声探头与目标神经的长轴平行时,超声图像显示神经的纵切面,当超声探头与目标神经的长轴垂直时,超声图像显示神经的横切面,当超声探头与目标神经的长轴成角大于 0 且小于 90°时,超声图像显示目标结构的斜切面。当超声束和目标结构垂直时,目标结构显示最清楚。

(2)超声探头与穿刺针的相对关系:当穿刺针与超声探头排列在一条直线上时,穿刺针的整个进针途径就会显示在超声图像上,这种穿刺技术被称为平面内穿刺技术。当穿刺针与超声探头排列垂直时,在超声图像上仅能显示针干的某个横截面,这种穿刺技术被称为平面外穿刺技术。

(3)超声探头、穿刺针及目标结构三者的相对关系:根据超声探头、穿刺针及目标结构三者的相对关系,超声引导下的神经阻滞可分为长轴平面内技术、短轴平面内技术、长轴平面外技术、短轴平面外技术。当然也可在超声图像上显示目标结构的斜面后,再使用平面内或平面外的技术进行阻滞或穿刺。大部分超声引导下的神经阻滞使用短轴平面内技术和短轴平面外技术。

三、神经阻滞麻醉

神经阻滞亦称传导阻滞或传导麻醉,是将局麻药注射到神经干、丛或神经节旁,暂时地阻滞神经的传导功能,从而麻醉该神经支配的区域,达到手术无痛的方法。

(一)颈丛神经阻滞

1.生理解剖

颈神经丛由 $C_{1\sim4}$ 脊神经的前支组成,每一神经出椎间孔后,从后方越过椎动脉和椎静脉向外延伸到达横突尖端时分为前支和深支,在胸锁乳突肌后联结成网状,即为颈神经丛。颈神经丛浅支在胸锁乳突肌后缘中点穿出深筋膜,向前、向上及向下分布于颌下和锁骨以上整个颈部、枕部区域的皮肤及浅层组织。供应头颈及胸肩的后部,供应区如披肩状。颈深支多分布于颈前及颈侧方的深层组织中,主要支配颈侧面及前面的区域。

2.颈浅丛神经阻滞

(1)适应证:颈部浅表部位的手术。

（2）定位

①患者仰卧位、去枕，头偏向对侧，在胸锁乳突肌后缘中点作标记，即为穿刺点，若胸锁乳突肌摸不清，可先令患者抬头使胸锁乳突肌绷紧，则可清晰见其后缘。

②患者体位如前，同侧颈外静脉与胸锁乳突肌交点外上各 $1\sim1.5cm$ 处作标记，定为穿刺点。

（3）操作：常规皮肤消毒，用 22G 穿刺针刺入皮肤，缓慢进针直至出现落空感后表示针尖已穿透肌筋膜，回抽无血，将 $3\sim5mL$ 局麻药注射入肌筋膜下即可。也可再用 $5\sim10mL$ 局麻药液在颈阔肌表面（胸锁乳突肌浅表面）再向乳突、锁骨上和颈前方向作局部浸润，以分别阻滞枕小、耳大、颈横和锁骨上神经。

3.颈深丛神经阻滞

（1）适应证：颈部较深手术。

（2）禁忌证：禁忌同时行双侧颈深丛阻滞，以防双侧膈神经或喉返神经阻滞发生呼吸困难。

（3）定位：患者仰卧，头偏向对侧，双上肢紧贴身体两侧，在乳突尖与锁骨中线中点作一连线，此线中点，即第 4 颈椎横突位置，该点一般在胸锁乳突肌后缘与颈外静脉交叉点附近，乳突尖下方 $1\sim1.5cm$ 处为第二颈椎横突，$2\sim4$ 横突间为第三颈椎横突，在 2、3、4 横突处分别作标记。

（4）操作：患者取平卧位，常规消毒皮肤，头去枕并转向对侧，充分暴露胸锁乳突肌，颈外静脉和甲状软骨。穿刺点选在胸锁乳突肌外缘与颈外静脉交叉点附近（相当于甲状软骨上缘水平），即第 4 颈椎横突处。常规皮肤消毒后，戴无菌手套，用左手拇指抵住第 4 颈椎横突结节，用 22G 穿刺针垂直于皮肤进针，直刺横突结节，碰到骨质，固定针头，回吸无血及脑脊液即可注射局麻药 $3\sim5mL$，即阻滞颈深丛。也可应用改良颈丛阻滞法，即以第 4 颈椎横突做穿刺点，当穿刺针抵达第 4 颈椎横突后，一次性注入局麻药 $10\sim15mL$。

颈丛神经阻滞常用局麻药有 0.25％布比卡因、0.25％罗哌卡因和 1％利多卡因，也可用混合液，总剂量不能超过所用局麻药的一次最大限量。

（5）注意事项

①在穿刺之前应备好各种抢救药品及设备。

②注药前一定要反复回吸，确认无血及脑脊液后再注药。如注药量较大，在注药过程中也要回吸几次，以防针的位置变动。

③进针方向尽量由上向下，避免与椎间孔相平行或由下向上穿刺。

④进针不要过深，最好是曲左手拇指尖抵住横突结节来引导穿刺方向及深度。

⑤注药过程中应密切观察患者的反应，如出现异常，应立即停止注药，并紧急对症处理。

（6）常见并发症

①高位硬膜外阻滞或全脊髓麻醉：系局麻药误入硬膜外间隙或蛛网膜下隙所致。穿刺针误入椎管的原因，一是进针过深，二是进针方向偏内偏后。表现为呼吸抑制，严重者可发生心脏搏动骤停。故应该使用短针，进针切勿过深。

②局麻药的毒性反应：主要因局麻药误注入血管所致，椎动脉在其邻近，易被误刺，穿刺时深度限定在横突，注药时反复抽吸，由于颈部血管丰富，局麻药吸收迅速，所以用药量应严格控制。

③膈神经阻滞:膈神经主要由第 4 颈神经组成,同时包括第 3 及第 5 颈神经的小分支,颈深丛阻滞常累及膈神经,出现呼吸困难及胸闷,应给予吸氧多能缓解。如若局麻药浓度过高,膈神经麻痹时,应进行人工辅助呼吸。

④喉返神经阻滞:患者发声嘶哑或失声,甚至呼吸困难,主要是针刺太深使迷走神经被阻滞所致。

⑤霍纳综合征:表现为阻滞侧眼睑下垂,瞳孔缩小,眼球下陷,眼结膜充血、鼻塞、面部微红及无汗,系交感神经阻滞所致。

⑥椎动脉损伤引起出血,血肿形成。

(二)臂丛神经阻滞

1.解剖

(1)臂丛神经是由 $C_{5\sim8}$ 及 T_1 脊神经的前支组成,是支配整个手、臂运动和绝大部分手、臂感觉的混合神经,有时亦接受 C_4 或 T_2 脊神经前支分出的小分支。其中 $C_{5\sim6}$ 神经合成上干,C_7 神经延续为中干,C_8 及 T_1 神经合成下干,各神经干均分成前、后两股,在锁骨中点后方进入腋窝。即 5 根、3 干、6 股组成臂丛锁骨上部。

臂丛的 5 条神经根在锁骨下动脉的上方,共同经过斜角肌间隙向外下方走行,各条神经根分别经相应椎间孔穿出,其中第 5、6、7 颈神经前支沿相应横突的脊神经沟走行,在椎动脉的后方通过斜角肌间隙。

三支神经干从斜角肌间隙下缘穿出,伴同锁骨下动脉一起向前、向外、向下延伸,行至锁骨与第一肋骨之间,每个神经干分成前后两股,在锁骨中点的后方,经腋窝顶进入腋窝,在腋窝各股神经又重新组合成束,三个后股在腋动脉的后侧形成后束,分出上、下肩胛神经、胸背神经、腋神经等分支,其末端延长为桡神经。

下干的前股延伸形成内侧束,位于腋动脉的内侧,分出臂内侧神经和前臂内侧神经及正中神经内侧头。上、中干的前股形成外侧束,分出胸前神经、肌皮神经及正中神经外侧头。三束和腋动脉共同包在腋血管神经鞘内。

(2)适应证:臂丛神经阻滞适用于上肢及肩关节手术或肩关节复位。

(3)臂丛包裹在连续相通的筋膜间隙中,故通过任何途径注入局麻药,只要有足够容量注入筋膜间隙,理论上都可使全臂丛阻滞,因此临床中可根据手术所需选择不同途径来进行臂丛阻滞。

2.阻滞方法

臂丛神经阻滞常用的方法有肌间沟阻滞法、腋路阻滞法、锁骨上阻滞法和锁骨下血管旁阻滞法。

(1)肌间沟阻滞法

①定位:患者去枕仰卧位,头偏向对侧,上肢紧贴体旁,手尽量下垂,显露患侧颈部。令患者抬头,显露胸锁乳突肌的锁骨头,在锁骨头的后缘平环状软骨处可触摸到一条肌肉即前斜角肌,前斜角肌后缘还可摸到中斜角肌,前、中斜角肌间的间隙即为肌间沟,臂丛神经即从此沟下半部经过。斜角肌间隙上窄下宽呈三角形,该三角的下部即肩胛舌骨肌。在环状软骨水平线与肌间沟交汇处,即为穿刺点。在此点用力向脊柱方向压迫,患者可诉手臂麻木、酸胀或有异

感,若患者肥胖或肌肉欠发达,肩胛舌骨肌摸不清,即以锁骨上 2cm 处的肌间沟为穿刺点。

②麻醉操作:颈部皮肤常规消毒,右手持 22G 穿刺针于穿刺点垂直进入皮肤,略向脚侧推进,直到出现异感或触及横突为止,出现异感为较为可靠的标志,可反复试探两到三次。以找到异感为好,若无异感只要穿刺部位及方向、深度正确,也可取得良好的阻滞效果。穿刺成功后,回抽无血及脑脊液,成人一次注入局麻药 20～25mL。

③优点:易于掌握,对肥胖及不易合作的小儿也适用,上臂、肩部及桡侧阻滞好,不易引起气胸。

④缺点:尺神经阻滞迟、需增大药量才被阻滞,有时尺神经阻滞不全;有误入蛛网膜下隙或硬膜外间隙的可能;有损伤椎动脉的可能;不易同时进行双侧阻滞,以免双侧膈神经及喉返神经被阻滞。

(2)腋路阻滞法

①定位:患者仰卧,头偏向对侧,患肢外展 90°,屈肘 90°,前臂外旋,手背贴床,呈"敬礼"状。先在腋窝处摸到动脉搏动,取腋动脉搏动最强处作为穿刺点。

②麻醉操作:皮肤常规消毒,左手示指按在腋动脉上作为指示,右手持 22G 穿刺针,斜向腋窝方向刺入,穿刺针与动脉呈 20°夹角,缓慢推进,直到刺破纸样的落空感,表明针尖已刺入腋部血管神经鞘,松开针头,针头随动脉搏动而摆动,说明针已进入腋鞘内。此时患者若有异感或可借助神经刺激器来证实,但无异感时不必反复穿刺寻找异感。穿刺成功后左手固定针头,右手接注射器回抽无血液,即可一次注入局麻药 30～35mL。注射完毕后拔出穿刺针,腋部可摸到一梭状包块,证明局麻药注入腋鞘,按摩局部,帮助药物扩散。患者会诉说上肢发麻发软,前臂不能抬起,皮肤表面血管扩张。

③优点:腋路臂丛神经阻滞的优点在于臂丛神经均包在血管神经鞘内,因其位置表浅,动脉搏动明显,易于定位穿刺,不会发生气胸,不会阻滞膈神经、迷走神经或喉返神经;无药物误入硬膜外间隙或蛛网膜下隙的可能性,因此安全性较大。

缺点有上肢外展困难及腋部有感染或肿瘤患者不能使用,上臂阻滞效果较差,不适用于肩关节手术及肱骨骨折复位等。局麻药毒性反应率高,多因局麻药量大或误入血管引起,所以注药时要反复回抽,确保针不在血管内。

(3)锁骨上阻滞法:肩下垫一薄枕,去枕转向对侧,被阻滞侧手尽量下垂。于锁骨中线上方 1～1.5cm 处刺入皮肤,向后、内、下方推进,直达第 1 肋,在肋骨上寻找异感,回抽无血无气体即注入局麻药 20～25mL,不宜超过 30mL。在寻找第一肋骨时针勿刺入过深,以免造成血气胸。

(4)锁骨下血管旁阻滞法:点在锁骨上方,先找到斜角肌肌间沟,在肌间沟最低处摸到锁骨下动脉搏动点并压向内侧,在锁骨下动脉搏动点的外侧进针,针尖朝脚方向直刺,沿中斜角肌内侧缘推进,出现落空感再稍深入即出现异感。此法容易出现气胸、星状神经节及膈神经阻滞等并发症。

3.臂丛神经的阻滞的常见并发症及处理

(1)气胸或张力性气胸:损伤胸膜或肺组织出现胸痛、咳嗽、呼吸困难或大气管偏向健侧,应立即胸腔穿刺抽气,并进行胸腔闭式引流。

(2)急性局部麻药中毒反应:应控制用药量,避免误入血管。阻滞过程应有急救措施准备,免出意外。

(3)出血及血肿:各种径路穿刺时避免损伤、刺破颈内外静脉、锁骨下动脉、腋动静脉等,引起出血,如伤及血管应立即拔针,局部压迫再试行改变方向进针或延期阻滞,密切观察患者。

(4)全脊髓麻醉:因肌间沟法阻滞时向内进针过深,致使针尖误入椎间孔而至椎管内,应指向对侧腋窝顶的方向,进针不易过深。

(5)膈神经阻滞:发生于肌间沟法或锁骨上法,当出现胸闷、气短、通气量减少时,应给氧并辅助呼吸。

(6)声音嘶哑:可能阻滞喉返神经。

(7)霍纳综合征:多见于肌间沟阻滞法,由于星状神经节阻滞所引起。

总之,在阻滞过程中宜密切观察监测呼吸、循环功能的变化。

(三)上肢神经阻滞

上肢神经阻滞主要适用于前臂或手部的手术,也可以作为臂丛神经阻滞不全的补助方法。主要包括正中神经阻滞、尺神经阻滞和桡神经阻滞。可以在肘部阻滞,亦可以在腕部阻滞。

1.正中神经阻滞

(1)解剖:正中神经主要来自颈$_6$~胸$_1$脊神经根纤维,于胸小肌下缘处由臂丛的内侧束和外侧束分出,两根夹持腋动脉,在腋动脉外侧合成正中神经。支配手掌桡侧半及桡侧三个半手指的皮肤。

(2)肘正中神经阻滞

①定位:前臂伸直、肘面向上,在肱骨内外上髁之间划一横线,该线上肱二头内肌腱缘与内上髁之间的中点即为穿刺点。

②阻滞方法:皮肤消毒后,穿刺点作皮丘,取22G针经皮丘垂直刺入皮下,直到出现异感,可反复作扇形穿刺必能找到异感,出现异感后固定针头,注入局麻药5mL。

(3)腕部正中神经阻滞

①定位:患者手掌向上平放,在桡骨茎突平面,横过腕关节划一横线,横线上桡侧腕屈肌腱和掌长肌之间即为穿刺点,让患者握拳屈腕时,该处二肌腱更清楚。

②阻滞方法:皮肤消毒后,穿刺点作皮丘,取22G针垂直刺入皮肤,穿过深筋膜后,缓慢进针,直到出现异感,固定针头,注射局麻药5mL。

2.尺神经阻滞法

(1)解剖:尺神经起源于臂丛的内侧束,主要由颈$_8$~胸$_1$脊神经纤维组成。尺神经沿上臂内侧肱二头肌与肱三头肌间隔下行。支配手掌尺侧半及尺侧一个半手指掌侧面皮肤。

(2)肘部尺神经阻滞

①定位:前臂屈曲90°,在肱骨内上髁与尺骨鹰嘴之间的尺神经沟内,可扪及尺神经,按压尺神经,患者多有异感,该处即为穿刺点。

②阻滞方法:皮肤消毒后,穿刺点作皮丘,取一23G针刺入皮肤,针与神经干平行,沿神经沟向心推进,出现异感后固定针头,注入局麻药5mL。

(3)腕部尺神经阻滞

①定位:从尺骨茎突水平横过腕部划一横线,相当于第二条腕横纹,在此线上尺侧腕屈肌肌腱的桡侧缘即为穿刺点,患者握拳屈腕时此肌腱更清楚。

②阻滞方法:皮肤消毒后,穿刺点作皮丘,取一23G针自皮丘垂直刺入,有异感时固定针头注入局麻药5mL,找不到异感时,可向尺侧腕屈肌腱深面注药,但不能注入肌腱内。

3.桡神经阻滞法

(1)解剖:桡神经发自臂丛神经后束,缘于颈$_{5\sim8}$及胸$_1$脊神经。桡神经在腋窝内位于腋动脉后方,折向下后外方,走入肱骨桡神经沟内,于肱骨外上髁上方约10cm处,绕肱骨走向前方,至肘关节前方分为深浅两支。桡神经在手部分布于腕背、手背桡侧皮肤及桡侧三个半手指背面的皮肤。

(2)肘部桡神经阻滞

①定位:前臂伸直、掌心向上,在肱骨内外髁间作一横线,该横线上肱二头肌腱外侧1cm处即为穿刺点。

②阻滞方法:皮肤消毒后,穿刺点作皮丘,取一23G针垂直刺向肱骨,寻找到异感,必要时作扇形穿刺寻找,有异感后注入局麻药5mL。

(3)腕部桡神经阻滞:腕部桡神经并非一支,分支多而细,在桡骨茎突前端处作皮下浸润,并向掌面及背面分别注药,在腕部形成半环状浸润即可。

(四)下肢神经阻滞

1.坐骨神经阻滞

(1)解剖:坐骨神经为骶神经丛的重要分支,是全身最大的神经,大多数以单一主干经梨状肌下孔至臀部,位于臀大肌的深面、股方肌浅面,经坐骨结节与股骨大转子之间入股后区,在股后下1/3处分为腓总神经和胫神经,坐骨神经在股骨大转子和坐骨神经结节之间定位和阻滞。

(2)定位:患者侧卧,患肢在上,自股骨大转子到髂后上棘作一连线,再与此线的中点作一直线,该垂直线与股骨大转子到骶裂孔的连线相交处即为穿刺点。

(3)阻滞方法:皮肤消毒,穿刺点作皮丘,取长8~10cm 22G穿刺针,经皮丘垂直刺入,缓慢推进直到出现异感。若无异感可退针少许,向上或向下斜穿刺,出现异感后注入局麻药。

2.股神经阻滞

(1)解剖:股神经发自腰丛,于髂筋膜深面经肌腔隙入股三角。在腹股沟韧带处,于股动脉外侧下行,与股动脉之间有髂耻筋膜相隔。

(2)定位:患者平卧,髋关节伸直,在腹股沟韧带下方摸到股动脉搏动,股动脉的外侧缘处即为穿刺点。

(3)阻滞方法:患者取仰卧位,在腹股沟韧带中点下缘,股动脉搏动点的外侧1cm处进针,垂直刺入即可找到异感,回吸无血即可注入0.5%利多卡因或0.25%布比卡因10~15mL。

(五)肋间神经阻滞

肋间神经的皮支,在胸腹壁皮肤的分布有明显节段性。第2肋间神经分布于胸骨角平面,第4肋间神经分布于乳头平面,第6肋间神经分布于剑突平面,第8肋间神经分布于肋弓平面,第10肋间神经分布于脐平面,第12肋下神经分布于脐与耻骨联合上缘连线中点平面。

1.操作

自肋骨下缘进针,针尖稍向上方刺到肋骨骨面后,改变方向使针尖沿肋骨下缘滑过,再进入 0.2～0.3cm 即到注药处。穿刺进针时务必谨慎小心,以防刺破胸膜造成气胸。

2.适应证

适用于肋间神经痛、胸部手术后痛、腹部手术后痛、肋骨骨折疼痛、带状疱疹疼痛等的治疗。

(六)星状神经节的阻滞

1.操作

(1)取仰卧位,颈下垫薄枕,稍伸展颈部,令患者轻轻张口,以消除肌紧张。

(2)穿刺点,在胸锁关节上方 2.5cm 处,即两横指处,离正中线 1.5cm 外侧。

(3)穿刺针,长约 3.5cm,7 号针或 5 号针。

(4)用左手食指和中指在胸锁乳突肌内缘,把颈总动脉挤向下侧,与气管分开,用中指触及第 6 颈椎横突的前结节,由此向尾侧 1.3cm 处稍向内侧 C_7 横突基底部刺入。

(5)将针尖推进至横突基底部,碰骨质后,固定针,抽吸实验后,注入 1% 利多卡因 10mL 或 0.25% 布比卡因 10mL。

(6)如果针尖未碰骨质而通过横突之间进入时,可刺激脊神经,因而疼痛向上肢等处放散,表示针尖过深。

(7)随意用破坏药是很危险的,若有需要,应行胸交感神经节阻滞为好。

2.适应证

(1)头、颈面部:脑血管痉缩,脑血栓,血管性头痛,肌收缩性头痛、非典型性面部痛等。

(2)上肢、胸肩部:带状疱疹,颈肩臂综合征,胸廓出口综合征,外伤性血管闭塞,反射性交感神经萎缩症,上肢神经麻痹、肩周炎、多汗征。

(3)肺、气管:肺栓塞、肺水肿、支气管哮喘。

(4)心脏:心绞痛、心肌梗死、冠状动脉搭桥术后高血压。

3.并发症

(1)药物误入血管。

(2)血气胸。

(3)喉返神经阻滞导致声音嘶哑、无声。

(4)臂丛被阻滞导致上肢麻痹。

(5)硬膜外、蛛网膜下隙阻滞。

第四章　五官科手术麻醉

第一节　眼科手术麻醉

一、麻醉前准备

(一)术前访视

眼科手术患者年龄分布有两个极端,成人以 60 岁以上老年白内障患者为主,80 岁以上高龄患者亦趋增多,由于老年组常伴各种系统性疾病:高血压、冠心病、糖尿病、慢性阻塞性肺部疾患、关节炎、骨质疏松、脑血管病、帕金森病、老年痴呆症、肾功能不全、前列腺肥大及肝脏疾患,心血管病与糖尿病常需长期治疗,因高龄及视力障碍又使有关系统性疾病未能实施正规治疗,全身情况不佳,给手术麻醉增加了风险。小儿组以婴幼儿先天性白内障及青光眼为主。不少婴幼儿先天性眼病常伴其他系统性先天性畸形,先天性心脏病发病率高,先天性斜视时肌病发病率增高,亦易发生恶性高热。这两组患者的并存疾病无疑都要求麻醉医师在手术前对病情认真评估,制定个体的麻醉方案。

术前评估应包括:了解眼病诊断、内科系统疾病史、化验、检查资料,不能自理的老年人和小儿,其家属常能补充提供更完善资料。对并存症应评估病情是否处于最稳定状态以及近期药疗剂量与用法,将患者手术前情况调节到尽可能佳的状态,如血压、血糖、电解质等。注意糖尿病患者控制血糖,避免严重高血糖或低血糖。收缩压大于 180mmHg 和(或)舒张压大于110mmHg 的高血压患者,建议延迟择期手术。口服抗血小板或抗凝药物,如阿司匹林、华法林等的患者,应该根据患者的具体情况来决定是否停药。对非住院手术患者可记录术前评估、围术期和术前用药;根据患者情况和麻醉方法的不同补充相应检查项目,如心电图、胸部 X 线片、肺功能、心脏超声等。有高危系统性疾病但又必须接受眼科手术患者,充分评估心肺功能,术前对家属详细阐述可能发生的高危或意外情况,如心衰、心肌梗死、严重心律失常等。同时应取得患者理解和配合;根据术前评估决定术中监测和麻醉处理方案。

(二)麻醉前用药

用药目的是镇静、镇吐、减少分泌和稳定眼内压,根据患者病情、年龄、体重决定用药并辅用必要的内科药物。

阿托品、东莨菪碱和格隆溴铵都可减少呼吸道分泌,有镇吐作用。阿托品并有防治眼心反射效果。斜视手术等术后恶心呕吐发生率高,呕吐又影响眼内压,对眼内手术中及术毕不利,东莨菪碱不宜用于老年患者。吩噻嗪类药和氟哌利多神经安定类药有镇静镇吐作用,氟哌利多、甲氧氯普胺还可用于治疗术后恶心呕吐。术前用药选择应权衡药理作用利弊得失,如吗啡、哌替啶有镇静作用,但尤其对女性易致恶心呕吐,对眼科手术不利,宜与镇吐药辅用,非住院手术患者应忌用该镇痛药。青光眼术前滴注20％甘露醇可减少房水生成并降低眼内压。

二、麻醉选择

(一)术前评估

1.注意有无并发症,患有眼病的老年人,常合并有心、肺及代谢方面的严重疾病,如肺气肿、喘息、高血压症、冠心病或糖尿病等,因此对患者的心肺功能应有充分的估计。

2.小儿眼科手术常伴有先天性疾病。如先天性白内障的患儿伴有腭裂-小颌-舌下垂综合征、苯丙酮尿症、马方氏综合征、半胱氨酸血症和眼脑肾血管瘤(Lowe综合征)。

3.合并疾病

(1)眼脑肾血管瘤的患者常同时伴有肾损伤和智力障碍。

(2)骨疹患者也可出现白内障和青光眼,并常伴有血小板减少性紫癜、间质性肺炎、中枢神经系统疾病和充血性心力衰竭。

(3)白内障还可伴有其他综合征。无虹膜症的特点是患者几乎没有虹膜,可同时伴有高血压和肾胚瘤(Wilm's瘤)。

(4)先天性青光眼可伴有脑三叉神经血管瘤,患者可出现抽搐和咽部血管瘤。

(二)术前用药

应选择抑制恶心呕吐较好的吩噻嗪类药或氟哌利多等,避免用易引起恶心呕吐的吗啡和哌替啶等,除狭角性青光眼以外,不应禁忌阿托品,东莨菪碱升高眼压的作用较弱,必要时可代替阿托品。狭角及广角性青光眼均避免用安定。

(三)麻醉方法

1.局麻

眼科手术多可在局麻下进行。其术后恶心呕吐的发生率较低,且可产生一定的术后镇痛作用。在局麻药中加入一定量的透明质酸酶可增加组织渗透,缩短局麻药的起效时间。但局麻时要注意:

(1)局麻药滴眼有散瞳和使角膜混浊的作用,青光眼患者禁用。

(2)球后神经阻滞应注意眼心反射和误入血管引起局麻药中毒反应。

(3)老年人白内障手术局麻药中所加的肾上腺素量以不引起肾上腺素反应为度。

(4)为防止术中牵拉眼睑和眼轮匝肌收缩升高眼内压,可对眼轮匝肌施行局部浸润麻醉。

(5)麻醉性镇痛药具有呼吸抑制和发生呕吐的危险,如果小心地小剂量分次用药,可使患者具有较好的镇静和镇痛作用,可避免上述缺点。

2.清醒镇静止痛

可用于眼科手术,达到患者安静不动的目的,特别是紧张、躁动不能很好配合手术的患者或小儿,其优点为:①可与患者保持语言交流;②遗忘,消除焦虑;③止痛。

(1)成年人氟哌利多 $10\mu g/kg$ 加芬太尼 $1\mu g/kg$ 为首次量,仅以芬太尼 $0.008\sim0.01\mu g/(kg\cdot min)$ 静脉注射维持,该方法镇静好,但顺应性遗忘欠佳。

(2)咪达唑仑首次 $25\sim60\mu g/kg$, $0.25\sim1.0\mu g/(kg\cdot min)$ 维持或异丙酚 $0.25\sim1mg/kg$ 首次,$0.06\sim0.3\mu g/(kg\cdot min)$ 维持。

(3)小儿还可采用氯胺酮 $400\sim500\mu g/kg$ 首次,$25\sim35\mu g/(kg\cdot min)$ 维持。

3.喉罩通气全身麻醉

(1)眼科手术中麻醉医生远离患者,增加了麻醉中呼吸管理的困难。气管内插管是保证呼吸道通畅的可靠手段,但插管操作刺激较大,术中需较深的麻醉维持,术毕转浅时会出现呛咳和头部振动使眼内压升高,而且多数眼科手术不需要肌松药控制呼吸,但要求患者苏醒快而安全。

(2)喉罩不需使用肌松药,在保留自主呼吸的情况插入,操作简便,而且刺激小,但饱胃、肺顺应性低,有潜在气道梗阻和呼吸道分泌物过多者不宜使用。

(3)吸入麻醉诱导,经喉罩辅助呼吸特别适用于婴幼儿眼科手术。

4.气管插管全身麻醉

对于急症饱胃的眼部创伤患者多采取气管插管全身麻醉。麻醉药物尽量选用不升高眼内压的药物。麻醉诱导、维持以及拔管过程中要求力求平稳,无呛咳及躁动,使用面罩位置得当,不压迫眼球。

三、注意事项

(一)避免眼压(IOP)增高

内眼手术要注意避免使 IOP 增高的因素。

1.保持呼吸道通畅

解除呼吸道梗阻,防止通气量降低,缺 O_2 及 CO_2 蓄积。降低呼吸的较大阻力,可降低眼内血管扩张。

2.降低血压

避免任何使血压增高和颅内压增加的因素。

3.预防静脉淤血

输血、输液勿过量。

4.降眼压药物

眼压高时,用镇痛药、镇静药和甘露醇脱水药。头高于胸 $10°\sim15°$。

5.麻醉平稳

诱导及维持要力求平稳,避免呕吐、呛咳和躁动,可避免静脉压升高。可过度换气,吸痰时麻醉深度要够深。不用琥珀胆碱和氨酰胆碱,用泮库溴铵或苯磺酸阿曲库铵。静脉诱导药不用吗啡和氯胺酮等。

6.眼压增高

眼压正常值为 $1.33\sim2.0kPa(10\sim15mmHg)$,当眼压 $>29.9kPa(15mmHg)$ 时,可使伤口

裂开,眼内容物脱出,甚至可压迫视神经,导致失明等严重后果。

(二)预防眼心反射及眼胃反射

手术中压迫、刺激眼球或眼眶、牵拉眼外肌时出现反射性心律不齐、心动过缓、血压下降、甚至心搏骤停。即称为眼心反射。还会引起恶心、呕吐,即称为眼胃反射。预防和处理措施如下。

1.术前注射阿托品

发生眼心反射时可静脉注射阿托品。

2.术中心电监测

发现时暂停手术,并加深麻醉。

3.球后注射

以 2%普鲁卡因 1～2mL 或 2%利多卡因 2～3mL,球后封闭或 1%丁卡因点眼。术中做眼直肌的局麻药浸润。

4.避免用引起心律不齐的药物

如氟烷。

5.避免缺 O_2 和 CO_2 蓄积

发生时改善通气,充分吸 O_2。

6.手术操作轻柔

避免牵拉和压迫眼球。一旦发生心律不齐时,要停止手术,特别要停止压迫眼球。对原有心脏病的患者更应注意。

7.保持一定麻醉深度

在深麻醉时,不良反应可避免。要保证眼球固定不动。

(三)严密观察和监测

麻醉科医师远离患者头部,但应仔细观察,监测 ECG、SpO_2、$ETCO_2$ 和肌松。加强呼吸管理,做好控制呼吸,必要时过度换气。若有心搏骤停,及时复苏抢救。

(四)预防咳嗽反射

必要时用阿托品或格隆溴胺(胃长宁)和新斯的明拮抗残余肌松药作用,恢复自主呼吸。拔管时麻醉不宜过浅,预防拔管时咳嗽致缝合刀口裂开。应在患者呼吸不受抑制、安静时拔管,保护性反射恢复后,送回病房。给予止吐药以防止术后呕吐,术后 3 小时内禁食水。需要时可用吗啡 0.1mg/kg 术后镇痛。

四、常见眼科手术麻醉

(一)开放性眼外伤

开放性眼外伤的患者多伴有饱胃,因此反流误吸的风险增加。建议使用快速顺序诱导或改良的快速顺序诱导来实施麻醉。但要注意喉镜和插管时的心血管抑制和眼心反射。拔管时宜保持患者侧卧位,尽量清醒拔管,但围术期应避免眼内压突然升高,以免眼内容物膨出造成失明。小儿以及因颌面损伤伴眼球穿透伤不能实施区域阻滞的患者需实施全麻。全麻诱导气管插管和术毕拔管可能发生呕吐、反流误吸意外,全麻处理不当使眼内压升高,可能导致眼内容玻璃体脱位的危险。应警惕有无其他重要脏器损伤。全麻宜选快诱导气管内插管,尽管琥珀胆碱辅助气管插管暴露满意,但使眼内压与胃内压增高。对眼球穿透伤避免使用琥珀胆碱,为此可先用非去极化肌松药预处理方案,再用琥珀胆碱不引起眼内压升高,适用于眼球穿透伤/饱胃急诊手术并为麻醉界普遍接受并认可,此后未见有因该预处理方案引起眼内容脱位的有关报道。非去极化肌松药起效快速的罗库溴铵是较理想药物,剂量 1.2mg/kg 静脉注射后约 1 分钟(0.6mg/kg 药后需 60～90 秒)可供插管,不增高眼内压,缺点是该剂量肌松作用维持时间长,为 45～60 分钟。

(二)斜视手术

斜视手术患者发生恶性高热的风险以及术后恶心呕吐的发生率增加,术中容易发生眼心反射。多数斜视患者会合并其他先天性疾病。避免使用氯琥珀胆碱。非去极化肌松药,不会诱发恶性高热,更适用于这类患儿的麻醉。

(三)白内障和青光眼手术麻醉

1.白内障摘除术麻醉

患者常合并心血管疾病、糖尿病以及肺部疾病等其他疾病。小儿多为先天性白内障,术中可能发生眼心反射,应注意监测血压、心率,并酌情给予相应处理。白内障摘除术时间短和微创,多数在球后神经阻滞下完成,但老年心血管疾病等患者术中应吸氧并加强监测。对于先天性白内障的小儿或不能合作的患者,可以选择全身麻醉。

2.青光眼手术患者麻醉

青光眼分为开角型(慢性)和闭角型(急性),后者需急症手术,开放房角,降低 IOP,挽救病眼视力。围术期需用降低眼内压药物。处理要点:围术期持续缩瞳,避免静脉充血,警惕抗青光眼的药物和麻醉药物之间的相互作用。避免咳嗽,恶心呕吐。一般剂量阿托品因瞳孔扩大对开角型和闭角型青光眼 IOP 影响较小,但东莨菪碱作用较阿托品强,闭角型青光眼患者不可使用。禁用肾上腺素、胆碱能阻滞药、氯胺酮、琥珀胆碱和安定类镇静药。

(四)视网膜手术

视网膜手术通常时间较长,可以在局麻或全麻下完成。可能诱发眼心反射,应立即停止手术刺激直到患者心率恢复正常。可以使用阿托品或格隆溴铵抑制迷走反射。全麻过程中使用氧化亚氮,应在眼球注气前 15～20 分钟,停止吸入。如果没有及时停用,氧化亚氮可快速进入六氟化硫气泡,眼球内气体小泡会迅速膨胀,增加 IOP;同样停用后,氧化亚氮快速地弥散出六氟化硫气泡,导致气体小泡快速缩小而失去支撑视网膜的作用。一般气泡在眼内存留时间为10～28 天不等,这段时间内如要进行全麻仍应避免使用氧化亚氮。手术过程应控制好 IOP,以免产生脉络膜出血等并发症。

(五)小儿眼科手术麻醉

小儿最常施行的眼科手术包括眼附属器(斜视、睑下垂)、眼前段(急性异物)手术。除手术外,还有各种常需反复进行的检查,如测眼内压、眼科检查等。小儿年龄不应作为手术禁忌证,有手术指征时都应根据小儿年龄、解剖、生理、病理特点选择麻醉方法和麻醉用药。

1.麻醉前准备

(1)麻醉前访视:应向最了解小儿体质、喂养、过去史的家属获取有关病史。特别注意小儿体质情况,有些眼病是少见的先天性综合征并发多种畸形,如斜视手术眼心反射及恶性高热发生率增高(后者小儿1∶15000,成人1∶50000)。Lowe眼脑肾综合征可与白内障或青光眼并存,肾损害后可致水电解质紊乱和药物排泄障碍。先天性白内障可与先天性心脏病并发。访视时尤需全面收集多项资料或建议补充特殊检查。需要特别注意的是,小儿手术前应避免上呼吸道感染,哪怕是卡他症状,也不可小视。因为小儿呼吸道的解剖特点,少量的分泌物也会导致麻醉后呼吸道阻塞。特别是不做气管插管的静脉或肌内注射麻醉,更易发生呼吸道不通畅,血氧饱和度下降,如处理不及时,可导致生命危险。

(2)禁饮禁食:小儿禁食的时间:在麻醉诱导前2～3小时,可饮用清液体;母乳禁食4小时;奶制品禁食6小时;固体食物禁食8小时。应尽量避免由于长时间禁食带来的不利影响。小儿禁食的时间与年龄、体重、营养状况有关。

2.麻醉前用药

抗胆碱能药:阿托品20μg/kg,口服、静脉注射、肌内注射都不影响血药浓度。镇静药:咪达唑仑口服糖浆溶液,常用剂量0.25～0.5mg/kg,最大剂量为15mg,达到很好的镇静效果,小儿也容易接受。氯胺酮3～5mg/kg但应注意氯胺酮可升高眼内压的影响。

3.麻醉方法和管理

与头部手术一样,小儿的头侧交给了眼科医生,所以麻醉医师应根据手术时间的长短、呼吸道是否能有效地控制选择麻醉方法。无论选择何种麻醉方法,麻醉前都应仔细检查麻醉机呼吸回路、气源、吸引设备、监测仪器并设定报警上下限及报警音量。准备气管插管用具。

(1)对短时间小手术不需气管插管:可选用氯胺酮静脉1～2mg/kg或肌内注射4～6mg/kg,联合咪达唑仑0.05～0.1mg/kg。注意氯胺酮可致呼吸道分泌物增加,术前用药应常规使用阿托品。虽然氯胺酮有轻微升高眼内压的作用,但在临床工作中,小儿眼部手术仍在应用,必须在用药前了解患儿眼内压的情况并与眼科医生沟通,注意眼内压的轻微变化是否对手术有影响。手术中要保持呼吸道通畅。监测脉搏血氧饱和度、血压,常规吸氧。因未行气管插管,呼吸道的管理很重要,可采用非气管插管$P_{ET}CO_2$监测吸氧装置,在吸氧的同时监测呼末二氧化碳,根据呼末二氧化碳曲线,可及时发现呼吸的变化,该方法比血氧饱和度监测更早反映呼吸抑制情况。这对小儿不插管的麻醉更有价值。

(2)时间较长的手术考虑气管插管全麻:在一般的小儿麻醉均会选择氯胺酮,因其有眼内压增高的作用,较长时间的眼科手术慎重选择。麻醉诱导可选用咪达唑仑0.2～0.3mg/kg、芬太尼2～3μg/kg、肌松药罗库溴铵0.6～1.2mg/kg行气管插管,也可采取复合吸入七氟烷完成诱导。麻醉维持可用静吸复合麻醉。3岁以上小儿可用丙泊酚诱导2mg/kg,12～18mg/(kg·h)维持。小儿七氟烷麻醉中注射右美托咪定0.5μg/kg(输注时间大于10分钟),可明显减少麻醉后躁动及麻醉苏醒期间的血流动力学变化,并不增加不良反应。右美托咪定具有镇静、镇痛和抗焦虑作用,麻醉中应用可减少麻醉性镇静药的用量,没有呼吸抑制作用。全麻手术常规辅用球后阻滞为主的区域麻醉,可减少全麻药用量。小儿手术中应输注含糖平衡液每4～5mL/(kg·h)。

压力调节容量控制模式(PRVC)适用于没有自主呼吸的婴幼儿患者,小儿潮气量一般为

5～7mL/kg,呼吸频率30～40次/分。通气量儿童为120～130mL/kg,婴儿为130～150mL/kg。通气量还应以呼气末二氧化碳在正常范围进行适当调节。

注意固定好气管导管,检查导管与麻醉机的各连接口是否接紧,防止脱落。手术中监测心电图、无创血压、动脉血氧饱和度、呼气末二氧化碳分压、直肠或鼻咽温度,避免低氧血症、高碳酸血症,以尽量减少眼内血管容量的变化对眼内压的影响。如果手术时间长,还应监测尿量。

(3)术后管理:眼科手术应避免拔管时的呛咳导致眼内压增高,所以应注意以下几项:

①拔管指征:肌松药作用消失(可以应用新斯的明与阿托品拮抗非去极化肌松药的作用,不会引起眼内压增高),自主呼吸恢复,潮气量接近正常,吸氧浓度降低的情况下,血氧饱和度维持正常,在"适当深度麻醉"状态下拔管。

②恶心呕吐的处理:3岁以下患儿恶心、呕吐发生率较高。吸入麻醉药是发生恶心呕吐的高危因素,丙泊酚的使用则可有效降低术后恶心呕吐。还可使用药物预防恶心呕吐的发生,氟哌利多有很好的止吐作用,但使非住院手术小儿离院时间可能延迟。预防恶心呕吐药物的常用剂量见表4-1-1。

表 4-1-1　预防恶心呕吐药物的常用剂量

药物	常用剂量
地塞米松	150μg/kg
甲氧氯普胺	0.5mg/kg
多拉司琼	350μg/kg
恩丹西琼	50～100μg/kg
氟哌利多	50～75μg/kg

③镇痛:充分的镇痛对于控制眼内压和预防出血也是很重要的。

④恢复摄食:完全苏醒可以少量饮水,2小时后可进食少量易消化的食物。根据恶心呕吐的情况决定是否停止输液,一般在第一次进食后方可停止输液。

(六)手术室外操作和日间手术麻醉

理想的手术室外操作和日间手术麻醉应具备以下特点:①手术时间短,1小时以内;②麻醉过程平稳;③手术后患儿恢复快而完全;④无麻醉后并发症;⑤很好的术后镇痛。对于一些小儿有时不能很好地配合眼部的检查,如眼内压测定、眼部拆线等,需要在麻醉下完成。日间手术多数患儿往往手术当日才到医院,需进行必要的麻醉前评估,了解既往病史,发育情况,特别要向家属说明小儿麻醉前禁食的重要性。大多数手术室外操作仅需适当镇静就可,但有时手术时间延长或刺激加大,术中需加深麻醉,所以不论手术时间长短,均需准备必要的抢救药物和设备,如氧气、吸引器、面罩、人工呼吸器、插管用具、血氧饱和度监测仪等。咪达唑仑、氯胺酮、丙泊酚都是可选的麻醉药物。麻醉结束小儿离院时的状况也应关注,小儿应完全清醒方可离院,并向家属交代相关注意事项,如要避免呕吐、发生呕吐时的体位及可进食的时间等。

（七）其他眼科手术麻醉

1.角膜移植手术

角膜移植手术分为全层和板层角膀移植,仰卧位手术时间较长。成人合作患者可在局麻下完成。紧张不能耐受长时间手术或有咳嗽症状的患者以及小儿应实施喉罩通气全身麻醉。

2.眼肿瘤手术

良性肿瘤可在局麻或麻醉监控镇静的管理下完成。复杂及小儿眼肿瘤手术需实施全身麻醉。恶性脉络膜黑色素瘤在全麻下进行手术,估计手术出血多,必要时行控制性降压。术中严格制动,维持血流动力学稳定确保手术顺利完成。

五、眼科手术的并发症

（一）眼科手术的并发症

1.出血

多发生于既往有血管疾病的患者。预防出血的措施包括:高血压患者术前应经过内科的正规治疗并将血压控制在理想状态;需行局部神经阻滞的患者,应尽量选择球周神经阻滞;对需行球后神经阻滞的患者,应在穿刺后手指压迫眼球一段时间;术中避免患者眼球的活动。

2.眼球穿孔

多见于高度近视、既往有视网膜粘连或眼眶狭窄凹陷的患者。

3.视神经损伤

多是由于视网膜中央动脉阻塞引起,IOP升高压迫视网膜,是造成视网膜中央动脉阻塞的常见原因。早期发现和及时治疗是关键,包括静脉给予乙酰唑胺、呋塞米、甘露醇、激素类药物或经视神经外科减压等。

4.麻醉过程中的眼损伤

主要表现为术后眼痛。暴露在外的角膜特别容易磨损。可采用涂抹眼膏,麻醉中用胶带闭合眼碱,麻醉苏醒期不让患者揉眼等措施以减少角膜磨损。急性青光眼可能由于散瞳药物的使用造成。当患者俯卧,外在压力作用于眼球时易引起缺血性眼损伤。手术及麻醉过程中使用合适的头圈以避免外来压力对眼球的压迫。眼科手术过程中患者意外的活动多由于咳嗽或对气管导管的反应所引起,易造成眼的损伤。

（二）非眼科手术的眼部并发症

围术期视力丧失是一种罕见的、潜在性的和灾难性的并发症。

1.肾移植后眼部并发症

主要与年龄、引起肾衰竭的原发病、体内毒性物质的长期累积及激素和免疫抑制剂的长期应用有关。血液透析可造成自发性脉络膜上腔出血造成眼压的急性升高,由于慢性肾衰竭患者需长期血液透析,一旦存在浅前房和房角窄等解剖特点,每次透析后均可能出现眼压升高。肾移植后患者可发生开角型青光眼。

2.俯卧位的眼部并发症

脊柱手术和颅后窝患者因手术需要常被安置于俯卧位,因摆放不当或忽视对患者眼部的保护,术后常引起眼部并发症。应正确放置头架,并注意术中体位,用海绵垫条保护,避免压迫眼球和摩擦误伤眼部。危险因素可能与作用于眼球直接压力,导致眼内压的升高,超过了视网膜的灌注压有关。另外,高血压、糖尿病、神经外科手术时间、麻醉药品的肌肉松弛作用等均可能导致脊柱外科手术患者术后出现眼部并发症甚至失明。

3.鼻窦内镜手术眼部并发症

发生率为 5.7%～6.5%,其中大部分为眼部并发症,包括纸样板损伤、内直肌损伤、鼻泪管损伤、眼眶血肿、视力丧失等。错误辨认解剖结构或术中出血较多,术野不清楚,操作时带有一定盲目性,容易导致并发症的发生。在内镜蝶窦手术时发生的视神经损伤,往往导致严重的后果;眼部并发症多为手术过程中的误伤所致,但有部分眼部并发症的发生,如中央眼动脉痉挛,可能与局部麻醉用药有关。局部麻醉用药不当造成眼部并发症的可能原因是:

(1)在局部麻醉剂中加入过量的血管收缩剂,有可能造成眼部血管的痉挛。

(2)局部麻醉剂中加入的血管收缩剂不足引起术中出血过多、视野不清导致手术误伤。

(3)局部麻醉效果欠佳时,患者常因疼痛不能良好配合手术而造成误伤。

因此,选择合适的麻醉方法对于眼部并发症的预防具有重要意义。

4.麻醉手术后失明

(1)暂时性失明:氯胺酮引起的暂时性失明虽较少见,且不留后遗症,但仍会给患者带来一些不良影响,有关其具体机制,目前尚无定论。有人认为与丘脑特异投射系统受抑制有关,氯胺酮选择性的直接作用于外侧膝状体,视辐射和皮质视觉区,而产生所谓的皮质盲。也有人认为应从微循环的角度来解释,可能与氯胺酮所致视网膜微动脉收缩,血细胞聚集,血液淤滞有关。这种情况可随着氯胺酮代谢排出,低血容量纠正或趋于正常后消失,患者视力亦随之恢复。因此,对于明确的青光眼或其他眼病史患者,应尽可能地选择其他的麻醉药和麻醉方法。

(2)缺血性失明:文献报通,麻醉手术后可并发缺血性失明,主要原因为较长时间失血性低血压休克,使眼动脉血流灌注不足。另外也可由于体位使眼部受压,中心静脉压过高以及体外循环后,眼中央静脉栓塞致失明。术后缺血性失明的预后较差,如缺血性视神经病变是脊柱手术后视力丧失的最常见原因,大部分患者是相对健康的。96%的病例失血量在 1000mL 以上、麻醉持续时间超过 6 小时。对接受长时间俯卧位脊柱手术以及心脏手术的患者,应在术前告知其视力丧失的风险。应提高警惕,加强防护。

第二节　耳鼻喉科手术麻醉

一、耳鼻喉科手术和麻醉的特点

(一)解剖特点

1.咽喉部是吸入空气与摄入食物的共同通道,会厌到声带的感觉神经来自迷走神经的分支喉上神经,声带以下的感觉神经来自喉返神经。

2.由于耳鼻喉疾病本身及手术操作常可影响气道通畅,如血、分泌物、切除的组织碎片和咽喉部手术本身都可影响气道通畅。

3.耳鼻喉科手术时术者和麻醉医生经常要共享同一气道,且麻醉医生常距患者的头部较远,因此在未能控制气道之前,严禁贸然使用肌松剂,在病理情况未明确之前,不应做清醒盲探插管。

4.耳鼻喉手术时要仔细观察患者的血压、脉搏和呼吸等生命体征,同时进行血气分析、呼气末 CO_2、脉搏血氧饱和度和心电图的监测,使患者的安全更有保障。

(二)困难气道

病变累及气道时,影响气道通畅,增加气管插管的困难。

1.已有气道梗阻的患者,如喉癌、会厌癌,患者在麻醉前即有明显呼吸困难时,不应给抑制呼吸的麻醉前用药,应在局麻下气管造口插管后再行全身麻醉。

2.气管内插管虽能防止误吸,但是应注意手术操作时头颈位置变化(如垂头位或抬头位)容易使气管导管折曲、阻塞、脱出声门或插入过深。因此,对气管导管要妥善固定。

3.如用无套囊导管时,需用纱条填塞导管周围防漏,有时血液及分泌物仍可能沿导管流入气管,在术中经胸部听诊监测或从螺纹管听取痰鸣声响,随时吸除血液及分泌物,手术结束时更应充分吸引,去除填塞纱条时要清点纱条数目,万一遗漏,拔管后可引起窒息。

4.鼻咽部纤维血管瘤有时呈分叶状,可有部分瘤组织脱落至咽喉部,应在拔管前用喉镜明视下检查咽喉部,清除异物确保气道通畅。

(三)术中出血的处理

1.头颈部血运极其丰富,耳内及鼻咽部术野小,显露困难,操作深,不便止血,因此出血量较多。为减少出血可局部用肾上腺素,但在并用氟烷麻醉时,容易出现严重心律失常。

2.表面麻醉加肾上腺素引起心动过速时,可静脉注射普萘洛尔 0.008mg/kg,局部改用苯福林。另外,为减少手术出血可采取颈外动脉结扎或控制性低血压等方法。

3.如鼻咽纤维血管瘤手术时出血很多且急,控制性低血压可收到良好效果。中耳手术视野极小,特别是耳硬化症镫骨手术或手术切除镫骨换用修补物等。术野内极小量的出血也会影响手术操作。抬高头部可增加静脉回流,减少出血。现认为更满意的方法是行控制性降压。健康的年轻人的平均动脉压降到 8~10kPa,老年人降到 10~12kPa 即可。

(四)颈动脉窦反射的预防

在耳鼻喉科领域,进行颈外动脉结扎术、因恶性肿瘤施行颈廓清术、颈部淋巴结转移瘤摘除术以及喉癌等手术,常因刺激颈动脉窦而引起颈动脉窦反射,出现血压急剧下降和心动过缓。该反射个体差异较大,老年人、动脉硬化的患者容易发生。甚至因结扎颈外动脉引起此反射,导致术后意识未恢复而死亡,应引起严密注意。一旦发生颈动脉窦反射可暂停手术,静脉注射阿托品或以局麻药阻滞颈动脉分叉部等处理。

二、麻醉要求、术前准备和麻醉选择

(一)麻醉要求

根据上述手术特点对麻醉有以下要求:①麻醉前准确估计病情,尤其是呼吸道管理;②局部麻醉力求阻滞完善,消除患者疼痛、不适;③全身麻醉要求深度恰当,气道管理良好。

(二)术前准备

1.病情估计

老年患者常并存呼吸、循环及内分泌系统病变,应了解病变的进展情况,尽量改善全身情况。鼾症、肿瘤、再次手术者、发育畸形者等应进行气道困难程度评估,做好技术和设备上的准备。拟经鼻气管插管者行术前鼻道检查,拟行气管异物取出术者明确气管异物的性质,有无肺不张、气胸。扁桃体手术后出血再次手术的患者需评估出血量及有无凝血功能障碍等。

2.术前用药

常选抗胆碱类药以抑制腺体分泌,保持呼吸道干燥。对于情绪紧张的患者给予咪达唑仑肌内注射,有抗焦虑和顺行性遗忘作用。严重气道梗阻或扁桃体出血再次手术者暂不给术前药,送至手术室后视病情给药。

(三)麻醉方法

1.局部麻醉

乳突根治术,成年人扁桃体摘除术,范围较局限、表浅的鼻内手术及咽喉部手术,气管造口及上颌窦手术等,可采用局部麻醉。常用的局部麻醉为表面麻醉、局部浸润麻醉和神经阻滞麻醉。力求阻滞完善,消除患者疼痛等不适。耳郭和外耳道手术可用1%利多卡因局部浸润。耳道和中耳手术如乳突根治术、鼓室成形术等需阻滞三叉神经的耳颞神经、耳大神经及迷走神经耳支。耳颞神经鼓室支的阻滞可在外耳道前壁用1%利多卡因2mL浸润。耳大神经阻滞可在耳后的乳突区用1%利多卡因作数点浸润;耳颞神经耳支阻滞一般在外耳道外上方的耳轮,即耳的最高附着点穿刺深达骨膜,注入1%利多卡因1mL;迷走神经耳支阻滞在耳道上三角区棘、乳突前缘,浸润深达骨膜。鼻腔内手术可用1%丁卡因和1:10万肾上腺素棉片,分别置入中鼻甲后1/3与鼻中隔之间以阻滞蝶腭神经节,中鼻甲前端与鼻中隔之间以阻滞鼻睫神经以及下鼻甲以阻滞鼻腭神经。外鼻手术需阻滞鼻外神经、滑车神经和眶下神经。上颌窦手术需表面麻醉及蝶腭神经节阻滞。咽喉部手术可用2%~4%利多卡因表面麻醉,在舌骨大角与甲状软骨上角之间阻滞喉上神经。要严格控制局麻药剂量,防止逾量中毒。

2.全身麻醉

手术范围较广或手术在呼吸道操作,有误吸危险;需行气道隔离或必须充分抑制咽喉部反射,使声带保持静止的气管内手术和喉显微手术;对于不能合作的儿童必须全身麻醉,并维持一定的麻醉深度,有良好的肌松。根据病情和手术时间选用米库氯铵、维库溴铵、罗库溴铵或顺阿曲库铵等。术前查体除全身一般情况外,应对气管插管的困难程度和原因做出评估。声门暴露困难包括:舌体大、颈短、颈部活动受限、张口受限、小下颌、下颌间距小等解剖异常,会厌或气道内肿物外突遮挡声门致插管困难,喉乳头状瘤等脆性肿物占据或遮挡声门、喉头狭窄、声门下狭窄、颌下蜂窝织炎致喉头水肿等。经鼻插管困难者如鼻甲肥厚、后鼻腔闭锁、极度肥胖等。

对预测气管插管困难者,可在镇静表面麻醉状态下直接用喉镜轻柔、快速观察喉部,对于易窥视到会厌者可用快速诱导插管。经窥视不易显露会厌者可用慢诱导或清醒镇静下完成插管。少数困难插管需借助喉罩、纤维喉镜或纤维气管镜引导。声门或声门下阻塞者不宜快诱导。表面麻醉下准备中空管芯引导插管进入气管内,备好金属气管镜和喷射呼吸机,应急处理气道梗阻。呼吸道外伤、声门部巨大肿物,经口、鼻插管可能造成严重损伤或插管失败者应行气管造口。为减少局部出血,术中应用肾上腺素可致心律失常,应注意监测。颈动脉窦反射可致血压下降和心动过缓。气管镜检查和气管异物取出术,较常见的并发症也是心律失常,以窦性心动过速常见,因此麻醉不宜过浅。

3.控制性降压

头面部血运丰富,上颌窦恶性肿瘤行上颌骨切除术出血量大。鼻腔内镜手术视野小,术野不清,止血困难,影响手术进行。中耳及内耳手术野内极少量出血也会影响手术操作。这类手术常需控制性降压,可明显减少出血,使术野清晰,缩短手术时间,减少手术并发症。全麻药丙泊酚和瑞芬太尼也可复合吸入七氟烷,配合常用降压药尼卡地平、乌拉地尔等,较易调控血压在 90mmHg 使用左右,选择控制性降压应注意其禁忌证。

(四)气道管理

1.保护气道

确保气道通畅,减少分泌和减轻反射,提供良好操作条件,快速苏醒及保护性反射恢复。耳鼻喉科手术患者,由于病变部位的影响,麻醉诱导后易发生气道梗阻。无插管把握时需保留患者的自主呼吸,忌用肌肉松弛药,在浅麻醉甚至清醒状态下施行气管插管,保留呼吸并呼之能应。咪达唑仑具有药效强、半衰期短的特点,插管操作前适量应用,可获得良好的镇静和顺行性遗忘作用。无论采用浅麻醉还是清醒插管,完善表面麻醉都是插管取得成功的关键。

2.保证良好通气和氧合

完成插管后,可采用机械通气。长时间、重大手术者还应定时作血气分析,以避免缺氧、二氧化碳潴留和酸碱平衡失调。手术时,患者头部周围被术者占据,头位常因手术操作而变动,麻醉医师应密切注意气道压的变化,及时发现导管的扭曲、折叠、滑脱及接口脱落等异常情况。由于手术操作邻近气道,术后常会使其气道解剖结构发生改变,残留的血液、分泌物也易堵塞气道,且患者头面部被多层敷料包扎固定,若拔管后发生气道梗阻,处理十分棘手。应掌握好拔管指征,密切注意拔管后有无呼吸道梗阻、呕吐误吸、通气不足等情况,及时处理。评估难以维持气道通畅者,则需预先作气管造口术。

3.高频喷射通气

支气管镜检查和异物取出术、喉显微手术包括声带和喉室肿物、息肉、囊肿的切除或激光切除术等,要求麻醉保持呼吸道通畅又不妨碍操作,术野清晰,声带完全静止不动。这些手术可用喷射通气保证有效通气。喷射通气只占很小的气道空间,气道可以完全开放,不影响内镜操作,能充分供氧和有效通气,且气压伤和气胸发生率低。

高频喷射通气常用频率为 $60\sim120$ 次/分,驱动压于控制呼吸时成年人 $0.8\sim1.2kg/cm^2$,辅助呼吸时 $0.5\sim0.6kg/cm^2$;儿童控制呼吸时 $0.6\sim1.0kg/cm^2$,辅助呼吸 $0.3\sim0.5kg/cm^2$。喷射通气的途径有两种,即直接通过支气管镜或经镜外气管内置吹氧管进行,后者成人用内径为 $2\sim3mm$,小儿用内径为 $1.5\sim2.0mm$,喷射管硬度适中。经气管镜外法的优点是通气不依赖气管镜而独立进行,灵活性大,其缺点则是占据气道内一定空间以及管理不易,易于滑脱。手动喷射通气装置使用较为方便,尤其适用于时间较短的手术如小儿气管异物取出术。

三、耳鼻喉科常见手术的麻醉

（一）扁桃体及腺样体刮除术

1.扁桃体增殖腺切除术麻醉的特点

（1）手术小而麻醉深：手术操作的解剖位置是呼吸道的关口，迷走神经丰富，手术刺激及血性分泌物均能刺激迷走神经兴奋易致喉痉挛。因而手术时间短、手术小，但需要深麻醉。

（2）必须保持呼吸道通畅，保证口腔内干净。

（3）麻醉科医师与手术医师互相配合，增加麻醉的安全性。保证气道通畅也主要靠术者。

2.气管内插管全麻

可以保持平稳的深麻醉，保持呼吸道通畅，使进入气管内的分泌物减少，还可从气管导管反复吸引分泌物，故易保持呼吸道通畅。经鼻腔插管时，无口腔插管的缺点，但小儿的鼻腔小，导管较细。呼吸道阻力增大，又对鼻腔黏膜有不同程度的损伤，刮除腺样体不便，摘除扁桃体手术便于进行。可采用静吸复合麻醉。

3.丙泊酚、芬太尼全静脉麻醉

诱导用丙泊酚 $2.5\sim3.0mg/kg$，芬太尼 $2\sim3\mu g/(kg \cdot h)$；维持用丙泊酚 $10\sim15mg/(kg \cdot h)$，注射丙泊酚之前，先注入利多卡因 $1.0\sim1.5mg/kg$，维库溴氨$0.1mg/kg$。气管插管，控制呼吸，很适用此类手术。

4.丙泊酚、氧化亚氮复合麻醉

芬太尼 $1.0\sim2\mu g/kg$，利多卡因 $1\sim1.5mg/kg$，丙泊酚 $3mg/kg$，琥珀胆碱 $1\sim2mg/kg$ 或丙泊酚 $4mg/kg$，依次静脉注射；加压给氧，气管内插管，控制呼吸。手术开始，吸入 $66\%\sim70\%$ N_2O 加氧维持麻醉。

5.氯胺酮

用 $1.0\sim2.0mg/kg$ 的氯胺酮静脉注射，作为小儿扁桃体摘除术的麻醉方法。临床发现 10% 的小儿出现轻度发绀，$1/3$ 的病儿出现不同程度的喘鸣，偶尔出现吞咽动作，也妨碍手术操作，失血量也较其他方法多为其缺点。

6.全麻摘除扁桃体注意事项

（1）麻醉前用药：曾患心肌炎或心率快者，麻醉前用药宜给东莨菪碱，而不用阿托品。

（2）收缩鼻黏膜血管：双侧鼻孔应滴入 3% 麻黄碱溶液数滴，以收缩鼻黏膜血管，使鼻腔空隙变大，减少损伤出血并利于鼻腔插管。

（3）评估后鼻孔受阻程度：如病儿扁桃体大，诱导后最好放一口咽通气管，以保持呼吸道通畅。

（4）预防颈动脉窦反射：扁桃体窝部分，接近颈动脉窦、迷走神经等重要反射区，手术压迫不宜过重，在此区操作时，要特别观察呼吸、脉搏和血压的变化。

7.二次手术止血麻醉

扁桃体摘除术后出血者，需再次急症手术止血。对此类患者的麻醉甚为棘手。较小病儿不可能取得合作，需在全麻下进行止血。在小量芬太尼、氟哌利多或丙泊酚静脉注射下，局部表麻，做半清醒插管，比较安全。注意诱导时有大量胃内陈血反流，阻塞呼吸道，甚至误吸。诱导时要备好气管造口器械和吸引器。若有呕吐致误吸严重，发生窒息或呼吸道梗阻、发绀时，应迅速做气管切开术。从气管切开口置入导管，以便吸出血液和分泌物，保持呼吸道通畅，通过气管造瘘导管接麻醉机，维持麻醉。

（二）气管异物取除术

1.麻醉前评估

大部分成人及婴儿的气管异物，均能在表麻下完成。但小儿多次取异物操作，且已有并发症者，则需在全麻状态下完成。因异物阻塞气道，急性呼吸困难或部分阻塞引起呼吸道炎症、肺不张或在局麻下取异物已损伤气管，有皮下气肿、气胸等。对麻醉有较高的要求，必须有较深的麻醉。否则会引起迷走神经反射，呛咳，支气管痉挛等。有的气管异物（如钉鞋钉等）需在X线下暗室操作，对于观察征象及麻醉管理造成一定困难。气管异物取出术的麻醉，绝不是小麻醉。时刻要警惕缺氧及各种不良反射的发生，并针对原因及时处理。术中不断补充药量，以维持深麻醉。

2.全麻方法最常用的是静脉麻醉

（1）术前0.5小时肌内注射阿托品0.02mg/kg，加地西泮（>2岁）0.2～0.4mg/kg；面罩给氧去氮，改善缺氧。

（2）镇静、镇痛麻醉：5%葡萄糖溶液150mL加Innovar 20mL（含氟哌利多2.5mg/mL，芬太尼0.05mg/mL）输注。开始60～120滴/分，大约10分钟入睡，40～60滴/分维持。然后行气管镜检查，气管镜侧孔接氧管持续给氧。

（3）氯胺酮复合静脉麻醉：氯胺酮4～8mg/kg肌内注射，入睡后开放静脉，面罩给氧，静脉注射γ-OH 50～80mg/kg加地塞米松2～5mg，0.5%～1%丁卡因0.1～0.5mL咽喉喷雾表麻，10分钟后静脉注射氯胺酮1～2mg/kg，开始置入气管镜，高频喷射通气，频率60～80次/分，驱动压0.5～0.8kg/cm²或支气管镜取异物时仍从侧孔吸入氧，麻醉深度不够，可辅助少量哌替啶和异丙嗪。此法优点是对呼吸道无刺激。

（4）丙泊酚静脉麻醉：术前30分钟肌内注射地西泮0.2～0.4mg/kg，阿托品0.02mg/kg。入室监测ECG、心率、血压和SpO₂，面罩给氧，开放静脉。静脉注射1%利多卡因1mg/kg、丙泊酚3mg/kg。用直达喉镜暴露喉头声门，用1%利多卡因表麻，静脉注射丙泊酚1.5mg/kg。可行气管镜取异物，仍要注意呼吸抑制，气管镜侧孔接入氧。为维持一定麻醉深度、根据应激反应，间断静脉注射丙泊酚1.5mg/kg，术毕给地塞米松2～5mg。

（5）特制气管镜：如有特制的气管镜，其窥视装置装有呼吸活瓣，当气管镜置入后，患者呼吸道即成一密闭系统，可连接麻醉机，便于呼吸管理，利于气管镜操作及避免不良反应，则更为安全。

（三）鼻咽部肿瘤切除术

鼻咽部肿瘤是出血多、创面大、易于引起失血性休克的手术。常见者为鼻咽部血管纤维瘤。

1.麻醉前用药

术前30分钟肌内注射阿托品0.5mg，哌替啶50mg，异丙嗪25mg或地西泮10mg。术前晚口服地西泮 5.0～7.5mg,以保证有好的睡眠。

2.麻醉特点及要求

(1)麻醉够深:手术操作直接在咽喉部,刺激大,创面大,麻醉要完善,要足够。不宜采用部位阻滞麻醉。

(2)气道通畅:全麻用气管内插管,预防分离肿瘤时血性分泌物误入气管内阻塞气道。

(3)控制降压:由于出血多,止血又困难。常配合控制性低血压减少创面出血,为手术创造良好条件。避免出血性休克发生。

(4)补充失血:有较多出血时,应及时输血,补充血容量。

(5)麻醉便于手术操作:如需术后行气管造口时,宜于麻醉前先行气管切开,经气管切开插管麻醉,管理呼吸,便于手术操作。

3.麻醉方法

(1)诱导:静脉注射 2.5%硫喷妥钠 10～15mL 或丙泊酚 15～20mL 加琥珀胆碱 2mg/kg,气管内插管,导管套囊充气,防止血液和分泌物流入气管内。

(2)维持:输注丙泊酚,开始 6～8mg/(kg·h),3 分钟后改为 4～6mg/(kg·h),或以芬太尼 2μg/kg 静脉注射加深麻醉。

(3)控制性降压:硝普钠降压效速。50mg 溶于 5%葡萄糖 500mL 静脉注射,开始 1μg/(kg·min),维持 SP 在 10.64kPa(80mmHg),减低滴数,血压控制得当。对术中失血要注意补充,不要使血压降得过低。降压期间应保持呼吸道通畅,充分给氧,避免缺氧和二氧化碳蓄积。降压时头高 15°～30°。降压时间尽量缩短,主要手术步骤完成后,即停止滴入。降压完毕要注意止血彻底。

(四)鼻窦恶性肿瘤根治术

1.麻醉前准备

多为老年患者,麻醉前充分准备。

(1)术前评估:充分了解心肺肝肾功能,准确地判断患者全身情况及麻醉和手术的耐受能力。

(2)控制性降压:手术创面大,失血多,为减少术中出血量,使用控制性降压或做同侧颈动脉结扎术。麻醉前了解有无动脉硬化、冠心病和潜在的肾功能不全等降压麻醉禁忌证。若瘤体不大时,可不用控制性降压。

(3)输血准备:降压时间不宜过长,降压幅度不宜过大,对术中失血应等量补充。

2.全麻方法

(1)诱导:2.5%硫喷妥钠 5～15mL 或力月西 10mg 或丙泊酚 15～20mL,琥珀胆碱 50～100mg 静脉注射后,快速诱导气管内插管。

(2)维持:以芬太尼、丙泊酚加深麻醉。

(3)降压方法:硝普钠 50mg 溶于 5%葡萄糖 500mL 中静脉输注。

3.术毕拔管

务必将气管及口腔分泌物吸净,患者清醒后拔管,否则极易引起喉痉挛。一旦发生喉痉挛,立即静脉注射氯琥珀胆碱(司可林)再次气管内插管给氧,行人工呼吸,患者情况会立即好转。继续观察,当患者情况完全好转后拔管。必须重视此类患者拔管,如肿瘤已侵犯硬脑膜,手术操作的强烈刺激可引起循环、呼吸紊乱,应注意观察脉搏、呼吸、血压等。

(五)全喉切除术

1.麻醉前准备

全喉切除术是对声带及其邻近组织的恶性肿瘤的手术治疗方法,是耳鼻喉科最大的手术之一。

(1)麻醉前评估:患者年龄较大,多在40岁以上,常合并心肺疾病等,麻醉前必须充分评估患者体质状况、病变部位、范围及手术时间的长短等。因手术后患者失去说话能力,往往顾虑重重,麻醉前应做好思想工作和心理治疗。

(2)经气管造口:喉头已有的新生物,使呼吸道有梗阻的危险,由于全麻气管内插管易致出血或脱落,造成更严重的呼吸困难,宜先用局麻行气管切开术,置入带套囊的气管切开导管,充气套囊,防止血液从手术切口流入气管而误吸。导管接麻醉机,再给予全麻。

(3)麻醉前用药。术前30分钟肌内注射阿托品0.01mg/kg或东莨菪碱0.004～0.008mg/kg。

2.麻醉方法

全麻诱导后采取静脉复合全麻。

丙泊酚2.5mg/kg、芬太尼2.5μg/kg,琥珀胆碱1.2～2.0mg/kg静脉注射做全麻诱导,丙泊酚、瑞芬太尼静脉输注维持,作用迅速、平稳、心血管应激反应轻、苏醒快,较理想。静吸复合全麻,使麻醉深度更易调节,停止吸入后9～17分钟清醒。控制性低血压麻醉,应严格掌握适应证。

(六)乳突手术麻醉

1.特点

乳突手术包括电子耳蜗植入术、乳突根治术、改良根治术和单纯凿开术等。手术特点如下:

(1)神经刺激大:由于手术靠近鼓膜附近,神经分布密集,对疼痛刺激甚为敏感。

(2)麻醉深度足够深:钻骨和凿骨时声音及振动较大,不少患者难以忍受。因而单独局麻效果较差,手术在中耳内操作。需配合使用强化或分离麻醉。

(3)麻醉要求较高,乳突手术为精细手术,要求手术刺激时患者不动,浅麻醉即能满足手术要求。

2.麻醉选择

成人可在局麻或全麻下施行,小儿宜在全麻下施行。

(1)局麻加强化麻醉:成人选用。方法:哌替啶50mg加异丙嗪25mg静脉注射或冬眠1号或冬眠4号1/2静脉注射,然后0.5%普鲁卡因局部浸润。手术时间长,可追加哌替啶25mg加异丙嗪12.5mg。一般手术均可完成。

(2)全麻:对精神紧张不易合作的成人和小儿宜采用吸入或静脉麻醉。因手术在头的一侧,呼吸道较易保持通畅,可不插管,置口咽通气管。凿骨时头部振动,气管插管易造成气管损伤。手术改变体位时,要特别注意呼吸道通畅。麻醉科医师离患者头部较远,且被消毒手术单覆盖,气管内插管后,对呼吸道的管理比较容易。一般行快速气管内插管,丙泊酚、芬太尼维持麻醉,以患者手术刺激时不动即可,术后早清醒拔管。

(七)悬雍垂腭咽成形术

阻塞性睡眠呼吸暂停综合征(OSAS)是指每小时睡眠呼吸暂停>5次,每次发作呼吸暂停>10秒,伴氧饱和度下降>4%或每晚睡眠7小时中呼吸暂停>30次。在全麻下施行悬雍垂腭咽成形术(UPPP),是近年来耳鼻喉科开展的效果满意的手术治疗方法。

1.麻醉前评估

潜在致死危险:有打鼾、逐年加重,夜间睡眠呼吸暂停憋醒等症状,常合并循环、呼吸、中枢神经系统功能改变。诱发高血压、肺动脉高压、心脏病(冠心病)、心律失常、糖尿病、肺心病和红细胞增多症等的患者;并发程度不等的脑血管疾病等均为潜在的致死危险。

2.麻醉前准备

(1)明确诊断:麻醉前要了解病史、症状,如用多导睡眠仪诊断是中度还是重度OSAS,有无并发症等。

(2)身体处于最佳状态:并发症得到合理的治疗,术前没有明显器质性病变及脏器功能损害,ECG及有关化验项目在正常范围内,使患者处于稳定期。

(3)尽快解决气道通气:若术前SpO_2<40%时,应术前行气管切开术,解除致命性窒息。

(4)麻醉前用药:阿托品0.5mg,术前30分钟肌内注射。

3.麻醉特点及麻醉选择

(1)麻醉特点

①有效通气:要求对阻塞性OSAS患者在不能发生无效通气,否则,数分钟即可导致缺氧性心搏骤停。麻醉要保证患者平稳渡过围术期。

②对麻药敏感:OSAS患者因对各种镇静药、麻醉性镇痛药及所有中枢性抑制药都很敏感,故麻醉中要少用或不用麻醉性镇静、镇痛药,术前也不用或慎重应用。如在病房使用,可能发生呼吸暂停等。

③手术时间短:由于手术时间短,麻醉要选用起效快、清醒快和可控性强的药物。

④麻醉技术要全面:麻醉科医师要富有经验;因为OSAS患者咽部组织增生,张力下降,气管插管困难,技术必须熟练;麻醉管理和麻醉前评估要清楚准确。

(2)麻醉诱导:麻醉诱导是关键,尽快建立通畅气道。麻醉前开始监测血压、ECG、SpO_2等。进手术室开放2条静脉通道。面罩下吸氧去氮。根据患者条件和术前评估插管难易情况,选择快速诱导或慢诱导。快速诱导:气道评估无困难者。静脉注射2.5%硫喷妥钠15~20mL或丙泊酚1.5~2.5mg/kg,芬太尼0.1~0.2mg,琥珀胆碱100mg或阿曲库铵0.4~0.6mg/kg,控制呼吸,气管内插管。预计插管困难者应选择清醒插管。

(3)麻醉维持:吸入1%~2%恩氟烷或七氟烷或采用丙泊酚复合静脉麻醉,用阿曲库铵或琥珀胆碱维持肌松。

(4)术毕处理:术毕沿切口缝线创面黏膜下注射地塞米松 10mg。常规应用新斯的明、阿托品拮抗残余肌松药作用。待患者完全清醒后持续抬头＞5 秒,最大呼气≥4.52kPa(34mmHg),呼吸道道畅,呼吸和循环稳定后拔除气管导管,送回病房。

4.麻醉处理

(1)麻醉前评估:麻醉前要充分评估气道通畅与插管难易情况。对预计插管困难或快速诱导插管遇到困难者,应选择清醒插管或使用纤维支气管镜或光杖,必要时采用逆行插管技术。

(2)咽喉部表麻:在诱导前,对咽喉部充分表麻,利于减轻插管不良反射,可减少手术时的全麻用药量,术后可减轻局部疼痛使患者相对平稳。

(3)使用短效易控药:选用芬太尼、氧化亚氮、阿曲库铵、异氟烷和七氟烷等短效可控药物,术毕清醒快,不致因呼吸道分泌物阻塞而发生问题。不用麻醉性镇静镇痛药物。

(4)术中严密观察:术中加强监测,密切注意气管导管情况,及时发现和处理气管受压,防止气管脱出。

(5)加强术后管理:OSAS 患者的主要危险是全麻拔管以后。要严格掌握拔管指征,拔管后加强监测,密切注意呼吸的变化,及时处理呼吸困难,常规准备气管切开包。有条件时,术后应送入 PACU 或 ICU。具体处理:凡清醒患者取坐位,减少上呼吸道阻塞。提高 SPO_2,尤适用于肥胖者。患者术后 1～5 天均有低氧血症,根据血气分析的 PaO_2、$PaCO_2$ 及临床表现,调整吸入氧气浓度(FiO_2)。用非甾体类消炎镇痛药,不主张用麻醉性镇痛药。术前异常肥胖、清醒后高碳酸血症、慢性肺疾病、肌营养不良等患者,术后不拔管,机械通气到病情稳定。必要时行气管切开术。

(八)内耳手术

内耳手术较大。如迷路造孔和鼓室成形术等,重要步骤须在手术显微镜或手术放大镜下进行,要求患者绝对不能躁动,手术野十分清晰,术野无血,处理迷路的手术也很精细等。

1.局麻加强化

局麻下切开,入迷路时,患者往往有恶心、呕吐反应,甚至眩晕。需辅助强化麻醉或氯胺酮或氟哌利多等。氟哌利多对恶心、呕吐反应的控制很有效。也可用 2% 利多卡因滴入钻孔内,行表面麻醉,以解除疼痛。药液宜加温,不致产生冷的刺激或给患者带来恶心、呕吐和晕眩等并发症。

2.全麻

气管内插管,用快速诱导或清醒插管。用神经安定麻醉或静吸(恩氟烷或异氟烷)复合等维持麻醉。深度不必过深,一般用浅麻醉即可。但必须平稳,要求患者不动。如头部有轻微移动,均对手术有很大的影响。禁用吸入氧化亚氮,因其可大量弥散入鼓室,使鼓室压力迅速升高,遇鼓咽管狭窄者压力可猛升至 51.2kPa(385mmHg),致使鼓膜破裂。

第三节 口腔、颌面外科手术麻醉

一、先天性唇、腭裂手术的麻醉

(一)麻醉前准备

做好口腔、鼻腔和全身检查,包括体重、营养状态、有无上呼吸道感染和先天性心脏病。应详细掌握血尿常规,电解质情况及胸部X线检查。

唇裂病儿体重>5kg,血红蛋白>100g/L,年龄>10周,白细胞计数<$10×10^9$/L,才是手术的最佳时机。腭裂手术多在2岁以后,上述各项检查在正常范围内才可实施。

(二)麻醉处理

1.唇裂修复术的麻醉

(1)需在全麻下进行,选择经口气管内插管全麻的方法比较安全可靠。因术中创面渗血、分泌物一旦阻塞通气道,就会导致病儿呼吸气流受阻,缺氧、喉痉挛,误吸窒息,甚至心搏骤停。

(2)唇裂修复术病儿体重常小于15kg,术前30分钟肌内注射阿托品0.01~0.03mg/kg,可由父母将患儿抱入手术室行吸入麻醉诱导,入睡后开放静脉,继续静脉给予诱导药物行气管插管。

(3)此法的优点:①诱导迅速,病儿可平稳进入睡眠的麻醉状态,镇痛效果好,心律、血压较稳定;②麻醉用药对呼吸道黏膜无刺激,无肺部并发症,安全性好;③年龄>2岁的病儿术中可持续泵入异丙酚和瑞芬太尼,术毕拔管后病儿清醒哭闹,各种反射均已恢复,是比较安全可靠的麻醉方法。但偶尔可见体质弱小,用药量偏大,术终尚有呼吸抑制及喉痉挛发生的病例,应予以注意。

2.腭裂修复术的麻醉

(1)小儿气管导管应选择U形导管,将导管固定在开口器的凹槽下防止导管外脱,以避免脱管窒息的意外发生。

(2)行咽后瓣成形手术操作时,如果麻醉深度不够,容易引起迷走神经反射。故麻醉深度应控制得当,即达到抑制咽喉反射力度。

(3)腭裂咽后瓣修复术出血较多,应重视输血补液问题。小儿血容量少,每公斤体重70~80mL。6个月婴儿失血50mL相当于成人失血400mL,因此准确判定失血量并予等量补充。输血补液速度以不超过每公斤体重每小时20mL为宜,严防肺水肿。体质好的病儿失血量不超过血容量的10%~15%,也可根据具体情况输乳酸林格液10mL/(kg·h)。

3.唇、腭裂修复术术中管理

术中监测心电图、血压、脉搏、体温和两肺呼吸音。还应采取预防喉水肿的措施,必要时静脉注射地塞米松0.2~0.4mg/kg。

腭裂术后拔管的注意事项：

（1）对腭裂同时合并有扁桃体Ⅱ度以上肿大，咽喉腔深而狭窄，瘦小体弱自控调节能力较差的病儿，应在气管导管拔出前先放置口咽通气管，用以支撑明显变小的咽喉腔通道通畅。

（2）维持腭裂患者术后的呼吸道通畅，要依靠口腔和鼻腔两个通道，切不可忽视任何一方。有时腭裂同时修复鼻畸形后用碘仿纱条包绕胶管以支撑鼻翼，固定支撑鼻翼的橡皮膏不应封闭鼻腔通气道。

（3）随着手术结束时间的临近，麻醉应逐渐减浅，以便确保患者迅速清醒拔管，缩短气管导管留置在气管内的时间。

二、颞下颌关节强直患者的麻醉

（一）麻醉前准备

1.颞下颌关节强直患者几乎全部需要清醒经鼻气管内插管或行气管造口插管，因此术前必须做好对患者细致的解释工作，取得患者的信任与合作，为清醒插管做准备。

2.对有仰卧位睡眠打鼾甚至憋醒的患者禁用吗啡等抑制呼吸的药物作为麻醉前用药。

3.选择气管导管内口径大，管壁薄的导管为宜。条件允许时可参考X线片气管口径，选适当口径弹性好的附金属螺旋丝的乳胶导管。

4.备好气管造口的器械，做好应急准备。

（二）麻醉处理

1.颞下颌关节强直患者需实施颞下颌关节成形术同时矫正小颌畸形。须在全麻后下颌松弛，无痛状态下才能顺利进行，因此多采取经鼻插管的气管内全身麻醉。

2.为保证安全应采用清醒插管，但对完全不能张口的患者表麻很难完善，加上患者紧张，肌肉松弛不佳，咽喉反射敏感，故患者异常痛苦。为此，最好选择浅全麻状态下，配合表面麻醉保留自主呼吸行气管内插管。

3.由于喉头位置高，下颌后缩畸形，插管时导管不易达到声门高度。因此，在导管接近声门附近时应根据呼吸气流声判断导管位置，调节头位及导管位置，以期接近声门口。如估计导管在声门左侧，可将头转向右侧，导管也往右侧旋转。若想抬高导管前端高度可使患者头极度后仰，导管前端可随之抬高，头低导管可往下后方调整。

4.如患者喉头过高，多次盲探插导管均入食管，可将导管留置在食管内，经另一侧鼻孔再插入更细的导管，沿留在食管导管的表面滑入声门，即所谓双管盲探气管内插管法。亦可采用纤维支气管镜气管内插管。一旦插管成功，麻醉可用全凭静脉复合麻醉维持。

5.颞下颌关节成形术虽然缓解了关节强直，但下颌后缩畸形不能立即解除，舌后坠仍可能发生，致使拔管意外。因此，拔管时应遵守几条原则：①麻醉必须完全清醒；②口腔及气管导管内分泌物必须彻底吸净，特别对口内有创口的患者；③拔管前静脉注射地塞米松；④拔管前备好口咽通气道；⑤必要时应备好气管造口设备，以防拔管后气道梗阻行紧急气管造口。

三、口腔颌面肿瘤的麻醉

对口腔颌面部恶性肿瘤患者,只要其全身情况许可,通常行根治手术。涉及颅前凹或颅中凹的手术即是颅颌面联合手术,兼有口腔颌面外科和神经外科之特点。

(一)一般准备

1.心理准备

实施肿瘤手术的患者,常会因大面积组织切除后头面部外观畸形而存在明显的心理障碍。对已接受多次手术治疗的患者而言,手术麻醉的痛苦体验与不良回忆会使其在再次手术时产生恐惧心理而不合作。有些患者对病情发展和健康状况过分关注而引起其焦虑、抑郁等情绪改变。对于诸多心理问题,麻醉医师应予以高度重视,术前应做好耐心细致的解释工作,与患者及家属建立良好的医患关系,尽可能地取得他们的配合。不良心理活动的抑制与阻断,无疑对配合清醒插管、维持生理状态稳定和减少术后并发症都有重要意义。

2.病史准备

口腔颌面患者,尤其肿瘤患者,年龄大、进食困难、肿瘤转移等致营养状况差。再加上多次的放疗或化疗,往往伴不同程度的低蛋白血症、水电解质紊乱,术前应加以纠正。适当补充白蛋白或给予输血治疗,积极改善患者营养状况,纠正贫血或血小板过低,使血细胞比容大于30%,血小板计数大于 $100×10^9/L$。合并凝血功能障碍还需给予凝血因子或血浆治疗。合并心肺等脏器疾病时应积极控制症状,改善功能并提高手术耐受力。

在术前访视时应了解患者的既往头颈手术史及放疗和化疗史,既往的治疗(手术、放疗、化疗)对围术期的麻醉管理有很大的影响,化疗药物可加强肿瘤细胞对放疗的反应性,但随着药物的积聚均有一定的毒副作用。常用的化疗药物如顺铂、氟尿嘧啶、氨甲蝶呤、卡铂、紫杉醇等,氨甲蝶呤、紫杉醇及多西他赛有骨髓抑制作用,可致血小板减少和中性粒细胞降低。紫杉醇和卡铂可降低一氧化碳的弥散率,而这种影响甚至会延续到化疗停止后 5 个月。氨甲蝶呤还可导致口腔溃疡、腹泻、低体重、电解质紊乱等问题。顺铂和多西他赛可致中枢神经毒性。有些化疗药物还影响心肌收缩,有致心律失常作用如蒽环类抗生素,有些易致心内膜纤维化如白消安,有些可导致 QT 间隙延长如多柔比星。当使用此类化疗药物时,必须全面评估心脏功能,术前积极改善心功能。麻醉医师只有了解化疗药物对患者心肺功能的影响,才能有的放矢地制定围术期麻醉方案。

除了评估化疗药物对各器官系统的影响,放射治疗的影响也不能小觑,局部放疗致局部组织纤维化,进而导致颌下间隙固定、下颌活动受限、颈椎僵硬,造成困难气道。放疗后的急性炎症反应如表皮炎、口腔黏膜炎等,在插管等操作后容易出现继发感染或出血。既往头颈部的手术改变了口咽腔的局部解剖可造成再次插管或气管切开困难。

(二)术前气道评估

口腔颌面部的肿瘤,影响到气道的完整性,同时由于病变及手术区域邻近或覆盖气道,所以困难气道的发生率很高。术前必须对气道做出正确的评估,对潜在的或明显的面罩通气困难或气管插管困难均需评估后记录在案。完整的评估包括病史、体格检查、实验室和影像学检查。

提示气道困难的病史资料包括声音的改变、吞咽困难、体位改变时呼吸困难、运动耐受下降、头颈部放疗史、头颈部手术史及咽腔和咽腔以下的肿瘤。病史中某些特殊的症状可提示肿块的位置,如患者主诉仰卧位时感觉呼吸困难而侧卧位或俯卧位时缓解,通常提示肿块位于咽、颈或纵隔的前部,此类患者麻醉诱导后仰卧位插管有可能导致严重的气道梗阻。有些患者术前有喘鸣音的,则需事先经纤维支气管镜对气道进行检查。有些患者术前有声音的变化,如患者的声音变得粗且刺耳常常提示肿块位于会厌部,而声音变得低沉常提示肿块位于声门上。问诊时必须注意声音改变持续的时间、可能的原因和体位的关系。还需引起重视的症状包括有无喘息、青紫、胸闷、夜间呼吸睡眠暂停等,这些对判断气道是否有梗阻及梗阻的程度有很大的帮助。放疗及既往的手术史对困难气道的评估也是非常重要的。放疗所造成的局部纤维化,下颌及颈部运动障碍,增加了插管的难度。既往颌面部的手术可因为局部解剖的改变而导致再次插管或气管切开困难。

预测气道困难的体检指标包括张口度和伸舌、甲颏间距、颈部屈伸度、Mallampati 评级等。正常的张口度大于 3cm,张口受限可导致咽喉镜的放置及暴露困难。张口受限有两种情况:一种是由于疼痛而拒绝张口,此种类型通常在全麻诱导后张口度可较前增大;另一种是由于肌群或颞下颌关节被肿瘤侵犯而不能张口,此种类型全麻诱导后张口度并不能增大,反而导致气道危象,术前必须有充分估计。成人中号咽喉镜镜片长度为 12.5cm,最厚处为 2.5cm,张口度必须在 2.5cm 以上才能暴露出声门。大号咽喉镜长度是 15cm,最厚处达 3cm。儿童咽喉镜长度是 10cm,最厚处是 2cm。了解这些数据有助于判断是否能放置咽喉镜并选择合适的工具来插管。此外有些肿块可通过口内或颌面的视诊直接观察到,如唇癌、硬腭的肿瘤、牙龈癌、舌腹肿瘤、头皮和面颈部的皮肤癌、颌面部的血管瘤等。而颈部的触诊可判断气管有无移位、环甲膜穿刺有无困难,这对于紧急气道的处理非常重要。

影像学可客观地评估气道,在 X 线投影测量图上,下颌骨舌骨间距过长、后鼻嵴至咽后壁距离过短的患者易发生插管困难。另外,颅面角和线(如前颅底长度,上、下颌骨与颅底的关系角,上下颌骨的关系角)的异常也会导致鼻咽腔、口咽腔气道容积的变化而造成插管困难。借助 CT 和 MRI 能了解肿瘤侵犯的范围以及是否有气道狭窄,由 CT 三维构象构筑的仿真内镜可以更直观模拟插管的径路,从而判断有无插管困难。

制定围术期气道管理的方案,必须先了解肿瘤的生长部位,不同部位的肿瘤对气道有不同的影响,不同的手术方案需要选择不同的插管径路。一般颅底、眼眶、鼻部、上颌骨、上颌窦手术宜经口插管,而下颌骨、腮腺区、口腔内手术宜经鼻插管。如果肿瘤生长正好在导管必经之路,则必须放弃经口或经鼻气管插管而改为气管造口。如考虑不周,强行置管,轻者将瘤体碰伤,重者可致大出血,如舌根会厌附近的肿瘤。麻醉医师应当与手术医师共同商讨这方面的问题,求得正确的解决方案。

各种口腔颌面常见肿瘤对气道的影响如下:

1.上唇部位肿瘤

生长在这个部位的实质性肿瘤,常见的有血管瘤或上唇癌肿。虽然并不影响张口度,但若瘤体过分向前突出时,咽喉镜操作过程中视线往往受阻,有时需将瘤体拉开才能暴露。若是血管瘤,因瘤体软,尚有一定的活动度;若是硬实质瘤,移动范围很小,事先要有估计。

2.颊部癌瘤

口腔颊部癌瘤较多见,占口腔癌的 20%～30%。因部位在口腔侧面,一般不至于妨碍气管导管的径路。发病早期可无张口限制,但如侵犯颊肌、咬肌,则逐渐出现张口受限,严重者甚至牙关紧闭,麻醉前应评估张口度。张口困难者选择清醒插管。

3.腮腺区肿瘤

腮腺区良性肿瘤不影响张口度。晚期腮腺恶性肿瘤,有广泛浸润及颊肌受累时,会造成张口受限,需加以重视。

4.上腭肿瘤

从解剖学上看,鼻道的底部即是上腭,其前部为硬腭,后部为软腭。如果是上腭骨良性肿瘤向鼻腔隆起,则鼻道受侵犯,经鼻插管径路受阻;如肿瘤生长在一侧,可选择另一侧鼻腔插管。上腭骨恶性肿瘤可破坏鼻腔底部骨质,导致一侧或双侧鼻腔径路狭窄甚至完全封闭,此时经鼻插管极易出血,不可勉强为之。另外手术中凿开上颌骨时,手术操作可误伤经鼻的气管导管。曾有将经鼻气管导管当场切断的案例,所以建议上腭肿瘤根治手术(上颌全切术)采用经口气管插管。软腭癌恶性程度较高,常累及翼腭凹,此类患者有张口受限的表现。而上腭前部之巨大肿瘤往往致面部变形,面罩通气困难。

5.舌根、咽壁肿瘤

视诊难以观察的口腔深部肿瘤侵犯范围。口底肿瘤常侵犯口底肌群,导致伸舌困难,咽喉镜暴露困难。咽壁的肿瘤极易造成气道梗阻。术前须与口腔外科医师认真商讨,以制定麻醉和气道管理方案。如肿瘤靠近会厌或声门,则气管导管会干扰手术进行,同时也会影响拔管后呼吸道的管理。遇此情况,需和手术医师商讨合理的解决方案,可术前气管切开以保障气道安全。

6.舌部肿瘤

舌的肿瘤特别是舌癌,在口腔肿瘤中最为常见,其发生率相当于口腔其他癌瘤之总和。舌部肿瘤向后可侵犯舌根、咽壁,用咽喉镜暴露时应小心,避免损伤。舌癌侵犯到咽腭弓时,患者会有张口困难。舌的巨大肿瘤有时可占据整个口腔,致气道梗阻。若是血管瘤或有溃疡面的肿瘤,摩擦后容易出血,使用面罩和咽喉镜时应加以警惕。

7.颌颈部肿瘤

颌颈部肿瘤,瘤体挤压可使声门、气管向对侧移位,咽喉镜暴露时应向肿瘤对侧探查声门,插管容易成功。颈部肿瘤可导致颈部活动受限,声门"抬高",咽喉镜暴露困难。肿瘤组织也可压迫上呼吸道,患者出现慢性缺氧、高碳酸血症的症状,此类患者即使仅给予小量麻醉性镇痛药亦可引起窒息。

8.牙龈肿瘤

牙龈癌多溃疡型,易溃破出血。上牙龈癌侵犯鼻腔,可影响经鼻插管。侵犯磨牙后区或侵犯肌腱和翼内肌时,可有张口受限。

9.肿瘤患者再次手术

尽可能选择与上次手术时同侧的鼻腔插管,这样可以避免许多新的麻烦。须注意手术瘢痕对张口度及头后仰的影响。如下颌骨手术后的患者,一侧下颌骨已部分切除,原来附着于此处的口底肌肉包括颏舌骨肌、下颌舌骨肌和颏舌肌已经失去固有依附点,左右两侧肌肉收缩不平衡,导致舌根移位,咽腔变窄,此时咽喉镜很难暴露声门。托下颌骨残端也难以将畸形完全纠正,给肌松药后可能会导致组织塌陷,进而窒息,建议这类患者选择清醒插管。双侧下颌骨全切术后的患者,口底暴露在外,也建议清醒插管。

(三)气管插管

1.插管路径

插管路径有包括:①经鼻气管插管;②经口气管内插管;③颏下气管内插管;④气管切开处插入气管导管。插管路径的选择主要由肿瘤所在部位和手术的方案决定。

最常用的是经鼻气管内插管,其优点是:①鼻插管固定较好,不会左右移动,便于术中管理;②鼻导管的耐受性较好,适合术后保留导管;③鼻导管紧贴咽腔后壁,对舌、颊、龈等部位的手术,干扰相对要小;④非创伤性,在进行鼻插管时,习惯选择肿瘤病灶对侧的鼻孔进行插管,插管前要了解操作侧鼻腔是否通畅。

2.鼻导管的选择

成人男性经鼻腔导管用 ID 7.0~7.5,女性用 ID 6.5~7.0。插管前评估鼻腔的通畅情况,并给予血管收缩剂如麻黄碱、润滑剂以及局嘛药等进行鼻腔气管插管前准备。对于插管侧鼻腔狭窄的患者或疑难气管插管患者可选用较细一号的导管,插管更易成功。

3.诱导和插管

在诱导前必须了解五个问题:①有没有必要气管插管?有些不影响气道的小手术是否可通过局部麻醉解决?有些肿瘤如咽侧壁、颈前区的巨大血管瘤等,易导致气道危象,即使手术短小也必须气管插管。②有无声门上通气困难?紧急情况下是否可通过面罩或喉罩通气?③是喉镜暴露困难还是气管插管困难?④患者是否有高反流风险?⑤患者的耐缺氧程度如何?对于声门上通气困难的患者建议保留自主呼吸,能合作的患者建议清醒状态下插管。对于高反流风险及耐缺氧差的患者,必须是有经验的麻醉医师来操作,选择熟悉的清醒插管方法以保障气道的安全。

疑有困难气道的患者,可根据 ASA 困难气道的指南选择是否需要诱导,是否需要保留自主呼吸。对于多数疑有困难气道且能合作的成年人,清醒插管是最常见的选择,可使用:①适量的镇静、镇痛;②完善的表面麻醉;③局部神经阻滞。在工具选择方面,纤维支气管镜是首选,可经鼻或经口操作,因能看到气道的部分结构,对患者的刺激又小,成功率较高。不足的地方是咽喉部有明显出血和分泌物时,视野不清,可致插管失败,操作者技术经验不足时也会影响其成功率。

4.术中气管导管的维护

在口腔颌面手术时,麻醉医师往往需要远距离操作,必须确保所有的接口均紧密连接,不至松动脱落。同时使用轻质的长螺纹管,避免牵拉气管导管。由于手术中会经常移动头部,气管导管必须加以固定以免导管在手术过程中滑出,固定的方法可选择缝线或贴膜固定,根据个人习惯而定。围术期的监测如呼末二氧化碳、压力-流量环、气道压力等可帮助判断导管是否过深或过浅、导管有无折叠、移位、套囊有无漏气等,严密的监测是安全的保障。

5.经鼻气管插管的并发症

(1)大量鼻出血:发生严重鼻腔出血时,处理原则首先保持气道通畅,其次才是止血。具体操作包括留置已插入鼻腔的导管,不要向外拔,并撑开套囊,能起到压迫出血点的作用。设法通过吸引清理口咽腔内的血液,同时行经口插管,完成插管后马上撑开套囊避免血液向下流入气道,待气道有安全保障后,再设法止血。

(2)导管进入咽后间隙:导管进入咽后间隙发生率约为1‰。咽后间隙位于咽后壁黏膜与椎前筋膜之间,上起颅底,下延至后纵隔,咽旁间隙左右各一,位置在咽上缩肌、翼内肌和腮腺之间,上起颅底,下至舌骨大角,是一个潜在的蜂窝组织间隙,两间隙之间只有较薄的结缔组织膜相隔,间隙与咽腔也只有一层黏膜相隔。这二间隙起点处相当于导管出后鼻孔附近。经鼻插管时,导管虽已插入较深,且能继续向下推进,但咽喉镜下未见导管,仔细观察可见咽后壁黏膜下层有隆起,拉动导管时,隔着黏膜可见到导管移动的"迹象",此种情况,通常需拔出导管,选对侧鼻腔重新插管。

(3)鼻甲切除:导管将部分鼻甲组织切削下来是极罕见的并发症。下鼻甲是最容易受损伤的,因为体积大,且紧靠导管。而中鼻甲由于其底部与颅底筛骨相连,损伤后可引起脑脊液渗漏。附近还有蝶腭动脉、鼻后动脉、前筛状动脉等,有大出血的可能。选择适当的导管、使用管芯、充分的鼻腔准备、避免粗暴的操作可减少此类并发症。

(4)鼻翼坏死:此类并发症较少见。可能与衔接的螺纹管过重,牵拉压迫该处鼻翼组织或导管放置固定不当以及长时间的手术等有一定关系。在手术过程中,转动头位时须确保螺纹管没有牵拉鼻翼、使用轻质螺纹管、并经常提醒手术医师注意鼻翼保护,有助于减少此类并发症。

(5)导管在咽腭部被切断:上颌根治手术时,切凿上颌骨时,粗暴的手术操作可将气管导管整个割破,在手术过程中给予严密的监测并关注手术步骤,应及时发现问题并加以处理。

(四)减少术中出血的措施

1.术前给予促凝药物

手术前肌内注射凝血药物,会增加血液的凝固性,减少手术渗血,特别对某些肝功能不正常的患者有效。手术前3天开始,每天肌内注射维生素 K_3 2次,每次4mL,有助于减少手术出血。

2.术中控制性降压

控制性降压可减少组织渗血并提供一个干燥的手术野,这对于某些精细的操作如血管吻合术是非常重要的,故目前在口腔颌面手术中运用非常普遍。而过度的降压会影响脑血管的自主调节,影响组织器官的灌注,故降压是有限度的,一般降压幅度不超过原有血压的1/4,时间也不宜过长,仅在肿瘤切除、截骨等重要操作时使用控制性降压。其次,控制性降压因人而异,对于有严重心、脑血管疾病的患者是不适宜的。再次,降压的前提是有充足的容量保障,通常的做法是在诱导后即利用血浆代用品如羟乙基淀粉、明胶等进行扩容,保证循环血量充足。

3.术中给予凝血药物

凝血酶的作用是促进纤维蛋白原转化为纤维蛋白,使用时使药物与创面广泛接触。当骨膜或骨松质、牙压槽骨板、黏膜等处有广泛渗血时,用凝血酶止血效果确切可靠。静脉注射用的凝血酶原复合物效果也很好,其他一些临床用药包括氨基醋酸和氨甲苯酸等。

4.颈外动脉结扎术

颈外动脉有8个分支,主要供应颌面部。左右颈外动脉吻合支丰富,所以结扎一侧颈外动脉后,减少出血的效果并不一定很理想。在特定手术中根据需要可结扎其分支,例如在上颌窦癌扩大根反应治术时,可结扎上颌动脉。

(五)颈淋巴清扫术的麻醉处理

颈部淋巴结清扫术是颌面恶性肿瘤手术的一部分,须切除一侧椎前筋膜浅面的所有组织包括颈内静脉。可分根治性、改良根治性、广泛及选择性颈淋巴清扫术。颈部分为颌下、颈前肩胛舌骨上及锁骨上等6个区域,根据肿瘤的位置和分类选择相应的区域进行清扫,范围可以是一个或多个淋巴分区。颈淋巴清扫通常和肿瘤切除术同期进行,需要气管内全身麻醉。手术处理颈内静脉下端时要求保持麻醉平稳,防止有呛咳和体动反应,以避免颈内静脉被撕破造成空气栓塞或手术误伤胸膜顶,致空气侵入纵隔,造成纵隔气胸。另外颈总动脉周围有压力感受器,颈部手术操作时不慎挤压颈动脉窦可引起迷走反射并造成血流动力学的波动,术中需给予严密监测。一旦出现心率变慢、血压降低,应立即提醒术者暂停操作或给予1%利多卡因局部封闭和对症处理。

双侧颈淋巴清扫术分为同期清扫与分期清扫两种。分期手术是切除一侧颈内静脉后,隔一段时间(1个月至数年),再切除另外一侧颈内静脉。而同期清扫由于两侧颈内静脉同时切除,头部静脉回流受阻,椎静脉侧支循环需要24~48小时才能建立。在此期间,患者的颅内压力会有暂时性升高,因此需采取包括降低颅内压在内的脑保护措施,术中低温并连续监测脑脊液压力是有效的方法。

颅内压与腰部蛛网膜下隙压力系处于同一封闭系统,因此测量腰部蛛网膜下隙的压力即可代表颅内压。在麻醉前先做腰3~4蛛网膜下隙穿刺留置导管,将之引出到测量管内,定下零点水平并记录基础值。在颅内静脉切除前,脑脊液压力还会有些变动,例如抬起患者头部,转动其头位,呛咳等,均可使压力液柱短暂但明显升高,有时可达40cmH$_2$O以上。手术者常在切断第二侧颈内静脉之前先暂时加以结扎以观察压力升高的幅度。脑脊液压力监测应当注意与患者的基础脑压相比较,如果测得的数值较基础值成倍升高,甚或高于咳嗽时短暂上升的数值,患者出现发绀、眼结膜水肿、眼球凸出等症状时应采取紧急措施。最有效的措施是立即引流出一定量的脑脊液,使压力迅速降低。少量多次引流比一次大量引流要安全。监测系统应在手术后带回病房并留置1~4天,直至患者的脑脊液压力完全稳定时拔除。术中快速静脉滴注甘露醇和地塞米松,充分给氧,颈椎尽量舒展,这些措施有利于椎静脉的回流,可帮助降低颅内压力。手术后给患者采取头高斜坡15°~30°的体位,也有利于颅内静脉回流。

(六)显微外科操作的麻醉处理

显微外科技术使肿瘤切除后的缺损得以一次修复,已在颅颌面肿瘤联合根治手术中广泛应用。

1.游离皮瓣移植手术的麻醉要点

(1)维持血流动力学稳定:较高心输出量能维持好的灌注压。通常不使用升压药,因为多数升压药会引起血管收缩,影响皮瓣供血。

(2)降低血液的黏滞度:通常稀释至血细胞比容在 30%～35%左右。

(3)合适的麻醉深度:良好镇痛和制动。

(4)液体的管理:适当补液,维持中心静脉压比基础高 $2cmH_2O$,维持充足的有效循环血量。尿量 $1～2mL/(kg·h)$,是微循环灌注满意的指标。

(5)避免低温和过度通气。

(6)注意移植皮瓣的保暖,但也要避免高压灌注的继发损害。

2.显微手术麻醉处理要点

(1)要绝对制动,防止麻醉变浅:在血管吻合这一精细操作中,强烈的手术刺激引起头部活动,干扰手术操作。

(2)术后也要保持患者绝对安静,保持合适的头位,防止患者因躁动而致血管蒂扭曲,皮瓣坏死。

(3)术后给予止吐药以防止剧烈呕吐污染创面。

(七)气管切开

气管切开的指征依据肿瘤的部位和气道的关系、手术的范围及患者的术前情况而定。

1.肿瘤阻挡气管插管径路

若肿瘤生长的部位正好在气管导管的必经之路,经鼻腔或口腔插管均无法绕开肿瘤,导致无法插管。这些患者必须术前气管切开进行麻醉。

2.呼吸功能不全

常为老年患者,如最大通气量占预计值 50%以下,又不能避免长时间大手术时,应考虑做气管切开以减少呼吸无效腔量,也有利于术后气道管理。

3.术后威胁气道通畅

颌面部肿瘤手术对气道的影响可分为四个部分:

(1)肿瘤的位置及切除的范围。肿瘤的位置越是接近下咽腔和气管,术后上呼吸道梗死的可能性越大。

(2)是否行颈淋巴清扫,根据肿瘤的淋巴转移的特点,对相应区域的淋巴和软组织进行清扫,清扫后可导致淋巴回流障碍,术后明显的肿胀,清扫的范围越大则肿胀越明显,对术后通气的影响也越大,双侧颈淋巴清扫可同时影响两侧的淋巴回流。

(3)是否涉及下颌骨的切除。当下颌骨部分或者全部切除时,舌骨就缺少悬吊,颏舌肌、颏舌骨肌、下颌舌骨肌、二腹肌等附着丧失,使舌体后移后坠,组织塌陷易导致上呼吸道梗阻。

(4)肿瘤切除后是否进行皮瓣的修复。小的缺损可以通过邻近瓣、胸锁乳突肌瓣等局部皮瓣加以修复,而大的缺损则需要游离皮瓣的修复,包括前臂皮瓣、股前外侧皮瓣、胸大肌皮瓣、腓骨肌皮瓣、背阔肌皮瓣等,一般来说,皮瓣越大越厚,堵塞上呼吸道的可能性也越大,同时皮瓣本身早期的肿胀和渗出也影响到气道的通畅。

根据这四个部分来总体评估若患者术后上呼吸道梗阻风险高,通常建议术后预防性气管切开。

四、口腔颌面外伤与急症手术患者的麻醉

(一)麻醉前准备

1.全面细致地了解病史和临床检查指标,特别是颌面部创面的范围及损伤程度。

2.了解患者有无危及生命的气道梗阻或潜在的危险,及时清除口腔、鼻腔内的积血、凝血块、骨折碎片及分泌物,将舌体牵拉于口腔之外。放置口咽或鼻咽通气管等,并应即刻建立通畅的气道。如上述处理气道梗阻仍不能缓解,可采用自制环甲膜喷射通气套管针做应急处理。

具体操作方法:先行环甲膜穿刺表麻,然后置入长 8cm 带硬质塑料的套管针,(可用 16 号静脉穿刺套管针改制弯成 135°,适宜总气管走行的弧度)穿刺成功后将其塑料外套管留置于总气管内 6cm 深度,退出针芯,接通(喷射)呼吸机供氧。喷射通气压力为 $1.25kg/cm^2$,常频通气后即可开始麻醉诱导。

3.对外伤时间较长的病例,应特别注意有无严重出血性休克或休克早期表现,包括口腔急症颌骨中枢血管的突发性大出血,急剧、呈喷射状,处理不及时患者很快进入休克状态,甚至发生大出血性心跳停止。因此尽早建立静脉输液通道补充血容量是抢救成功的关键一环。

4.注意患者有无合并颅脑、颈椎骨折或脱位、胸腹脏器损伤等,如果有明确诊断可同步处理。

5.了解患者进食与外伤的时间,创伤后胃内容排空时间显著延长,麻醉诱导插管时应采取相应措施,防止误吸发生。

(二)麻醉处理

1.对口内及颌面部软组织损伤范围小的,手术可在 1 小时之内完成,患者合作,呼吸道能保持通畅者,可在局麻下实施。

2.小儿及成人有严重的口腔颌面部创伤,即下列情况之一的均应采取气管内插管全麻方法:

(1)面部挫裂伤合并面神经,腮腺导管断裂;需行显微面神经吻合,腮腺导管吻合。

(2)面部挫裂伤合并上或下颌骨骨折,行骨折固定。

(3)口腔颌面损伤合并气管、食管或颈部大血管损伤,颅脑、脑腹脏器损伤。

(4)头皮及面部器官(耳鼻、口唇)撕脱伤需要行显微血管吻合回植手术者。

3.麻醉诱导和插管方法选择

(1)婴幼儿舌体肥大,口内组织损伤后由于出血、水肿使原来较小的口腔变得更小,而手术恰在口内操作,因此首选经鼻插管。

(2)婴幼儿气管细,气管导管过细会影响通气,婴幼儿鼻黏膜脆弱血管丰富容易造成鼻出血。因此对舌前 2/3、牙龈、硬腭损伤的病员可经口腔插管并固定于健侧口角部位。

(3)对腭垂、软腭口咽腔深部损伤需行经鼻插管或者口腔插管的患者。插管前用 2% 麻黄碱数滴分次点鼻,收缩鼻黏膜血管以扩大鼻腔通道空间,导管前端应涂滑润剂。

(4)只要管径粗细合适,操作动作轻柔,一般不会有鼻黏膜损伤及鼻出血现象。导管选择 F16~20 号,术中充分供氧,有条件监测血氧饱和度,防止通气不足。

4.4 岁以上患者无异常情况均可采取快速诱导,根据手术操作需要经口或经鼻腔明视插

管。估计术毕即刻拔管会发生上呼吸道梗阻窒息者应长时间留置导管,首选经鼻气管内插管。

5.下列情况应首选清醒插管较为安全:

(1)伤后已发生气道梗阻并有呼吸困难。

(2)颌骨颏孔部骨折常伴有严重错位,不仅造成张口困难,且有口底变窄,声门被后缩的舌根阻挡。

(3)上或下颌骨骨折致口内外相通,致使面罩加压给氧困难。下颌骨骨折连续性中断或有错位时,若经口置入喉镜,骨折断端有切断血管和损伤神经的危险性,应尽量采用盲探经鼻腔插管。

6.口腔颌面部外伤患者术毕清醒即可拔管。但估计拔管后可能发生急性气道梗阻,又不能强行托下颌骨时,应留置气管导管延迟拔出。

五、术后常见并发症及预防

(一)呼吸道梗阻

常见的术后呼吸道梗阻原因及预防如下:

1.出血、误吸、喉头水肿或术后解剖位置的改变。手术结束前应用激素预防水肿,术后密切观察,必要时重新气管插管。

2.口腔内出血,可以造成血液直接误吸入呼吸道或血块阻塞呼吸道。手术后应在没有明显渗血的情况下,吸尽口腔内的血液分泌物后再拔管。

3.Treacher-Collins 综合征或 Robin 畸形,行咽成形修复术后咽喉腔变窄明显,尤其是年龄小,体质差,适应能力低下的病儿,拔管前应常规放置口咽导管,吸出分泌物,直至咽反射强烈,耐受不住时再拔出。

4.对舌根及口底组织广泛切除或双侧颈淋巴结清扫患者,术后颈部包扎敷料较多,可在拔管前放置口咽导管协助通气。

5.口腔颌面部外伤,同时有上或下颌骨骨折,舌及口底,颊黏膜组织严重撕裂伤,出血、软组织水肿明显使口咽腔变窄,舌体不同程度失去了正常活动能力,应考虑留置导管延迟拔出。

上述手术术后防止气道阻塞的最有效、最安全的措施是预防性气管造口。但是为了颈部转移皮瓣的成活和免遭感染,临床常以延迟拔除气管内导管方法保证呼吸道通畅。待舌及口底黏膜组织水肿减轻,咽喉间隙增大,舌体在口内活动及外伸 1.0cm 以上,再在引导管协助下试行拔管。

(二)咽痛及咽喉部水肿

口腔、颌面及整形外科手术时间长,气管插管放置时间长,手术操作又在头部,头部位置不稳定,气管插管与气管黏膜总处于摩擦状态,咽喉部水肿和损伤明显,术后患者明显咽痛。因此,口腔、颌面部手术患者术中应常规应用激素,(氢化可的松 100mg 静滴或地塞米松 5～10mg 静脉注射),术后应尽早开始雾化吸入可预防术后咽喉部水肿。

第五章　胸外科手术麻醉

第一节　肺隔离技术

肺隔离技术在胸外科麻醉中具有里程碑的意义,该技术的出现使胸外科手术取得长足进步。

一、肺隔离的指征

肺隔离技术的应用范围广泛,从为胸内手术操作创造理想的手术野到严重肺内出血的急症抢救,都需要应用肺隔离技术。通常把肺隔离的应用指征笼统地分为相对指征与绝对指征。肺隔离的相对指征指为方便手术操作而采用肺隔离的情况,包括全肺切除、肺叶切除、肺楔形切除、支气管手术、食管手术等。肺隔离的绝对指征系需要保证通气,防止健肺感染等情况,包括湿肺、大咯血、支气管胸膜瘘、单侧支气管肺灌洗等。但这种分法并不理想,实际应用中很多相对指征会演变为绝对指征。如手术中意外发生导致必须使用肺隔离技术时相对指征就成为绝对指征。

最初应用肺隔离技术的主要目的是保护健肺,但目前肺隔离技术应用的主要目的在于方便手术操作,因此,不仅肺手术需要肺隔离,胸内其他器官的手术也需要肺隔离。

二、肺隔离的禁忌证

肺隔离并无绝对禁忌,但临床实践中有些情况不宜使用肺隔离技术。如存在主动脉瘤时插入双腔管可造成动脉瘤的直接压迫,前纵隔肿物存在时插入双腔管可造成肺动脉的压迫。理论上,插入双腔管时误吸的可能性增加,因此,饱胃患者应谨慎使用双腔插管。

三、肺隔离的方法

临床上使用的肺隔离方法很多,包括双腔管、支气管堵塞、Univent 管、单腔支气管插管等。各种技术有各自的优缺点,应根据患者病情与手术需要分别选用。

(一)双腔管

由于双腔管横截面呈卵圆形,不宜以直径反映其规格。目前以双腔管周长与相同周长单腔管的尺寸表示双腔管的规格。临床上女性身高 160cm 以下者选择 35F 双腔管,身高 160cm 以上者选择 37F 双腔管。男性身高 170cm 以下者选择 39F 双腔管,身高 170cm 以上者选择

41F 双腔管。除身高外，选择双腔管还应考虑患者体形。

双腔管的插管方法与气管内插管方法基本相同。检查套囊后先将导管充分润滑，喉镜暴露声门后支气管斜口向上插入声门，支气管套囊经过声门后左侧双腔管逆时针旋转 90°，右侧双腔管顺时针旋转 90°，推进导管至预计深度插管即初步成功。一般身高 170cm 的成人患者导管尖端距门齿 29cm，身高每增减 10cm 插管深度相应增减 1cm。聚氯乙烯导管与橡胶导管的设计不同，推进导管时不宜以遇到阻力为插管初步成功，聚氯乙烯导管推进中遇到阻力时可能造成肺叶、肺段支气管插管或支气管损伤。插管初步成功后应明确导管位置。

常用快速确定双腔管位置的方法包括听诊与支气管镜检查。听诊分三阶段进行。第一步确定气管导管的位置。即双肺通气时将主气管内套囊适当充气，听诊双肺均有呼吸音。若双肺呼吸音不一致，气道阻力大，表明双腔管插入过深，应后退 2~3cm。第二步确定支气管导管的位置。夹闭气管腔接口并使气管腔通大气，将支气管套囊充气，听诊确认单肺通气。开放气管腔接口行双肺通气，听诊双肺呼吸音清晰。第三步确定隔离效果。分别钳夹气管腔与支气管腔接口，听诊单肺呼吸音确定隔离效果。听诊法可快速诊断双腔管位置不良，但不能发现肺叶支气管堵塞的情况。支气管镜是确定双腔管位置最可靠的方法。患者体位改变后应重复上述步骤重新核对双腔管位置。

右侧双腔管插管易成功，左侧双腔管插管中易出现进入右支气管的情况。遇到这种情况后先将套囊放气，导管后退至距门齿 20cm 处，将患者头右转 90°同时将双腔管逆时针旋转 90° 再向下推进导管，导管易进入左侧支气管。左侧双腔管进入右侧支气管后的另一种处理方法是夹闭主气管通气，控制呼吸并后退导管，见到双侧胸廓起伏后将患者头向右侧旋转，导管同时逆时针旋转推进易使左侧双腔管进入左支气管。在上述方法不能奏效的情况下应使用支气管镜引导插管。

1.左侧双腔管

左侧双腔管常见的有 Rusch、Mallinckrodt、Sheridan 三种，主要区别在套囊。Rusch 与 Mallinckrodt 管的套囊内压低于 Sheridan 管的套囊内压。这些导管行肺隔离时的套囊内压较低，在 15~20cmH$_2$O。套囊内容量 2~3mL 即可完成隔离，套囊内容量超过 3mL 才能完成隔离时应调整双腔管位置。左侧双腔管可能进入左肺上叶或下叶的叶支气管，通过支气管镜检查可排除这种可能。

2.右侧双腔管

右侧双腔管常见的也有 Rusch、Mallinckrodt、Sheridan 三种，主要区别在于套囊设计。三种导管的共同特点是支气管套囊后导管侧壁有一侧孔，用于右上肺通气。右侧双腔管行肺隔离时套囊内压较高，为 40~49cmH$_2$O，但低于 Univent 管的套囊内压。右侧双腔管插入过深易导致右上肺不张。

与其他肺隔离技术相比，双腔管具有以下优点：①利于对双肺进行吸引、通气，易行支气管镜检查。②肺隔离有效。双腔管的缺陷在于解剖变异时固定的导管设计不能发挥良好的隔离作用。

（二）Univent 管

Univent 管系一单腔导管，导管前开一侧孔，其间通过一直径 2mm 的支气管堵塞器，支气管堵塞器可在导管腔内前后移动。Univent 管的插管方法与普通单腔气管导管相同，暴露声门后，导管送入声门，导管尖端过声门后再将支气管堵塞器继续送入支气管，左侧支气管堵塞时将导管逆时针旋转 90°，右侧支气管堵塞时将导管顺时针旋转 90°，导管插入深度与普通气管导管相同。确认双肺呼吸音后插入支气管镜，在支气管镜辅助下将支气管堵塞器送入相应的支气管内，套囊充气后听诊确定肺隔离效果。支气管堵塞器套囊不充气时即施行双肺通气。为防止堵塞器移位，在改变患者体位前可将堵塞器插入支气管较深的部位。支气管堵塞器导管较硬，有时送入支气管较困难，以进入左支气管时为甚，可将堵塞器退回气管导管腔内，在支气管镜帮助下将气管导管送入支气管，将堵塞器送入支气管后再将气管导管退回主气管即可。

Univent 管的优点在于术后保留导管方便，双肺单肺通气转换方便，能用于小儿。但该管的支气管堵塞器套囊属高容量高压套囊。堵塞器导管硬，因此有穿破支气管的可能。在不需要肺隔离的情况下意外对堵塞器套囊充气可造成急性气道梗阻。Univent 管的应用范围广泛，但与双腔管相比仍有隔离效果不稳定之嫌。

（三）支气管堵塞

支气管堵塞法系将支气管堵塞囊通过单腔气管导管送入支气管实现肺隔离的一种技术。由于手术操作的影响，尤其在右侧支气管堵塞时易发生堵塞囊移位。堵塞囊移位不仅造成隔离失败，严重时可堵塞主气管与通气肺支气管造成窒息。支气管堵塞时非通气肺的萎陷需要气体缓慢吸收或手术医师挤压完成。支气管堵塞适于手术方案改变需要紧急肺隔离而双腔管插入困难的情况。支气管堵塞法隔离肺的主要缺陷在于不能对非通气肺进行正压通气、吸引等操作。

（四）支气管内插管

支气管内插管是最早应用的肺隔离技术，该方法将单腔气管导管通过一定手法送入支气管达到肺隔离的目的。右侧支气管内插管较容易，左侧支气管插管在患者头右转 90°的情况下较易成功。支气管镜辅助下插管成功率高。右侧支气管插管易堵塞右上肺叶支气管。与支气管堵塞相似，这种肺隔离技术对非通气肺的控制有限。费用低是该技术的突出优点。

四、单肺麻醉期间影响 PaO_2 降低的因素

（一）手术部位

研究表明，由于右肺的血流比左肺多 10%，OLV 开胸后 PaO_2 的最低点分别为右侧开胸 22.0kPa(165mmHg)，左侧开胸 31.3kPa(235mmHg)，因此需双侧手术时（如胸交感神经切断术）应首先进行右侧开胸。

（二）术前因素

患者在术前双肺通气(TLV)时局部灌注与通气的匹配状况和能力将保持到 OLV 时，因此，术前患侧肺血流灌注已经明显减少者，OLV 时 PaO_2 下降较少。

（三）术前肺功能

术前 $FEV_{1.0}$ 和 $FEV_{1.0}/VC$ 比值较好者，OLV 期间易出现低氧血症，可能与通气肺 FRC

难以维持及 HPV 反应较弱有关。胸内非肺手术比肺手术患者易出现低氧血症。

(四)双肺氧合功能

侧卧位双肺通气 PaO_2 值较高者，OLV 期间 PaO_2 值亦较满意。右侧开胸吸入气中氧浓度(FiO_2)为 1.0，行双肺通气时 $PaO_2 < 53.3kPa(400mmHg)$ 者，OLV 期间可能会出现严重低氧血症。

(五)预测公式

有学者提出，在施行 OLV 10 分钟时，可用下列公式预测 Paoz 值：$Paoz = 100 - 72(side) - 1.86(FEV1) + 0.75(two-lung)PaO_2$。Side：左侧开胸为 0，右侧开胸为 1；$FEV_{1.0}$ 为术前第一秒用力呼气量；two-lung 为术中双肺通气时的 PaO_2。此公式虽不能精确预测 OLV 时的 PaO_2 值，但在 OLV 前可预测哪些患者在 OLV 期间 PaO_2 可能降至低水平。

五、单肺通气时的呼吸管理

单肺通气时为了尽可能缓解肺内分流量，可采用各种不同的通气方式，其目的是增加开胸侧肺的氧合或减少其血流，从而有助于改善肺内分流及低氧血症。

单肺通气时患者的最佳通气参数难以预测，呼吸管理的要求是使通气肺的 FRC 保持正常，肺血管阻力达到最低水平，为此：

1.在患者侧卧位后，双腔管的位置须重新审核，并及时纠正。

2.使用高浓度氧吸入可减少低氧血症。若肺通气在 FiO_2 1.0 时，肺内分流量为 25%～30%，则平均 PaO_2 可维持在 20.0～28.0kPa(150～210mmHg)。所以，如单肺麻醉不超过 2 小时，以高浓度氧吸入为好。

3.通气侧的肺 VT 应为 10～12mL/kg，频率 10～12 次/分。对 PaO_2 和分流影响最小。

4.维持 $PaCO_2$ 为 $4.66 \pm 0.40kPa(35 \pm 3mmHg)$，低碳酸血症会增加通气肺的肺血管阻力，增加分流和降低 PaO_2。单肺通气后，PaO_2 可能持续下降，直到 30～45 分钟后才逐步调整恢复。因此，血气或氧饱和度应常规进行监测。

5.当确诊双腔导管(DLT)移位，而无法使用光纤镜纠正时，开胸后可请术者协助隔着气管将 DLT 的前端用手指推至合适位置。严密监测气道峰压，气道峰压突然增高，提示外科操作导致 DLT 移位引起通气不足。此外，肺呼吸音听诊是重要的检查、核对手段。

六、单肺通气期间低氧血症治疗

1.首先排除供氧不足(低 FiO_2)或通气障碍(双腔支气管导管移位或导管内支气管内分泌物过多堵塞支气管)等因素。

2.核实双腔支气管导管(DLT)位置，并以光纤镜纠正，在右支型 DLT 时，必须保证导管右上叶侧孔与右上叶支气管开口完全对合一致。

3.在确定 DLT 位置正常时而出现 PaO_2 下降，对非通气侧行持续气道正压(CPAP)是目前防治低氧血症的方法中效果最好的。应用 0.10～0.20kPa(1～2cmH₂O)的 CPAP 即可起到提高氧合的作用。在刚开始 OLV、术侧肺仍是完全膨胀状态时，即应该开始 CPAP。因为要使萎陷的肺组织膨胀需＞1.96kPa(20cmH$_2$O)的压力,而术中不宜施行膨肺(尤其是肺癌、脓胸等手术)。如果没有足够的肺泡压力,CPAP 对提高 PaO$_2$ 是无效的,如支气管胸膜瘘、支气管梗阻、支气管切除术等手术均不适用此法。

4.对健肺行 PEEP。对 PaO$_2$ 较低或下降较多者,低水平的 PEEP 可增加呼气末的肺泡容积,改善肺的 FRC,防止肺泡的萎陷,增加氧合时间,使 PaO$_2$ 有所提高。当术侧应用 CPAP 无法维持满意的氧合时,可在通气侧加用 PEEP。一般认为通气肺脏应用 0.49~0.98kPa(5~10cmH$_2$O)PEEP,既可避免增加通气侧肺血管阻力(PVR),又有利于气体交换。但应注意,有研究表明,某些患者通气侧应用 PEEP 会因增大通气侧胸内压,肺小动脉受压,PVR 增加,使血液流向非通气侧肺,使 PaO$_2$ 反而下降。

5.上述两种方法相结合,上肺用 CPAP 0.10~0.20kPa(1~2cmH$_2$O),下肺用 PEEP 0.49~0.98kPa(5~10cmH$_2$O),可获得较高的 PaO$_2$。

6.在上述方法均无效时,则停止单肺通气,改用两肺通气,待情况改善后,再施行单肺通气。如施行全肺切除,宜及早结扎肺动脉,使分流减少,从而终止低氧血症。

7.其他方法:OLV 中约 1 小时可进行一次快速膨肺,行双肺通气(TLV)5 分钟。此外,还可应用肺泡补充疗法,即将气道峰压提高到 3.92kPa(40cmH$_2$O),同时应用 1.96kPa(20cmH$_2$O)的 PEEP 进行 10 次机械通气,之后将各参数恢复到先前的水平,但不适用于一些不能中断操作的手术。

8.应用药物调整肺血流。由于机械通气调整肺血流的方法存在诸多限制,有人又提出了用药物调整肺血流的概念,即缩血管药物和扩血管药物的应用。应用药物调整肺血流,实际上是依靠药物人为加强无通气侧的 HPV 作用、抑制通气侧的 HPV 作用,将双侧 PVR 差值拉大,从而使肺血流重新分配,使非通气侧肺血流减少、通气侧肺血流增加,从根本上降低分流,增加氧合。由于药物及给药方式的不同,所产生的效果也有差异。为加强效果减少不良反应,可将缩血管药物与扩血管药物联合应用。

第二节　肺切除术手术麻醉

一、术前准备

肺切除术常用于肺部肿瘤的诊断和治疗,较少用于坏死性肺部感染和支气管扩张所引起的并发症。

(一)肿瘤
肺部肿瘤可以是良性、恶性或者为交界性。一般情况下只有通过手术取得病理结果才能明确肿瘤性质。90%的肺部良性肿瘤为错构瘤,通常是外周性肺部病变,表现为正常肺组织结构紊乱。支气管腺瘤通常为中心型肺部病变,常为良性,但有时亦可局部侵袭甚至发生远处转移。这些肿瘤包括类癌、腺样囊性癌及黏液表皮样癌。肿瘤可阻塞支气管管腔,并导致阻塞远端区域反复性肺炎。肺类癌起源于 APUD 细胞,并可分泌多种激素,包括促肾上腺皮质激素(ACTH)、精氨酸加压素(AVP)等。类癌综合征临床表现不典型,有时更类似于肝转移征象。

肺的恶性肿瘤可分为小(燕麦)细胞肺癌(占 20%,5 年生存率为 5%~10%)和非小细胞肺癌(占 80%,5 年生存率为 15%~20%)。后者包括鳞状细胞癌(表皮样瘤)、腺癌和大细胞(未分化)癌。上述肿瘤均最常见于吸烟者,但腺癌也可发生于非吸烟者。表皮样瘤和小细胞肺癌常表现为支气管病变的中央型肿瘤;腺癌和大细胞肺癌则更多表现为常侵犯胸膜的周围型肿瘤。

1.临床表现

肺部肿瘤的临床症状有咳嗽、咯血、呼吸困难、喘鸣、体重减轻、发热及痰液增多。发热和痰液增多表明患者已出现阻塞性肺炎。胸膜炎性胸痛或胸腔渗出表明肿瘤已侵犯胸膜;肿瘤侵犯纵隔结构,压迫喉返神经可出现声音嘶哑;侵犯交感神经链可出现霍纳综合征;压迫膈神经可使膈肌上升;如压迫食管则出现吞咽困难或出现上腔静脉综合征。心包积液或心脏增大应考虑肿瘤侵犯心脏。肺尖部(上沟)肿瘤体积增大后可因侵犯同侧臂丛的 C_7~T_2 神经根分支,而导致肩痛和(或)臂痛。肺部肿瘤远处转移常侵及脑、骨骼、肝脏和肾上腺。

肺癌尤其是小细胞肺癌,可产生与肿瘤恶性扩散无关的罕见症状(癌旁综合征),其发生机制包括异位激素释放及正常组织和肿瘤之间的交叉免疫反应。如果异位激素分泌促肾上腺皮质激素(ACTH)、精氨酸加压素(AVP)及甲状旁腺素,则分别会出现库欣综合征、低钠血症及低钙血症。Lambert-Eaton(肌无力)综合征的特征是近端性肌病,肌肉在反复收缩后肌力增强(不同于重症肌无力)。其他的癌旁综合征还有肥大性骨关节病、脑组织变性、周围性神经病变、移动性血栓性静脉炎及非细菌性心包炎。

2.治疗

手术是可治性肺部肿瘤的治疗选择之一。如果非小细胞肺癌未侵及淋巴结、纵隔或远处转移,则可选择手术切除;相反,小细胞肺癌很少选择手术治疗,因为确诊时几乎无可避免地出现转移,小细胞肺癌多选用化疗或化疗与放疗结合治疗。

3.肿瘤的可切除性或可手术性

肿瘤的可切除性取决于肿瘤的解剖学分期,而肿瘤的可手术性则取决于手术范围和患者的生理状况。确定肿瘤的解剖学分期有赖于胸片、CT、支气管镜和纵隔镜等检查结果。同侧支气管旁和肺门淋巴结转移的患者可接受切除手术治疗,但同侧纵隔内或者隆突下淋巴结转移者的切除手术则受到争议。对于斜角肌、锁骨上、对侧纵隔或对侧肺门淋巴结转移者,一般均不予手术切除。如无纵隔转移,则有些医疗中心亦对肿瘤采取包括胸壁在内的扩大性切除;同样,无纵隔转移的肺尖部(上沟)肿瘤经过放疗后亦可手术切除。手术范围的确定原则是既要达到最大程度地治疗肿瘤,亦要保证手术后足够的残肺功能。在第 5 或 6 肋间隙经后路开胸实施肺叶切除术是大多数肺部肿瘤选择的手术方式;对于小的周围型肺部病变或肺功能储备差的患者可选择肺段切除和肺楔形切除手术。如肿瘤侵犯左、右主气管或肺门则需实施患侧全肺切除术。对于近端型肺部病变及患者肺功能较差者可选择袖状肺切除术来取代全肺切除术,即切除受累的肺叶支气管及部分左或右主支气管,并在切除后将远端支气管与近端支气管进行吻合。肿瘤累及气管时可选考虑实施袖状肺切除术。肺叶切除术的病死率为2%～3%,而全肺切除术的病死率为5%～7%。右全肺切除术的病死率较左全肺切除术高,可能是因为右侧手术切除了更多的肺组织。胸部手术后发生死亡大多数是心脏原因引起的。

4.全肺切除术的手术原则

全肺切除手术可行性虽然是一个临床问题,但术前肺功能检查结果可为手术方式的选择提供初步的参考意义,根据术前患者肺功能受损程度可预测患者手术风险大小。表5-2-1列出了实施全肺切除术患者术前肺功能检查中各指标的意义。如果患者虽未达到上述标准但又需施行全肺切除术,则应进行分区肺功能检查。评价全肺切除术可行性的最常用指标是术后第1秒用力呼气量预计值(FEV_1),如果FEV_1预计值>800mL即可手术。在第1秒用力呼气量中各肺叶所占的比例与其血流量百分数有很好的相关性,而后者可用放射性核素(^{133}Xe、^{99}Tc)扫描技术进行测量。

表 5-2-1   全肺切除术患者术前肺功能检查中各指标的意义

检查	患者高危因素
动脉血气	PCO_2>45mmHg(呼吸空气);PO_2<50mmHg
FEV_1	<2L
术后预计 FEV_1	<0.8L 或<40%(预计值)
FEV_1/FVC	<50%(预计值)
最大呼吸容量	<50%(预计值)
最大氧耗量	<10mL/(kg·min)

注:FEV_1:第1秒内用力呼气量;FVC:用力呼吸容量。

$$术后 FEV_1 = 剩余肺叶的肺血流量百分数 × 术前总 FEV_1$$

一般来说,病肺(虽无通气但有血流灌注)切除后不仅不会影响患者的肺功能,反而还可改善血氧饱和度。如术后第1秒用力呼气量(FEV_1)预计值小于800mL但还需行全肺切除术,术前应评价残肺的血管能否耐受相对增加的肺血流,但目前尚无此类评价。如果患者术前肺动脉压超过40mmHg或氧分压低于45mmHg,则不易行全肺切除术;此类患者可行患侧肺动脉阻塞介入治疗。

全肺切除术后的并发症常涉及呼吸和循环系统,术前有必要对这两个系统的功能进行评价。如患者能登上2～3层楼而无明显气喘则提示其可耐受手术,不需其他进一步检查。患者活动时的氧耗量可作为预测术后患病率和病死率的有用指标,如氧耗量大于20mL/kg的患者术后发生并发症的可能性较小;如氧耗量低于10mL/kg的患者手术后患病率和病死率则极高。

(二)感染

肺部感染常表现为肺部单个结节或空洞样病变(坏死性肺炎)。为了排除恶性病变或明确感染类型,临床上常需实施开胸探查术。而对于抗生素治疗无效、反复性脓胸及大咯血等空洞性病变可行肺叶切除术。产生此类表现的肺部感染既可能是细菌(厌氧菌、支原体、分枝杆菌、结核),也可能是真菌(组织胞质菌、球孢子菌、隐球菌、芽生菌、毛霉菌及曲霉菌)。

(三)支气管扩张

支气管扩张是一种支气管长期扩张状态,是支气管长期反复感染和阻塞后的终末表现。常见病因有病毒、细菌和真菌等感染,误吸胃酸及黏膜纤毛清除功能受损(黏膜上皮纤维化及纤毛功能异常)。扩张后支气管的平滑肌和弹性组织被富含血管的纤维组织代替,故支气管扩张患者容易咯血。对于保守治疗无效的反复大量咯血且病变定位明确后可手术切除病变。如果患者的病变范围较大则可表现为明显的慢性阻塞性通气障碍特征。

二、麻醉管理

(一)术前评估

接受肺组织切除术的患者大部分均有肺部疾病。吸烟对慢性阻塞性通气障碍和冠心病患者均是重要的危险因素,接受开胸手术的许多患者常合并存在这两种疾病。术前实施心脏超声检查不仅可评估患者的心脏功能,同时可确定是否有肺心病的证据(右心扩大或肥厚);如果在心脏超声检查时应用多巴酚丁胺可有助于发现隐匿性冠心病。

对于肺部肿瘤患者应仔细评估肿瘤局部扩张引起的局部并发症和癌旁综合征。术前应仔细审阅胸片、CT及磁共振等检查结果。气管或支气管的偏移会影响气管插管和支气管的位置。气道受挤压的患者麻醉诱导后可能会引起通气障碍。肺实变、肺不张及胸腔大量渗液均可导致低氧血症,同时应注意肺大疱和肺脓肿对麻醉的影响。

接受胸科手术治疗的患者术后肺部和心脏并发症发生率均增加。对于高危患者而言,如果术前准备充分在一定程度上可减少术后并发症。外科手术操作或肺血管床面积减少致右心房扩张均可导致围术期心律失常,尤其是室上性心动过速。这种心律失常的发生率随年龄和肺叶切除面积的增加而增加。

对于中、重度呼吸功能受损的患者术前应慎用或禁用镇静药。虽然抗胆碱类药物(阿托品0.5mg或格隆溴铵0.1~0.2mg肌内注射或静脉注射)可使分泌物浓缩及增加无效腔,但可有效地减少呼吸道分泌物,从而可提高喉镜和纤维支气管镜检查时的视野质量。

(二)术中管理

1.准备工作

对于心胸手术来说,术前的准备工作越充分,就越能避免发生严重的后果。其中最常见的包括肺功能储备差、解剖上的异常、气道问题和单肺通气时患者很容易出现低氧血症,事先通盘考虑必不可少。另外,对于基本呼吸通路的管理,还需要事先准备一些东西,比如说各种型号的单腔和双腔管、支气管镜、CPAP、大小型号的麻醉插管的转换接头、支气管扩开器等。

如果手术前准备从硬膜外给患者使用阿片类药物,那么应该在患者清醒时候进行硬膜外穿刺,这比将患者诱导之后再进行操作要安全。

2.静脉通路

对于胸科手术,至少需要一条畅通的静脉通路,最好是在手术侧的深静脉通路,包括血液加温器,如果大量失血还需要加压输液装置以保证快速补液。

3.监测

一侧全肺切除的患者、切除巨大肿瘤特别是肿瘤已经侵犯胸壁的患者和心肺功能不全的患者需要直接动脉测压,全肺切除或巨大肿瘤切除的患者可以从深静脉通路放置 CVP 监测,CVP 可以反映血管容量、静脉充盈状态和右心功能,可以作为补液的一个指标。肺动脉高压或左心功能不全的患者可以放置肺动脉导管,可以通过影像学保证肺动脉导管没有放置到要切除的肺叶里面。要注意的是不要将 PAC 的导管放置到单肺通气时被隔离的肺叶里面,这样会导致显示出的心排出量和混合静脉血氧气张力不正确。在肺叶切除患者中要注意 PAC 的套囊会明显增加右心的后负荷,降低左心的前负荷。

4.麻醉诱导

对于大多数患者,面罩吸氧后使用快速静脉诱导,具体使用什么药物由患者术前的状态决定。在麻醉深度足够之后使用直视喉镜,避免支气管痉挛,缓和心血管系统的压力反射,这可以通过诱导药物、阿片类药物或两者同时使用来实现。有气道反应性的患者可以用挥发性吸入药物来加深麻醉。

气管内插管可以在肌松剂的帮助下进行,如果估计插管困难,可以准备支气管镜。尽管传统的单腔管能适用于大多数的胸科手术,单肺通气技术还是使得它们变得更容易。但如果外科医师的主要目的是活检而不是切除,采用单腔管更合理,可以在气管镜活检之后再放置双腔管代替单腔管。人工正压通气可以帮助防止肺膨胀不全,反常呼吸和纵隔摆动,同时还能帮助控制手术野以利于手术完成。

5.体位

在诱导、插管、确定气管导管的位置正确之后,摆位前还要保证静脉通路的通畅和监护仪的正常工作。大多数的肺部手术患者采用后外切口开胸,术中患者侧位,正确的体位很重要,它能避免不必要的损伤和利于手术暴露。患者下面的手臂弯曲,上面的手臂升到头上,将肩胛骨从手术范围拉开。在手臂和腿之间放置体位垫,在触床的腋窝下放置圆棍,保护臂丛,同时还要小心避免眼睛受压,避免损伤受压的耳朵。

6.麻醉维持

现在使用的所有麻醉方法都可以保证胸科手术的麻醉维持,但是大多数的麻醉医生还是使用一种吸入麻醉药(氟烷、七氟烷、异氟烷或地氟烷)和一种阿片类药物的复合麻醉。吸入麻醉药的优点在于:①短期的剂量依赖式的支气管扩张作用。②抑制气道反应。③可以吸入高纯度的氧气。④能快速加深麻醉。⑤减轻肺血管收缩带来的低氧血症。吸入麻醉药在浓度变化小于 1MAC 的范围对 HPV 影响很小。阿片类药物的优点在于:①对血流动力学影响很小。②抑制气道反应。③持续的术后镇痛效应。如果术前已经使用了硬膜外的阿片类药物,那么静脉使用要注意用量以免引起术后呼吸抑制。一般不推荐使用氧化亚氮,因为这会使吸入氧气的浓度下降。与吸入性麻醉药一样,氧化亚氮会减轻肺血管收缩带来的低氧血症,而在一些患者中还会加剧肺动脉高压。去极化肌松药的使用在麻醉维持过程中能保持神经肌接头的阻断作用,这有效地帮助外科医师将肋骨牵开。在牵开肋骨的时候要保持最深的麻醉深度。牵拉迷走神经引起的心动过缓可以通过静脉使用阿托品来解除。开胸时静脉回心血量会因为开胸侧的胸腔负压减少而下降,这可以通过静脉补液速度得到纠正。

对于一侧全肺切除的患者要严格控制输液量。输液的控制包括基本量的补充和失血的损耗两个方面,对于后者通常输注胶体液或是直接输血。侧位的时候输液有一个"低位肺"现象,就是指在侧位的时候液体更容易在重力的作用下向位于下面的肺集中。这个现象在手术中尤其是在单肺通气的时候会增加下位肺的液体流量并加重低氧血症。另外,不通气肺由于外科操作的影响再通气的时候容易发生水肿。

在肺叶切除中,支气管(或残存的肺组织)通常会被一个闭合器分离。残端通常要在$30cmH_2O$的压力下检验是否漏气。在肋骨复位关胸的时候,如果使用的是单腔管,手动控制通气可以帮助避免使用肋骨闭合器的时候损伤肺边缘。在关胸前,要手动通气并直视观察确认所有的肺已经充分膨开。随后可以继续使用呼吸机通气直至手术结束。

(三)术后管理

1.一般管理

大多数患者术后都需要拔管以免肺部感染。有些患者自主呼吸未能恢复不能拔除气管导管,需要带管观察以待更佳的拔管时间。如果使用的是双腔管,术毕的时候可以换成单腔管进行观察。如果喉镜使用困难可用导丝。

患者术后一般在 PACU、ICU 观察病情。术后低氧血症和呼吸性酸中毒很常见。这通常是由外科手术对肺造成的压迫或由于疼痛不敢呼吸引起的。重力作用下的肺部灌注和封闭侧肺的再通气水肿也很多。

术后约有 3% 的患者出现出血,而病死率占其中的 20%。出血的症状包括胸腔引流的增加($>200mL/h$)、低血压、心动过速和血小板容积下降。术后发生室上性心律失常很多,需要及时处理。急性右心衰可以通过降低的心排出量和升高的 CVP、血容量减少和肺动脉楔压的变化表现出来。

常规的术后管理包括右侧半坡位的体位、吸氧($40\%\sim50\%$)、心电监护、血流动力学监测、术后的影像学检查和积极的疼痛治疗。

2.术后镇痛

肺部手术的患者术后使用阿片类药物镇痛和与之相关的呼吸抑制的平衡是一个矛盾。对于进行胸科手术的患者而言,阿片类药物比其他的方法具有更好的镇痛效果。注射用的阿片类药物静脉给药只需要较小的剂量,而肌内注射则剂量要大得多。另外,使用患者自控镇痛(PCA)也是个不错的办法。

长效的镇痛药,例如 0.5% 的罗哌卡因($4\sim5mL$),在手术切口的上下两个肋间进行封闭也能收到很好的镇痛效果。这可以在手术中直视下进行,也可以在术后操作。这个方法还能改善术后的血气结果和肺功能检查,缩短住院时间。如果略加以变化,还可以在术中采用冰冻镇痛探头,在术中对肋间神经松解进行冰冻,达到长时间镇痛的效果。不足的是这种方法要在 $24\sim48$ 小时之后才会起效。神经的再生在一个月的时间左右。

硬膜外腔注射阿片类药物同时使用局麻药也有很好的镇痛效果。吗啡 $5\sim7mg$ 与 $10\sim15mL$ 盐水注射可以维持 $6\sim24$ 小时的良好镇痛。腰段硬膜外阻滞的安全性更好,因为不容易损伤脊髓根,也不容易穿破蛛网膜,但这只是理论,只要小心操作,胸段硬膜外阻滞同样是安全的。当注射亲脂性的阿片类药物如芬太尼时,从胸段硬膜外腔注射比腰段具有更好的效果。有些临床医师提议多使用芬太尼,因为这种药物引起的迟发性呼吸抑制较少。但不管是从哪个部位注射药物进行镇痛,都要密切监测以防并发症。

有些学者提出了胸膜腔内镇痛的方法,但遗憾的是,临床看来这并不可行,可能是由于胸管的放置和胸腔内出血。

3.术后并发症

胸科手术的术后并发症相对多见,但大多数都是轻微的,并可以逆转。常见血块和黏稠的分泌物堵塞呼吸道,会引起肺膨胀不全,所以需要及时吸痰,动作轻柔。严重的肺膨胀不全表现为一侧肺或肺叶切除后的支气管移动和纵隔摆动,这时候需要治疗性的支气管镜,特别是如果肺膨胀不全合并大量的黏稠分泌物。一侧肺或肺叶切除之后还常常导致小的裂口存在,这多是由于关胸不密合引起的,多在几天内自动封闭。支气管胸膜瘘会导致气胸和部分肺塌陷,如果在术后 24～72 小时发生,通常是由于气管闭合器闭合不牢所致。迟发的则多是由于闭合线附近气管组织血运不良发生坏死或是感染所致。

有些并发症少见但需予以足够的重视,因为它们是致命的,术后出血是重中之重。肺叶扭转可以在患侧肺叶部分切除,余肺过度膨胀时自然发生,它导致肺静脉被扭转,血液无法回流,很快就会出现咯血和肺梗死。诊断方法是靠胸片发现均匀的密度增高以及支气管镜下发现两个肺叶的开口过于靠近。在手术侧的胸腔还可能发生急性的心脏嵌顿,这可能是由于手术后两侧胸腔的压力差造成的严重后果。心脏向右胸突出形成嵌顿会引起腔静脉的扭转从而导致严重的低血压和 CVP 的上升,心脏向左胸突出形成嵌顿则会在房室结的位置造成压迫,导致低血压、缺血和梗死。心脏 X 线片的表现是手术侧的心影上抬。

纵隔手术的切除范围大,会损伤膈神经、迷走神经和左侧喉返神经。术后膈神经损伤会表现为同侧的膈肌抬高影响通气,全胸壁切除同样会累及部分膈肌造成类似的结果并合并连枷胸。肺叶切除一般不会导致下身瘫痪。低位的肋间神经损伤会导致脊髓缺血。如果胸腔手术累及到硬膜外腔,还会产生硬膜外腔血肿。

(四)肺切除的特殊问题

1.肺大出血

大量咯血指的是 24 小时从支气管出 500～600mL 以上的血量,所有咯血病例中只有 1%～2% 是大咯血。通常在结核、支气管扩张、肿瘤或是经气管活检之后发生。大咯血是手术急症,大多数病例属于半择期的手术而非完全的急诊手术,即便如此,病死率还是高达 20% 以上(如果用内科药物治疗,病死率高于 50%)。必要时可对相关的支气管动脉进行栓塞。最常见的死亡原因是气道内的血块引起的窒息。如果纤维支气管镜不能准确定位,那么患者有必要进入手术室行刚性气管镜检查。可以人工堵塞支气管暂时减缓出血或使用激光对出血部位进行烧灼止血。

患者需要保持侧卧位,维持患侧肺处于独立的位置达到压迫止血的目的,要开放多条大容量静脉通路。麻醉术前药一般不需给予清醒患者,因为他们通常都处于缺氧状态,保持持续吸入纯氧。如果患者已经插管,可以给予镇静药帮助患者预防咳嗽。另外,套囊或其他的气管栓子要放置到肺被切除后。如果患者还没有实行气管插管,那就行清醒下气管插管。患者通常会吞咽大块的血块,所以要把他们当作饱胃的患者来处理,插管时要取半右上位并持续在环状软骨上加力。双腔管有助于分隔患侧肺和正常肺,还能帮助将两侧肺独立切除互不干扰。如果放置双腔管困难,也可以放置大管径的单腔管。Univent 管是内带可伸缩的气管套囊的单腔管,也可应用。如果气管腔有大块的血栓,可以考虑使用链激酶将其溶解。如果有活动性的出血,可以使用冰盐水使其流速减慢。

2.肺大疱

肺大疱可以是先天的,也可以继发于肺气肿。大型的肺大疱因为压迫周围肺组织从而影响通气。最大的麻醉风险来源于这些肺大疱的破裂形成的张力性气胸,这可以发生在任意一侧肺。诱导期间保持患者的自主通气直到双腔管套囊已将两侧肺隔离。许多患者无效腔增大,所以通气是要注意防止二氧化碳蓄积。氧化亚氮要避免使用,因为那会导致肺大疱破裂,表现为忽然出现的低血压、支气管痉挛和气道压峰值的升高,需要立即放置胸腔引流管。

3.肺脓肿

肺脓肿源于肺部感染、阻塞性的肺部肿瘤和全身性感染的散播。麻醉要点是尽快隔离两侧肺以免感染累及对侧。静脉快速诱导、插入双腔管保持患侧肺的独立,立即将两侧套囊充气,保证在翻身摆体位的时候脓肿不会播散。在术中对患侧肺多次吸引也可以尽量减少对侧肺的感染机会。

4.支气管胸膜瘘

支气管胸膜瘘继发于肺切除术、肺部气压伤、肺脓肿穿破和肺大疱破裂。绝大多数患者采用保守治疗,只有胸腔引流和全身的抗生素治疗失败的患者需要手术治疗。麻醉的重点是考虑患者的通气障碍、必要时使用正压通气、可能存在的张力性气胸和肺脓肿对对侧肺的污染。肺脓肿由于多在瘘口附近,所以术后很快就会被吸收。

有些临床学者建议如果存在大的瘘就在清醒时插入双腔管或是经静脉快速诱导插管。双腔管可以隔离两肺、可以对健侧肺单肺通气,对于麻醉处理很有帮助。术后可以在条件允许时拔管。

第三节　肺移植术手术麻醉

一、麻醉前准备

肺移植发展到今天,普及趋势加快,已经成为胸心外科领域最新最有前途的课题之一。肺移植是治疗晚期肺实质疾病及晚期肺血管疾病的唯一有效方法。临床上肺移植有三种主要方式:单肺移植(包括肺叶移植)、双肺移植(包括整体双肺移植和序贯式双肺移植)以及心肺移植。从广义上讲,这 3 种方式都可达到移植肺的目的。从狭义上讲,肺移植是指单肺及双肺移植。无论心肺移植还是单肺移植,现均已获得临床成功。肺移植的适应证为终末期呼吸衰竭患者其原发病因包括:①肺阻塞性疾病:慢性阻塞性肺气肿和 α_1 抗胰蛋白酶缺乏症;②肺纤维化疾病:间质性纤维化及特发性肺纤维化疾病;③肺感染性疾病:结核毁损肺及双肺弥散性支气管扩张进展为囊性纤维化;④肺血管疾病:原发性肺动脉高压和(或)合并心内畸形致艾森曼格综合征患者等。其禁忌证包括:①两年内发生过恶性肿瘤,免疫抑制治疗可能诱发、促进恶性肿瘤的形成与复发;②无法治愈的另一主要器官系统功能障碍,如心、肝、肾等脏器功能衰竭;③无法治愈的慢性肺外感染:慢性活动性乙型肝炎、丙型肝炎、HIV 感染乙肝抗原;④严重的胸廓或脊柱畸形;⑤缺乏稳固可靠的社会支持系统等。肺移植麻醉需要充分考虑终末期肺部疾病的病理生理,熟悉相关的药理学知识以及熟练的麻醉技术,并要求要有较好的围术期病情预测能力和调控处理。因此,肺移植麻醉对大多数有经验的麻醉医生仍然是一种挑战。

由于供肺来源的不确定性,一旦确定移植对象后,就尽可能在短时间内掌握患者的详细病史、一般情况。术前的体格检查应着重于呼吸道、心脏及肺部的检查。而且应该在有限的时间内将患者各器官功能尽可能的调整至最佳状态。麻醉医师需评估患者术中一侧肺通气能否提供足够氧供和排除 CO_2,右心功能能否耐受可能的肺动脉压升高,移植后可能的呼吸动力学变化,决策术中氧供需方案并对可能出现的问题做出相应的应对预案。具体而言,应在术前通过肺功能、V/Q 和动脉血气结果评估限制性肺疾病的严重程度及弥散程度,如吸入空气时 $PaO_2 < 45mmHg$ 则提示需要 CPB。患者因可能存在严重的肺高压(80/50mmHg)会使肺动脉增粗,当增粗的肺动脉压迫喉返神经时可造成声带麻痹,也会造成此类患者增加误吸发生的风险。通过超声心动图或经食管超声心动图(TEE)检查评估右心功能不良及三尖瓣反流。当肺动脉平均压大于 2/3 体循环平均动脉压时,肺动脉高压可能引起右心衰竭。肺动脉平均压大于 40mmHg 及 PVR 大于 5mmHg/(min·L)也需要 CPB。此外,由于慢性缺氧常引起红细胞继发增多,术中应测定血细胞比容(HCT),并行凝血与血小板功能监测以指导治疗。术前对患者的心理状况的保护极其重要,可以同时使用药物及心理安慰等手段降低患者术前的焦虑症状,术前用药须根据患者病情和配合程度灵活谨慎应用,麻醉前用药应避免呼吸及循环抑制。

肺移植受体手术麻醉准备除了与常规心胸外科手术麻醉相同的准备,外还需注意准备双腔气管导管(一般选用左支)、纤维支气管镜及经食管超声(TEE)。特殊药物的准备包括前列腺素 E1(PGE1)、多巴胺、米力农、吸入 NO 等。术前用药一般取决于受体的基础疾病。因终末期呼吸衰竭患者呼吸和循环功能的脆弱性,一般镇静、镇痛药物可以免用或减量运用:患者可能存在发生误吸的风险,可于术前静脉注射抗酸剂等。为防引起患者口干、舌燥等不适也可免用抗胆碱能药物。对于长期运用支气管扩张药物的患者可持续运用,并带入手术室。根据抗排异协议使用抗免疫药物,常规使用预防性抗生素。

麻醉前应建立全面监测。完善细致的监测,体、肺循环的药理学管理配合合理的单肺通气技术可使单肺通气的氧合效能最大化。常规监测包括 ECG。无创和有创血压(NIBP/ABP)、脉搏氧饱和度 SpO_2、呼气末二氧化碳分压(ETCO$_2$)监测、体温监测,尿量及血气监测等,此外重要的监测还包括:①中心静脉压(CVP)和肺动脉导管 PAP、PAWP 压力监测,后者对术中循环功能的调控具有直接指导意义,如对肺移植术中一侧肺动脉阻断后是否需要体外循环,肺动脉压力有重要的参考价值。肺动脉压力监测可以持续到术后不再需要应用肺血管扩张治疗时。②心排出量监测和持续心排出量监测了解术中的心功能情况,并可根据血流动力学公式计算体循环阻力和肺循环阻力,借以了解末梢血管和肺血管张力,指导血管活性药物的应用。

③经食管超声心动图监测：TEE 监测更有利于观察心脏活动和大血管情况。在肺移植术中，TEE 监测可观察肺动脉阻断时心功能的变化，以判断心脏是否能耐受；也可在移植后观察肺静脉与左心房的吻合是否恰当，也可发现是否出现气栓等。④脑电双频指数及脑电图监测由于肺移植术中循环功能波动较大，容易出现浅麻醉而发生术中知晓，脑电双频指数监测可以预防术中知晓。⑤纤维支气管镜检查应贯穿于整个围术期，术中纤维支气管镜检查可确定双腔气管导管的准确位置。也可在直视下清理气道分泌物。移植肺支气管吻合后开放前观察支气管吻合口质量，排除吻合口漏气、狭窄等，并再次清理呼吸道。术后气管镜检查不仅为排斥反应的重要诊断依据，而且在患者排痰困难时可做气管内吸引。⑥监测呼吸动力学监测呼吸频率、潮气量、气道压力、气道阻力、肺胸顺应。实时监测呼吸动力学，可以反映患肺和供肺的功能状况，调整最佳通气参数，实现通气和换气。⑦脑氧饱和度监测利用近红外光谱技术持续监测局部脑氧饱和度，如果低于 55% 应考虑有脑缺氧存在。在肺移植手术中也可作为是否需要体外循环支持的一个指标，有条件应该常规监测。

二、麻醉管理

（一）术前处理

术前处理应有效调和受体与供体的状态，尽量减少移植缺血时间，避免移植前非必要的麻醉时间延长。术前可给予口服环孢霉素、抗酸剂、H_2 拮抗剂和甲氧氯普胺。患者通常对止痛药敏感，所以术前药通常可以等患者进入手术室之后再给。诱导前还可给予咪唑硫嘌呤。

（二）术中处理

1.监护

与心脏手术一样，术中的有创监测要注意无菌原则。由于三尖瓣反流的存在，放置漂浮导管监测 PAC 会有一定难度。深静脉穿刺应在诱导后完成，因为患者在清醒时通常难以平卧。当手术进行到肺切除时，要及时将漂浮导管后撤（如果漂浮导管是放置在手术侧），在移植完毕后可以把它重新放回肺动脉。要注意避免静脉液体中进入气泡。卵圆孔未闭的患者由于右心室动脉高压的存在有发生栓塞的危险。

2.诱导和麻醉维持

采取头高位，可选快速诱导。也可用氯胺酮、依托咪酯和阿片类药物的一种或几种进行慢诱导，这样可以避免血压骤降。使用琥珀酰胆碱或其他非去极化肌松药插管。从诱导到插管完毕要保持回路内压力，避免通气不足和高碳酸血症，以免进一步导致肺动脉高压。低血压要使用血管活性药物（多巴胺等）维持而避免液体扩容。

麻醉维持通常是阿片类药物的持续输注，可结合或不结合使用吸入麻醉药。术中通气困难常见，进行性 $PaCO_2$ 升高时有发生。呼吸机要适时调节，维持动脉 pH 的正常以免出现碱中毒。肺泡纤维化的患者分泌物很多，要及时吸痰。

3.单肺移植

单肺移植可以不用进行体外循环，取后外侧切口，置左侧双腔管或单腔管，术中行单肺通气。是否采用体外循环取决于术中对于患侧肺的夹闭和与之对应的肺动脉夹闭时的反应，如果出现持续的血氧饱和度＜88％或是忽然出现的肺动脉高压,提示需要体外循环。前列腺素E1、硝酸甘油等可用于控制肺动脉高压防止右心衰。有时也必须使用多巴胺来维持血压。如果确实需要体外循环,左侧开胸则行股动脉-股静脉短路,右侧开胸则行右心室-主动脉短路。

供体肺切除后,将其与受体进行肺动脉、肺静脉和气管吻合,用网膜包裹帮助血供恢复。所有工作结束后可用支气管镜对吻合口进行观察。

4.双肺移植

双肺移植可用一个"蚌壳式"的胸廓切除,正常的体外循环很少用到。如果患者 CO_2 张力长期高则容易导致碱中毒,常需静脉给予酸剂。

5.移植后处理

供体肺吻合后,双肺通气得以恢复,移植后气道压以维持双肺膨胀良好为佳。吸入氧气浓度应＜60％。通常用甲泼尼龙,以免血管痉挛。在保存液被冲出供体肺时常常会引起高钾血症。移植后停止体外循环,将漂浮导管放回到肺动脉,适当给予肺血管活性药物和收缩药物是必需的。移植前后,经食管超声心动图可以帮助诊断左、右心衰的发生和判断肺血流情况。

移植会扰乱神经反射、淋巴回流和支气管血液循环。呼吸节律不会受影响,但隆突以下的咳嗽反应会消失,部分患者会出现气道反应增高。肺血管收缩很常见。淋巴回流的阻断可导致肺水增多和移植肺的水肿。术中补液要最少化。支气管血液循环受阻则会导致吻合口缺血坏死。

(三)术后处理

术后处理应尽早拔管,最好行胸段硬膜外镇痛。术后常发生急性应激反应、感染、肾衰竭和肝衰竭。肺功能恶化可能继发于应激反应和再灌注损伤。偶尔需要暂入氧舱。为鉴别应激和感染,需时常进行气管镜检和气管镜下的活检。革兰阴性杆菌、巨细胞病毒、假丝酵母菌、曲霉菌和间质性浆细胞肺炎菌为感染的常见病原。其他的并发症包括外科并发症,如膈神经损伤、迷走神经损伤和左侧喉返神经损伤。

参考文献

[1]王维,李冠华,马涛,等.实用临床麻醉学精要[M].上海:科学技术文献出版社,2022.

[2]邓小明,姚尚龙,李文志.2021麻醉学新进展[M].北京:人民卫生出版社,2022.

[3]唐松江,李仕梅,李曦.麻醉学新进展[M].北京:中国古籍出版社,2020.

[4]陈杰,林丽娟,蔡云亮,等.实用临床麻醉实践[M].北京:中国人口出版社,2022.

[5]张义伟,鞠吉峰,孔庆玲.现代麻醉学的临床应用[M].武汉:湖北科学技术出版社,2022.

[6]张中军,张林忠,陈勇,等.现代麻醉学精粹[M].济南:山东大学出版社,2022.

[7]张远.现代麻醉技术与临床[M].长春:吉林科学技术出版社,2021.

[8]黄宇光.中华医学百科全书麻醉学[M].北京:中国协和医科大学出版社,2021.

[9]林丽,魏骞,田崇军,等.当代实用麻醉学[M].武汉:湖北科学技术出版社,2022.

[10]李玉梅.实用麻醉学[M].北京:科学出版社,2021.

[11]王传光.实用麻醉学诊疗手册[M].天津:天津科学技术出版社,2020.

[12]翟欣荣.实用麻醉学技术[M].长春:吉林科学技术出版社,2019.

[13]鞠辉,冯艺.麻醉科住院医师手册[M].北京:北京大学医学出版社,2017.

[14]陈杰,徐美英,杭燕南.心血管麻醉与围术期处理[M].3版.北京:科学出版社,2019.

[15]韩如泉,王保国,王国林.神经外科麻醉学[M].3版.北京:人民卫生出版社,2018.

[16]张鸿飞.麻醉学要点精编[M].北京:北京大学医学出版社,2016.

[17]俞卫锋,缪长虹,董海龙,等.麻醉与围术期医学[M].北京:世界图书出版社,2018.

[18]张珂.实用临床妇产科手术麻醉学[M].昆明:云南科技出版社,2015.

[19]田玉科.小儿麻醉[M].北京:人民卫生出版社,2013.

[20]姚尚龙.临床麻醉基本技术[M].北京:人民卫生出版社,2011.